フレイルの予防とリハビリテーション

島田裕之 編

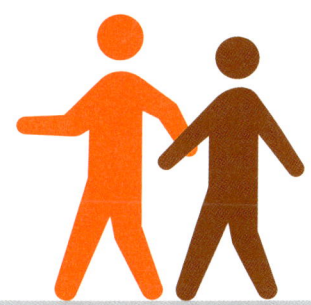

5 research direction
4 rehabilitation
3 prevention
2 evaluation
1 understanding

医歯薬出版株式会社

This book was originally published in Japanese
Under the title of :

FUREILU NO YOBOU TO RIHABIRITESHON
(Prevention and Rehabilitation of the Frailty)

Editor :

SHIMADA, HIROYUKI
Director
Department of Functioning Activation
National Center for Geriatrics and Gerontology

© 2015 1st ed

ISHIYAKU PUBLISHERS, INC.
7-10 Honkomagome 1 chome, Bunkyo-ku,
Tokyo 113-8612, Japan

序文

　健康長寿の達成は万人の願いであり，その方法に関する知見の集積は個人，そして社会にとって重要な課題としてとらえられます．とりわけ75歳以上の高齢者人口が急速に増加する日本において，要介護状態を予防して健康長寿の延伸を戦略的に実施していく必要があります．

　この要介護状態の予防には，脳血管疾患と老年症候群の予防が最重要課題となります．とりわけ老年症候群の多くは，比較的短期間での積極的な取り組みによって予防や改善効果が期待でき，スクリーニング手法や介入効果の検証が盛んに実施されるようになってきています．老年症候群のなかでも身体的に脆弱した状況は，高齢期に多く観察され，要介護状態の主要な原因となることから注目されています．

　2014年に日本老年医学会は，「高齢期に生理的予備能が低下することでストレスに対する脆弱性が亢進し，生活機能障害，要介護状態，死亡などの転帰に陥りやすい状態で，筋力の低下により動作の俊敏性が失われて転倒しやすくなるような身体的問題のみならず，認知機能障害やうつなどの精神・心理的問題，独居や経済的困窮などの社会的問題を含む概念」として，"フレイル"を提唱しました．フレイルに関する研究は多く報告されていますが，その含まれる概念の範疇が広範であり，スクリーニングや介入方法に関して一定の見解は得られていない状況にあります．そのため，現在までに何が明らかにされ，何がわからない状態にあるかを整理する必要があると考えられました．

　本書においては，フレイルの基礎的理解，評価方法，予防方法，実践報告，類似概念との相違について5つのステップでまとめ，フレイルを有する高齢者の保健，医療，介護をする方々の興味と実践を喚起することを目的としました．フレイルの予防や改善のためには，①できるだけ早期に兆候を発見する，②多角的な視点から対象者を評価することで改善可能な問題を把握する，③対象者の能動的な活動を引き出すことが重要であると考えられます．そのためには，臨床家の方々がフレイルに対する意識を向上させ，具体的な方法と信念をもって対象者に接していく必要があり，それなくして対象者の能動的な活動を生じさせることは難しいでしょう．本書は上記の趣旨に基づいて，現場で使える知識と考え方を網羅した構成にしており，一人でも多くの臨床家がフレイルを理解し，実践するうえでの参考になれば望外の喜びです．

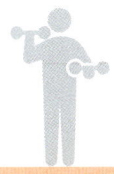

2015年8月10日
編者　島田 裕之

執筆者一覧

●編集

島田　裕之　　国立長寿医療研究センター予防老年学研究部　部長

●執筆（五十音順）

李　成喆　　国立長寿医療研究センター予防老年学研究部　研究員
泉　キヨ子　　帝京科学大学医療科学部看護学科　教授
井平　光　　国立がん研究センター社会と健康研究センター疫学研究部　特任研究員
上村　一貴　　富山県立大学教養教育
大島　浩子　　国立長寿医療研究センター長寿看護・介護研究室　室長
大塚　礼　　国立長寿医療研究センター NILS-LSA 活用研究室　室長
大久保　善郎　　Neuroscience Research Australia　研究員
甲田　道子　　中部大学応用生物学部食品栄養科学科　准教授
佐竹　昭介　　国立長寿医療研究センターフレイル予防医学研究室　室長
島田　裕之　　国立長寿医療研究センター予防老年学研究部　部長
正源寺　美穂　　金沢大学医薬保健研究域保健学系　助教
鈴木　隆雄　　桜美林大学老年学総合研究所　所長（大学院教授）
鈴木　みずえ　　浜松医科大学医学部看護学科臨床看護学講座　教授
堤本　広大　　国立長寿医療研究センター予防老年学研究部　研究員
土井　剛彦　　国立長寿医療研究センター予防老年学研究部健康増進研究室　室長
永井　宏達　　兵庫医療大学リハビリテーション学部理学療法学科　講師
中窪　翔　　国立長寿医療研究センター予防老年学研究部　研究員
橋立　博幸　　杏林大学保健学部理学療法学科　准教授
原田　和弘　　神戸大学大学院人間発達環境学研究科　特命助教
原田　健次　　中京大学大学院体育学研究科
平瀬　達哉　　長崎大学大学院医歯薬学総合研究科保健学専攻　助教
裵　成琉　　国立長寿医療研究センター予防老年学研究部　研究員
堀田　亮　　国立長寿医療研究センター予防老年学研究部　研究員
牧迫　飛雄馬　　鹿児島大学医学部保健学科理学療法学専攻　教授
湯野　智香子　　国民健康保険小松市民病院看護部　看護師長
山田　実　　筑波大学大学院人間総合科学研究科　准教授
山田　陽介　　国立医薬基盤・健康・栄養研究所栄養代謝研究部　研究員
吉田　大輔　　九州栄養福祉大学リハビリテーション学部　講師
吉松　竜貴　　東京工科大学医療保健学部　助教

フレイルの予防とリハビリテーション
もくじ

序文 島田裕之 ……………………………………………………………………………………… iii

ステップ1　フレイルを理解する

1. フレイルの判定と予防の重要性　牧迫飛雄馬 …………………………………… 002
フレイルとは／フレイルの定義と判定方法／フレイルのもたらす弊害／フレイル予防の重要性

2. フレイルの有症率と危険因子　吉田大輔 ……………………………………… 008
海外におけるフレイルの有症率／日本におけるフレイルの有症率／フレイルを有する高齢者の特徴／フレイルの危険因子と保護因子

3. フレイルと生活機能障害の関係　土井剛彦 …………………………………… 015
生活機能障害とは／フレイルと生活機能障害／入院（入所）と生活機能障害との関係性にフレイルが与える影響

4. 老年症候群とフレイル　鈴木みずえ ……………………………………………… 021
老年症候群の特徴とフレイル／高齢者の転倒の特徴／転倒リスク評価(転倒予測)とフレイル／フレイルから転倒予防を含めた高齢者のアセスメント／フレイル予防を含めた転倒予防の介入

ステップ2　フレイルを評価する

1. フレイルの一次スクリーニング　佐竹昭介 …………………………………… 032
フレイルの評価法／基本チェックリストとは／介護予防事業の現状／基本チェックリストによるフレイル評価の妥当性・有用性／高齢者総合診療における基本チェックリストの応用

2. 筋量・筋力検査とフレイル　山田陽介 ………………………………………… 041
臨床現場で応用可能な筋量推定法／骨格筋組織の質的(組成)評価／筋力の評価法

3. 歩行機能検査とフレイル　中窪　翔 …………………………………………… 050
高齢者の歩行機能評価／フレイルにおける歩行機能／臨床で実施可能な評価指標とその基準値

4. 身体活動検査とフレイル　原田健次 …………………………………………… 056
身体活動とフレイル／身体活動を計測する方法／質問紙法と加速度計の利点と欠点

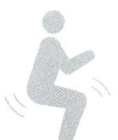

5. 栄養検査とフレイル　大塚　礼　062
低栄養とは／どのように個人の栄養状態を評価するのか／低栄養スクリーニング指標／低栄養予備軍をスクリーニングするには

6. 認知機能・心理検査とフレイル　堤本広大　069
フレイルと認知機能／認知機能および認知機能検査とは／領域別の認知機能／NCGG-FATについて／フレイルと心理検査

7. 知的・社会活動検査とフレイル　大久保善郎　077
知的活動とフレイル／知的活動の検査／社会活動（関係）とフレイル（疾患への脆弱性）／社会活動の検査

ステップ3　フレイルを予防する

1. 筋量・筋力向上によるフレイル予防　山田　実　086
フレイル予防・改善のための筋力トレーニング／フレイル予防・改善のためには高負荷なトレーニングが必要か／フレイル予防・改善のためのウォーキングプログラム

2. 歩行機能向上によるフレイル予防　永井宏達　093
高齢者の歩行機能の重要性／高齢者の歩行様式の特徴／高齢者の歩行と二重課題能力／一般高齢者の歩行能力を向上させるための運動介入／フレイルな高齢者の歩行能力を向上させるための運動介入／二重課題能力改善に着目した運動介入

3. 身体活動向上によるフレイル予防　原田和弘　101
日常の身体活動がフレイル予防に果たす役割／日常生活における身体活動向上の実践法

4. 栄養によるフレイル予防　甲田道子　107
フレイルと栄養の関係／高齢者の特徴／食生活改善の具体的方法／注意点

5. 認知機能向上・心理状態改善によるフレイル予防　上村一貴　114
フレイルと認知機能／運動介入による認知機能向上のエビデンス／有酸素運動による認知機能向上効果／レジスタンストレーニングによる認知機能の向上効果／マルチタスクトレーニングによる認知機能向上効果／多角的運動介入による認知機能向上効果

6. 知的・社会活動によるフレイル予防　大久保善郎　124
フレイル予防に有効な知的活動／社会活動によるフレイル予防／就労／ボランティア活動／スポーツ・レクリエーション組織への参加／閉じこもり予防

7. 病院でのフレイルのケアと対処　湯野智香子　正源寺美穂　泉　キヨ子 ……… 130
急性期病院における高齢患者の現状とフレイル／入院中の高齢患者におけるフレイルの悪化要因／フレイルに関して急性期病院で困っていること・取り組みの実際／病院でのフレイルのケアと対処について今後の課題

ステップ4　フレイル予防の実践例から学ぶ

1. 地域（介護予防事業）での実践　李　成喆 ……… 138
要介護高齢者に対する歩行支援機器の適用可能性について／要介護高齢者に対する歩行支援機器の適用可能性について

2. 病院での実践　井平　光 ……… 143
急性期病院におけるフレイル／病院での実践例／リハビリテーション以外の過ごし方

3. 在宅医療での実践　大島浩子　鈴木隆雄 ……… 149
在宅医療におけるフレイルと訪問看護／在宅療養高齢者におけるフレイルの取り組み

4. 通所リハビリテーション・通所介護での実践　吉松竜貴 ……… 154
評価のポイント／運動処方のポイント／その他のポイント―ADL向上について

5. 入所施設での実践　平瀬達哉 ……… 160
介護老人保健施設とフレイル／当施設のフレイルに対する取り組み／入所者に対する短期集中リハビリテーションの効果について／今後の展望

ステップ5　フレイルの理解を深める

1. フレイル研究Update　裵　成琉 ……… 166
フレイル予防の重要性／フレイルの評価に関する研究動向／フレイルの予防・介入に関する研究動向

2. フレイルとサルコペニア　堀田　亮 ……… 169
サルコペニアとは／サルコペニアの判定と測定法について／フレイルの類似点と相違点

3. フレイルとロコモティブシンドローム　橋立博幸 ……… 172
ロコモティブシンドロームとは／ロコモティブシンドロームの判定方法／ロコモティブシンドロームとフレイルの類似点と違い

索引 ……… 179

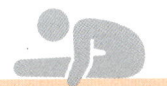

ステップ1 フレイルを理解する

1 フレイルの判定と予防の重要性

牧迫飛雄馬

Q&A summary

Q. フレイルとは，どのような状態（定義）ですか？
"フレイル"は，"Frailty""Frail"の日本語訳として使用され，高齢期において生理的予備能が低下してストレスに対する脆弱性が亢進し，不健康を引き起こしやすい状態とされます．

Q. フレイルにはどのような判定方法がありますか？
代表的な判定方法では，①体重減少，②筋力低下，③疲労感，④歩行速度の低下，⑤身体活動の低下のうち，3つ以上に該当するとフレイルと判定します．

Q. フレイルになるとどのような問題が生じますか？また，なぜ予防が必要なのですか？
フレイルを有する高齢者では，将来，転倒や日常生活での自立度の低下など様々な健康状態に影響を及ぼし，入院発生や生存率の低下などの危険が高まります．そのため，フレイルを予防することは重要であり，予防することで健康寿命の延伸や介護に要する費用の軽減などが期待されます．

1. フレイルとは

　わが国では，65歳以上の高齢者人口が総人口に占める割合は25.1％であり（2013年10月1日現在），約4人に1人が高齢者となっています．特に，今後は75歳以上の後期高齢者の増加が顕著となることが予想されます．加齢に伴って，心身には様々な変化が生じます．これらの変化は徐々に生じてきますが，進行することで転倒や日常生活の障害，要介護の発生，死亡の転帰となる危険が増大します．

　高齢期において生理的予備能が低下することで，ストレスに対する脆弱性が亢進して，不健康を引き起こしやすい状態は"Frailty"とされており[1]，身体的な問題のみならず，精神・心理的および社会的な問題も包括的に含むことがあります．これまで"Frailty"は"虚弱"や"老衰"などの表現が使用されることが多く，加齢によって心身が老いて衰えた状態で不可逆的な印象を与えることが懸念されてきました．

　そこで，この"Frailty"の日本語訳として，"フレイル"を使用する提言がなされ（日本老年医学会，2014年5月），フレイルに対する様々な介入が心身機能を改善させることに効果が期待されることからも，フレイルの意義や予防の重要性を広く周知されることで，介護予防のための取り組みがより一層推進され，さらなる健康寿命の延伸が期待されます．

表1 フレイルの判定となる要件

以下の①〜⑤のうち，3つ以上に該当
①体重減少（shrinking/weight loss） ②筋力低下（weakness） ③疲労感（exhaustion） ④歩行速度の低下（slowness） ⑤身体活動の低下（low activity）

2. フレイルの定義と判定方法

　フレイルの判定には，研究プロジェクトによっていくつかの方法が用いられていますが，その基本的な概念は国際的に概ね共通した理解が図られています．その代表的な例として，**表1**に示したように，フレイルと判定がなされるには，①体重減少（shrinking/weight loss），②筋力低下（weakness），③疲労（exhaustion），④歩行速度の低下（slowness），⑤身体活動の低下（low activity）の5つのうち，3つ以上に該当することとなります[1]．また，健常とフレイルとの中間として，1〜2つ該当する場合を，"Pre-Frail"（プレフレイル）とすることもあります．

　これらの具体的な判定基準については，今後も議論の余地があり，現段階においては国際的なコンセンサスが十分に得られているとは言えません．しかしながら，いくつかの大規模コホート研究によって具体的な判定基準が報告されており，質問紙調査や簡便な機能評価によって判定が可能となっています．その代表的な研究を**表2**に示します[1-4]．なかでも，Friedらによって報告されたCardiovascular Health Study（CHS）での判定指標がよく用いられています．しかしながら，フレイルの5つの要素における判定基準を概観すると，わが国でのフレイルの評価やその予防策がより重要であると推察される高齢者に適応するには，簡便化や修正が望まれる点もあります．わが国でも，これら5つのフレイルの要素を取り入れた評価や改善のための取り組みが報告されていますが，確固たる基準が提唱されているとは言い難い状況です．厚生労働省から提案されている基本チェックリストの一部を活用し，これまでに報告がなされている筋力（握力）低下[5]や歩行速度の低下[6]の測定値基準を適応することで，わが国でより広く汎用することが可能となるかもしれません（**表3**）．しかしながら，わが国においては，これらの基準によって判定されたフレイルが将来の疾病発症，施設入所，死亡，生活機能障害，要介護の発生などといった健康状態を阻害する要因となり得るかの予測妥当性の検証や，フレイルに対する介入効果を綿密にデザインされた研究による検証は十分ではありません．これらの検証を促進して，フレイルの基準を明確にすることは今後の課題のひとつです．

3. フレイルのもたらす弊害

　フレイルを有する65歳以上の高齢者の割合は，報告によって多少のばらつきがありますが，概ね10％前後とされています[1,3,4]．フレイルの有症率は，高齢になるほど高くなり，80歳以上では30％を超えるとの報告もあります[4,7]．また，女性においての有症

表2 フレイルの判定基準

判定要素	Cardiovascular Health Study[1]	Women's Health and Aging Study[2]	Study of Osteoporotic Fractures[3]	Obu Study of Health Promotion for the Elderly[4]
体重減少	ここ1年間での10ポンド(4.54kg)以上，もしくは5％以上の意図しない体重の減少	60歳の体重からの10％以上の減少，またはBMIが18.5kg／m²以下	ここ2年間での5％以上の意図しない体重減少	6か月間で2～3kg以上の体重減少
筋力低下	握力低下（性別と体格を考慮した下位20％）例）男性・BMI24以下の場合は29kg以下，女性・BMI23以下の場合は17kg以下	握力低下（Cardiovascular Health Studyと同様）	腕を使わずに5回の椅子からの立ち上がりが不可能	握力低下 男性では26kg未満，女性では18kg未満
疲労感	「過去1週間に何をするのも面倒だ」「過去1週間に物事が手につかない」上記の質問（いずれもCenter for Epidemiologic Studies Depression Scale下位項目）に対して，「週3日以上」と回答	通常の活力レベルの低下（10段階の3以下）「過去1か月に非常に疲れを感じた」「過去1か月間で非常に弱くなったように感じた」上記の主観的疲労の質問にいずれか1つに該当	「自分は活力が満ちあふれていると感じますか」上記の質問（Geriatric Depression Scale-15の下位項目）に「いいえ」と回答	（ここ2週間）わけもなく疲れたような感じがする「自分は活力が満ちあふれていると感じますか」上記質問に「はい」と回答
歩行速度の低下	15フィート（約4.57m）の通常歩行所要時間（性別と身長を考慮した下位20％）例）男性・身長173cm以下の場合は7秒以上，女性・159cm以下の場合は7秒以上	4m歩行速度 身長159cm以下では0.65m／s以下，身長160cm以上では0.76m／s以下	—	8フィート（約2.44m）歩行速度 性別・身長問わず1.0m／s未満
身体活動の低下	Minnesota Leisure Time Activity質問紙（短縮版）による1週間当たりの消費カロリー 男性では383kcal未満，女性では270kcal未満	Minnesota Leisure Time Activity質問紙（短縮版）による1週間当たりの消費カロリー 90kcal未満（女性のみ）	—	「軽い運動・体操をしていますか」「定期的な運動・スポーツをしていますか」上記のいずれの質問ともに「していない」と回答
判定	3つ以上に該当（1～2つに該当で，"pre-frail"）	3つ以上に該当（1～2つに該当で，"pre-frail"）	2つ以上に該当（1つに該当で，"pre-frail"）	3つ以上に該当（1～2つに該当で，"pre-frail"）

表3 わが国でのフレイル判定の修正案

体重減少	6か月間で2～3kg以上の体重減少（基本チェックリスト，厚生労働省）
筋力低下	握力低下（男性26kg未満，女性18kg未満）[5]
疲労感	（ここ2週間）わけもなく疲れたような感じがする（基本チェックリスト，厚生労働省）
歩行速度の低下	通常歩行速度1.0m/s未満[6]
身体活動の低下	「軽い運動・体操をしていますか」・「定期的な運動・スポーツをしていますか」上記のいずれの質問ともに「していない」と回答

率が高い傾向にあります．

　フレイルを有する状態では，将来の健康状態に様々な悪影響を及ぼすことが報告されています．たとえば，フレイルを有する高齢者では将来の転倒の発生や日常生活活動（ADL）

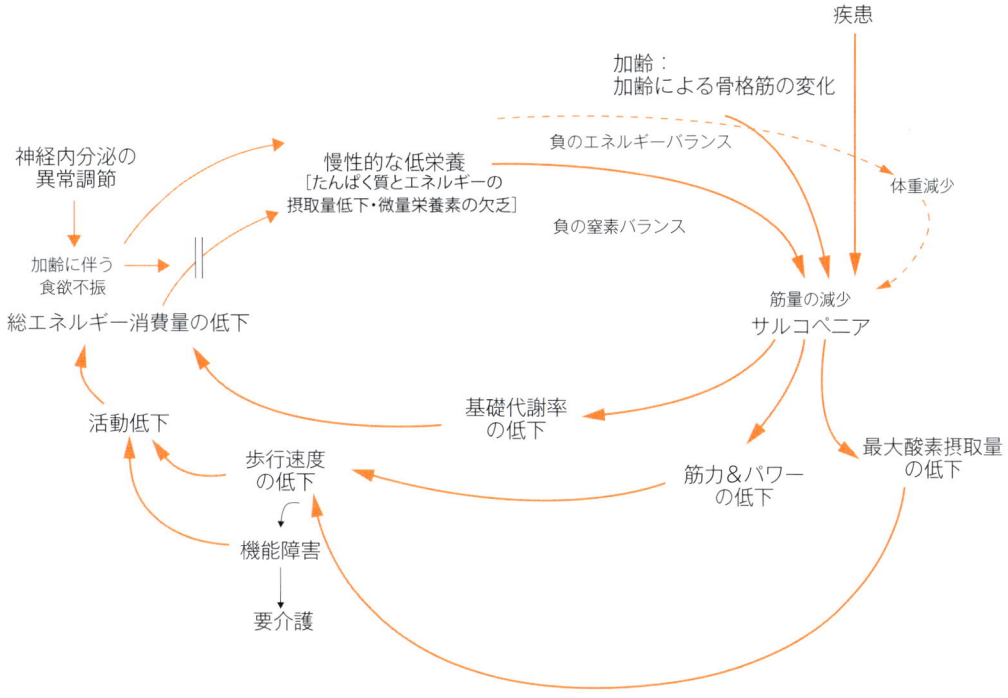

図1　フレイルの発生サイクル[1]

能力の低下のほか，入院や死亡の危険が高くなるとされています．Friedら[1]の報告によると，ベースラインでフレイルに該当した高齢者では，3年間のうちに死亡が18%，転倒の発生が28%，ADL障害が39%で発生しており，7年間の追跡では死亡が43%，転倒の発生が41%，ADL障害の発生が63%まで増大することが示されています．これに対して，ベースラインで健常（non-frail）と判定された高齢者では，3年間の死亡が3%，転倒の発生が15%，ADL障害の発生が8%であり，7年間での死亡が12%，転倒の発生が27%，ADL障害の発生が23%であり，フレイルを有する高齢者ではこれらの健康状態の悪化に重大な影響を与える事象を発生してしまう危険が極めて高くなることが指摘されています（図2）．

また，フレイルは身体的な側面における機能の低下を指すことが多いですが，精神機能に対する影響も指摘されており，フレイルを有する高齢者では将来的にうつ徴候を発生する危険が高くなることも報告されています（図3）[8]．うつ徴候の発生は，精神的な問題にとどまらず，様々な心身機能の障害を含む健康問題を引き起こす危険が高くなることが報告されていることからも，フレイルは身体的な側面のみならず，精神・心理的，社会的な側面にも弊害をもたらすことが懸念されます．

4. フレイル予防の重要性

前述のとおり，フレイルを有する高齢者では様々な健康問題を生じる危険が高くなるこ

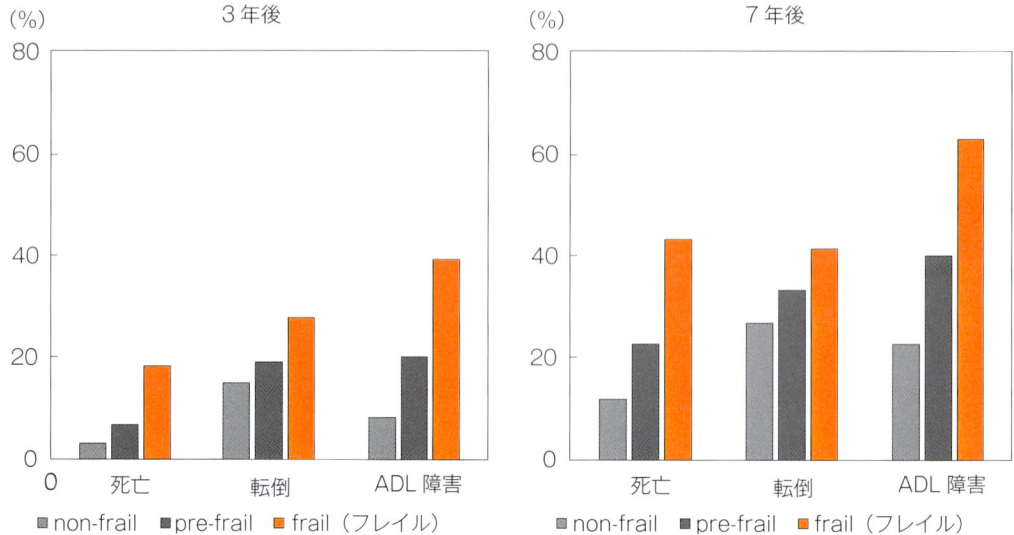

図2 地域在住高齢者5,317名の3年後および7年後の変化（文献1より作図）

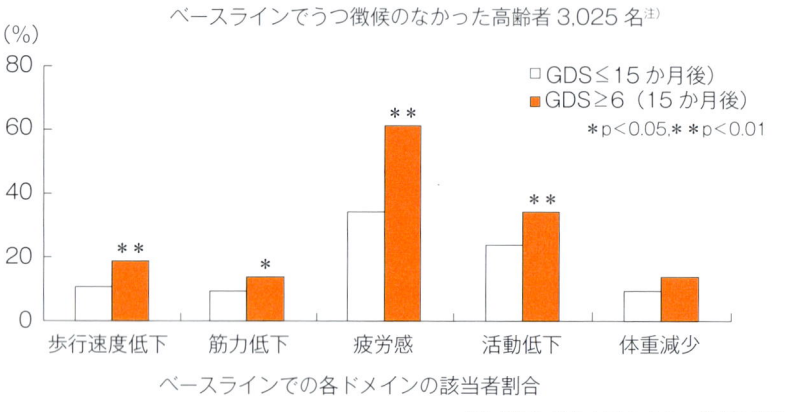

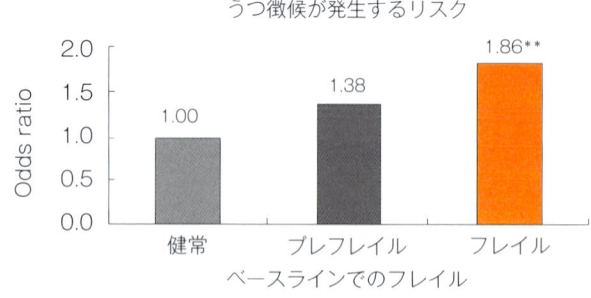

図3 フレイルとうつ徴候（15か月間の追跡期間）の発生
（文献8より作図）

とが示されており，そのことは健康寿命の短縮や介護に要する費用の負担にもつながります．平成22年の国民生活基礎調査（厚生労働省）によると，介護が必要となった主な原因は脳血管疾患（21.5％）が最も多く，次いで認知症（15.3％），高齢による衰弱（13.7％）となっています．高齢による衰弱は，主としてフレイル状態を指していると捉えることができますが，介護が必要となった主な原因に占めるこの割合は，年齢が高くなるにつれて増大していきます．たとえば，前期高齢者（65歳〜74歳）における介護が必要となった主な原因では，高齢による衰弱が3％程度であるのに対して，後期高齢者（75歳以上）では20％を超えることが示されています（平成16年国民生活基礎調査）．現在は，前期高齢者と後期高齢者の比率がおよそ1：1ですが，今後は後期高齢者が占める割合が大きくなることが推察されています．そのため，今後にフレイルを有する高齢者の増加も懸念され，そのことが要介護高齢者のさらなる増加や介護保険費用の増大を引き起こすこととなり得るため，高齢期におけるフレイルの予防は重要な課題といえます．

　一方，フレイルと判定されると，そのまま悪化の一途をたどるわけではなく，適切な介入によって身体機能の向上，さらにはフレイルからの脱却が可能であることが期待されています[9]．たとえば，Fairhallら[10]はフレイルの5つの構成要素のうちで3つ以上に該当し，フレイルと判断された241名（平均83.3歳）を対象として，フレイルの構成概念を標的とした多面的な在宅での介入効果を12か月間のランダム化比較試験によって示しています．その結果，フレイルを有する高齢者であっても，対照群（通常提供される健康状態の管理や介護の必要性の評価などの地域サービス）と比べて，フレイルの構成要素を考慮した介入群（歩行や筋力の向上，身体活動量の増大など）では，歩行速度の有意な改善が認められています．

　以上のように，特に今後に増大が懸念される後期高齢者においては，より一層のフレイルを予防する取り組みは重要であり，たとえフレイル状態が疑われる，もしくはフレイルに該当したとしても，地域における適切な介入によって，フレイルからの脱却が期待できます．そのため，地域においてフレイルを早期に発見し，介入につなげることが可能となる体系化が望まれます．

文献

1) Fried LP, Tangen CM, et al:Frailty in older adults:evidence for a phenotype. *J Gerontol A Biol Sci Med Sci*, **56(3)**:M146-156, 2001.
2) Bandeen-Roche K, Xue QL, et al:Phenotype of frailty:characterization in the women's health and aging studies. *J Gerontol A Biol Sci Med Sci*, **61(3)**:262-266, 2006.
3) Ensrud KE, Ewing SK, et al:Comparison of 2 frailty indexes for prediction of falls, disability, fractures, and death in older women. *Arch Intern Med*, **168(4)**:382-389, 2008.
4) Shimada H, Makizako H, et al:Incidence of disability in frail older person with or without slow walking speed. *J Am Med Dir Assoc*, **16(8)**:690-696, 2015.
5) Chen LK, Liu LK, et al:Sarcopenia in Asia:consensus report of the Asian Working Group for Sarcopenia. *J Am Med Dir Assoc*, **15(2)**:95-101, 2014.
6) Shimada H, Suzuki T, et al:Performance-based assessments and demand for personal care in older Japanese people:a cross-sectional study. *BMJ open*, **3(4)**:2013.
7) Gale CR, Cooper C, et al:Prevalence of frailty and disability:findings from the English Longitudinal Study of Ageing. *Age Ageing*, **44(1)**:162-165, 2015.
8) Makizako H, Shimada H, et al:Physical frailty predicts incident depressive symptoms in elderly people:prospective findings from the Obu Study of Health Promotion for the Elderly. *J Am Med Dir Assoc*, **16(3)**:194-199, 2015.
9) Cameron ID, Fairhall N, et al:A multifactorial interdisciplinary intervention reduces frailty in older people:randomized trial. *BMC Med*, **11**:65, 2013.
10) Fairhall N, Sherrington C, et al:Effect of a multifactorial interdisciplinary intervention on mobility-related disability in frail older people:randomised controlled trial. *BMC Med*, **10**:120, 2012.

2 フレイルの有症率と危険因子

吉田大輔

Q&A summary

Q. フレイルの有症率を教えてください.
地域によって開きがあるものの，Friedら[1]の操作的定義に準拠するとフレイルの有症率は概ね10%で，予備群（プレフレイル）を含めるとその割合は50%に達します．男性よりも女性に多く，高齢になるほどその割合が高くなるのも特徴の一つです．

Q. フレイルの発症に関与する危険因子を教えてください.
現在のところ，慢性疾患（例：冠動脈疾患，脳血管障害，糖尿病，高血圧症，大腿骨頸部骨折，慢性閉塞性肺疾患）の既往歴やうつ徴候，食欲不振，喫煙，生活空間の狭小などがフレイルの危険因子であろうと考えられています．

Q. フレイルの発症に関与する保護因子を教えてください.
過去の研究では，高い学歴や認知機能，世帯収入，適度な飲酒，一人暮らしや良好な主観的健康観などの関与が示唆されています．しかしながら，これらがフレイルの保護因子であると結論づけるためには，今後さらなる知見の集積が必要でしょう．

はじめに

フレイルは生理的な予備能力あるいはストレスに対する抵抗性が低下し，健康障害を招く危険性が極めて高い状態です．現在，広く用いられているFriedら[1]の操作的な定義に従えば，フレイルは① weight loss（体重減少），② weakness（筋力低下），③ exhaustion（疲労感），④ slowness（歩行速度の低下），⑤ low activity（身体活動の低下）といった5項目のうち3項目以上に該当した場合とされており，判定の基準値（カットポイント）や地域におけるフレイルの有症率が欧米諸国を中心に報告されています．本稿では，これまでに報告されているフレイルの有症率を概観するとともに，フレイルを有する高齢者の特徴やその発症に関与する危険因子と保護因子について解説します．

1. 海外におけるフレイルの有症率

Friedら[1]が米国で実施したCardiovascular Health Study（CHS）の調査結果によれば，フレイル5項目のうち3項目以上に該当する人は全体の6.9%でしたが，1～2項目に該当する人は46.6%にのぼったとされています．Friedらの報告以降も，CHSの

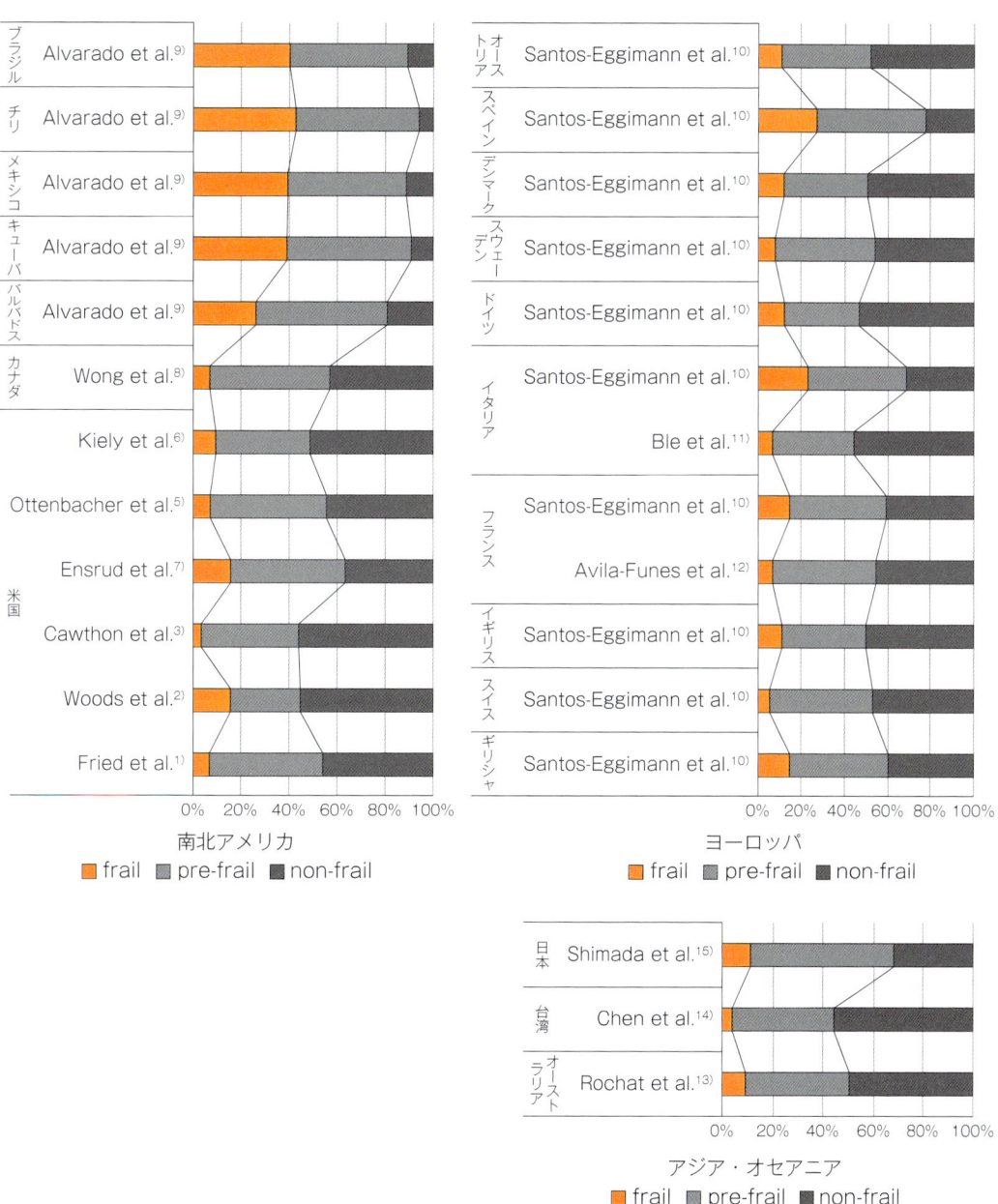

図1 フレイルの有症率（地域別）

判定基準に準拠した方法で，地域におけるフレイルの有症率が数多く報告されました（図1）．なかでも米国での調査報告が最も多く，3項目以上に該当する人は10％前後，1～2項目に該当する人は約50％という結果でした[2-7]．調査によって有症率の違いがありますが，対象者の年齢層や男女比が異なることを考慮すべきでしょう．また，北米に比べると中南米での有症率が高い傾向を示しています[8,9]．Alvaradoら[9]が実施したSABE projectによれば，中南米5か国（バルバドス，キューバ，メキシコ，チリ，ブラジル）におけるフレイルの有症率は26.7％～42.6％にのぼりました．発展途上国では，教育水準や世帯収入が先進国ほど高くありません．有症率の地域差には，人種の違いだけでなく

このような社会経済的な要因も影響していると思われます.

　ヨーロッパ諸国では，北米とほぼ同水準の有症率が報告されています[10-12]．このうち，Santos-Eggimann ら[10]が実施した Survey of Health, Aging and Retirement in Europe（SHARE）は，同一の判定基準を用いて 10 か国の有症率を調査しています．この調査結果によれば，フレイル 5 項目のうち 3 項目以上に該当する人は全体の 5.8％〜27.3％，1 〜 2 項目に該当する人は 34.6％〜 50.9％を占め，地域によって有症率に大きな開きがあったようです．一方で，アジア・オセアニア諸国の有症率は欧米に比べて低い傾向を認めます[13-15]．おそらく，人種や生活様式の違いが影響しているのでしょうが，この点については慎重な議論が必要だと考えられています．2012 年に発表されたシステマティックレビューによれば，それぞれの研究対象者数で重み付けされたフレイル（3 項目以上に該当）の有症率は 10.7％で，プレフレイル（1 〜 2 項目に該当）は 41.6％であったと報告されました．また，フレイルは男性よりも女性に多く，高齢になるほどその割合が高いことも明らかになりました[16]．このように，近年ではフレイルの実態解明が世界規模で進んでいます．フレイルの定義や判定基準に関する国際的なコンセンサスが急がれると同時に，わが国においても大規模な実態調査を進める必要があるでしょう．

2. 日本におけるフレイルの有症率

　筆者らは，65 歳以上の地域高齢者 4,745 名を対象とした機能検診（the Obu Study of Health Promotion for the Elderly：OSHPE）の結果をもとに，日本人高齢者におけるフレイルの有症率を算出しました[15]．調査に先立ち，Fried ら[1]の操作的定義に従ってフレイル 5 項目の調査方法と該当基準を決定し，3 項目以上に該当する人をフレイル，1 〜 2 項目に該当する人をプレフレイルと判定しました（表 1）．調査の結果，フレイルの有症率は 65 歳以上の高齢者全体の 11.3％，プレフレイルは 56.9％で，両者を含めるとその有症率は 68.3％となりました．また，高齢になるほど有症率は増加し，80 歳以上では男女ともに 30％を上回りました．男女別に比較すると，女性が男性より高い有症率を示す傾向にあり，先行研究を支持する結果が得られています（図 2）．

　2011 年にスタートした本調査は，その後も調査エリアを拡大しながら追跡調査を継続しています．調査項目のなかには認知機能や身体組成の検査，生活習慣に関するアンケート，血液検査などが含まれており，フレイルの発症や進行にかかわる危険因子が今後明らかになるかもしれません．

3. フレイルを有する高齢者の特徴

　フレイルを有する高齢者の共通点あるいは健常高齢者との相違点を理解することは，フレイルの危険因子（あるいは保護因子）を絞り込むうえで重要です．過去の横断研究を概観すると，フレイルの関連因子として年齢，性別，人種といった人口統計学的な要因に加え，慢性疾患の既往歴，喫煙や飲酒などの生活習慣の要因，学歴や世帯収入などの社会経済的要因，そのほかには主観的健康観の低下やうつ傾向が報告されています．

　筆者らが実施した高齢者機能検診（OSHPE）の結果では，慢性疾患のなかでも高血圧，

表1 OSHPEにおけるフレイルの調査方法と該当基準

項目	調査方法	該当基準
体重減少	問診「この2年間で体重が5%以上減りましたか」	「はい」と回答
筋力低下	計測「利き手の最大握力（1回測定）」	男性：26 kg未満，女性：17 kg未満
疲労感	問診「自分は活力が満ちあふれていると感じますか」	「いいえ」と回答
歩行速度の低下	計測「6.5 mの歩行路を通常速度で歩き，中間路（2.5 m）の所要時間から歩行速度を算出」	1.0 m/s未満（男女共通）
身体活動の低下	問診「軽い運動・体操をしていますか」，「定期的な運動・スポーツをしていますか」	「していない」と回答

注）上記5項目のうち，3項目以上に該当する者をフレイル，1～2項目該当する者をプレフレイルと判定した．

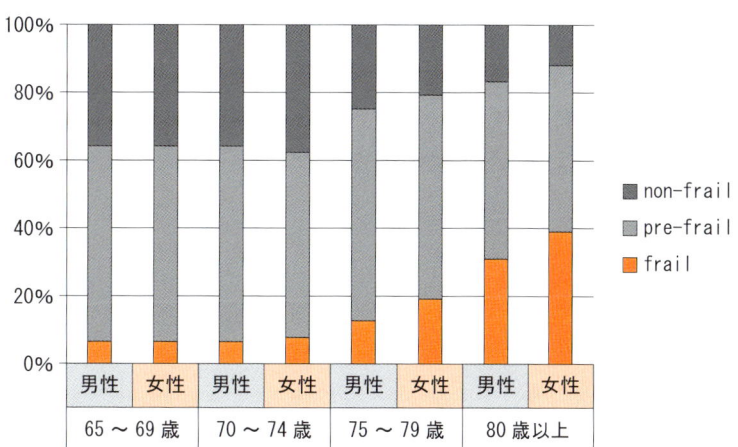

図2 フレイルの有症率（年代別・性別）

　糖尿病，骨粗鬆症，心臓病，呼吸器疾患，変形性膝関節症を有する人がフレイル高齢者に多く，それ以外にも骨折歴（60歳以降）や転倒歴（過去1年間），主観的健康観の低下を認める人が有意に多いという特徴がありました（図3）．また，体脂肪率が高くSkeletal muscle index（SMI：身長で補正した四肢筋量）や骨量が少ないといった体型の特徴に加えて，低い学歴（教育年数）や認知機能（Mini-Mental State Examination：MMSE），うつ傾向（Geriatric Depression Scale：GDS）などを有し，血液検査の結果ではフレイル高齢者のアルブミン値と総コレステロール値が有意に低値を示しました（図4）．

　過去の横断研究と本調査を比較すると，両者の結果は概ね一致しています．残念ながら，これらの知見は横断解析の結果に基づくため，フレイルを発症する前の特徴なのか，発症

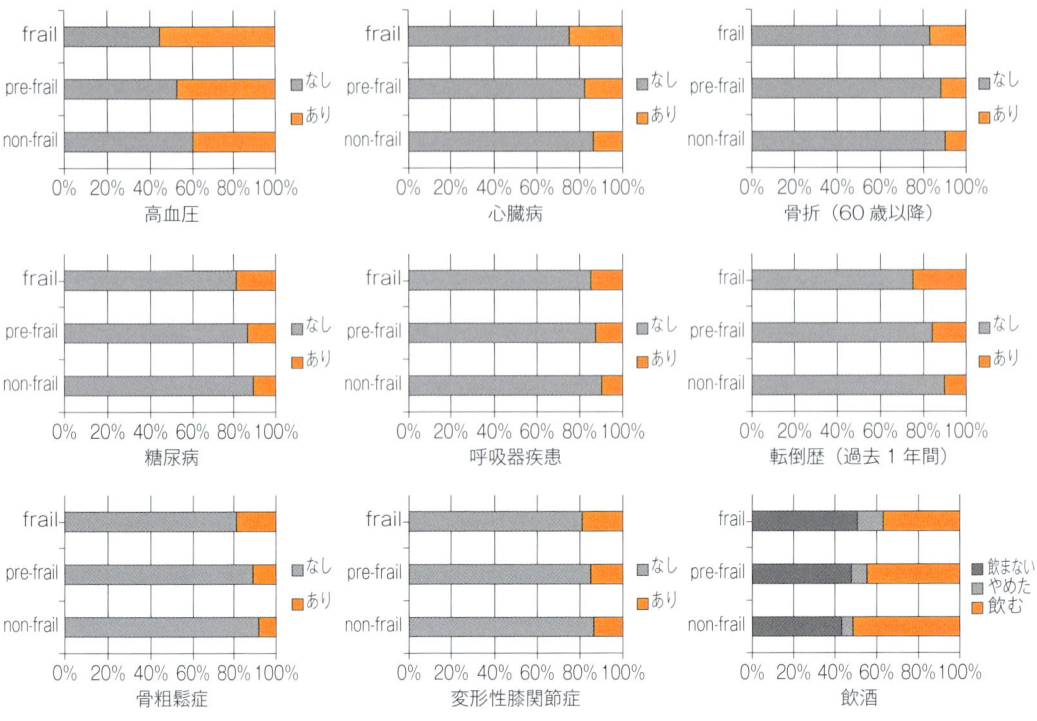

図3 フレイルを有する高齢者の集団特性①

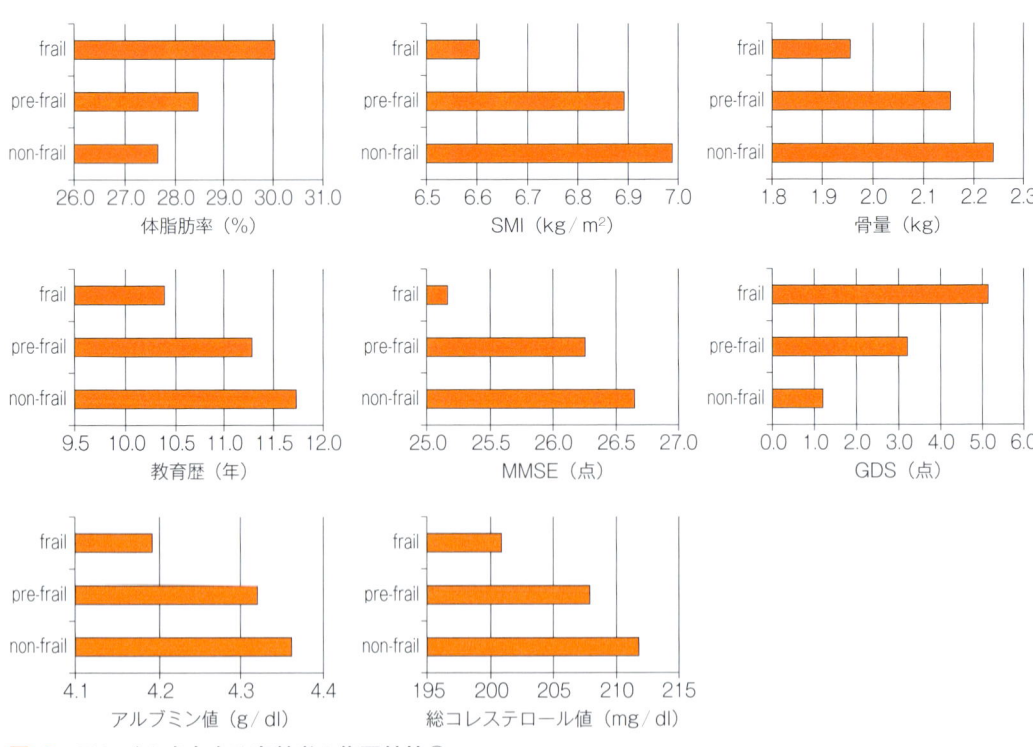

図4 フレイルを有する高齢者の集団特性②

012 ステップ1 フレイルを理解する

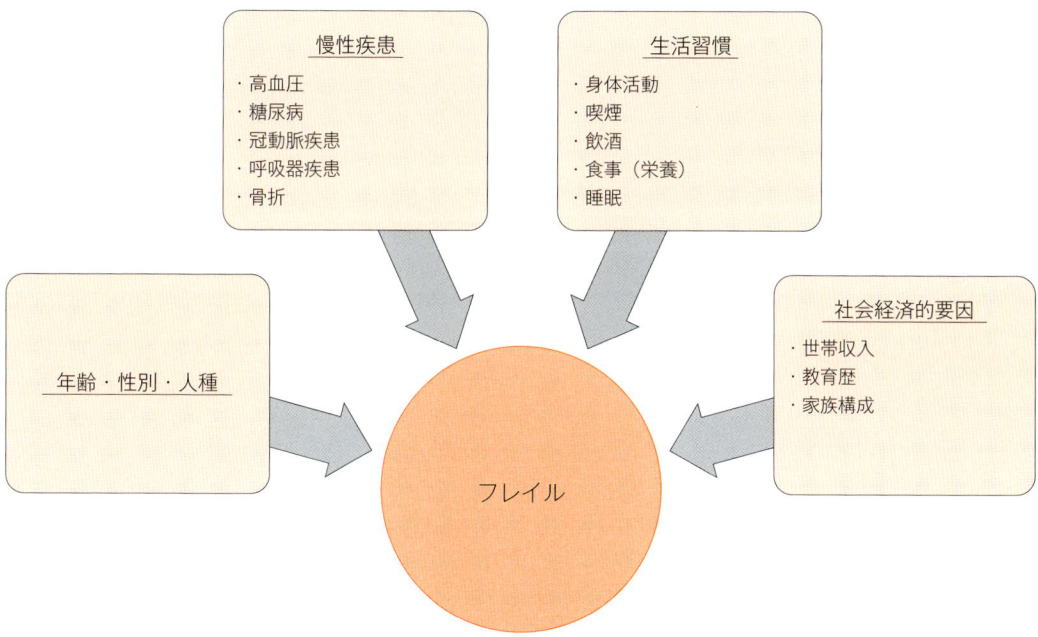

図5 フレイルの発生に関与する因子

した後の特徴なのか特定できません．危険因子と保護因子の探索には，やはりコホート研究が不可欠といえます．

4. フレイルの危険因子と保護因子

　フレイルの発症に関与する危険因子（あるいは保護因子）を検討した大規模縦断研究として，Woods[3]らが米国で実施したWomen's Health Initiative Observational Study（WHI-OS）が有名です．この研究では，フレイルの発症と関連した慢性疾患が冠動脈疾患，脳血管障害，糖尿病，高血圧症，大腿骨頸部骨折，慢性閉塞性肺疾患，転倒，抑うつ，関節炎であったと報告されています．また，生活習慣のなかでも喫煙はフレイルの危険因子であったのに対して，適量の飲酒はフレイルの保護因子として作用することが示されました．Body Mass Index（BMI）においては，低体重（BMI：18.5未満）だけでなく体重過多（BMI：25.0〜29.9）や肥満（BMI：30.0以上）もフレイルのリスクを高めたと述べられており，栄養状態と身体組成の変化に配慮した適正な体重管理はフレイルの予防に役立つかもしれません．その他の保護因子として，高い学歴や世帯収入，一人暮らしや良好な主観的健康観が示されています．

　WHI-OS以外にも縦断研究の成果がいくつか報告されており，フレイルの危険因子が少しずつ明らかになってきました．たとえば，Martoneら[17]は食欲不振などの摂食障害，Sembaら[18]は血清カロテノイド濃度の低下，Xueら[19]は生活空間の狭小化をあげており，Lakeyら[20]はうつ兆候がなくても抗うつ剤の服用がフレイルの発症と関連があったと報告しています．いずれもフレイルを構成する5要素（体重減少，筋力低下，疲労感，歩行速度の低下，身体活動の低下）に対して強い影響力をもっていることから，このよう

な兆候がフレイル発症の引き金になっている可能性は高いでしょう．これまでの研究結果をもとに，その関与が示唆されているフレイルの因子をまとめてみました（図5）．フレイルを予防するためには，これらに関連する危険因子を排除し保護因子をできるだけ多く保有することが重要です．より効果的な予防戦略を確立するためにも，さらなる知見の集積が必要であり，今後の研究成果が待たれます．

さいごに

　フレイルを構成する5つの要素は，それぞれが相互に関連し合いながら悪循環を形成し，フレイルの進行を加速します．この悪循環を断ち切ることが，フレイル予防にとって重要なことは明らかです．その一方で，より早期の予防策を講じるためには，フレイルの発症因子を適正にコントロールしなければなりません．そのなかには，生活習慣に関連する要因も含まれます．フレイルの予防には，生活習慣病と同様に若年期からの健康習慣が大切なのかもしれません．いずれにしても，このようなフレイルに陥った高齢者が地域に約10%存在することを理解しておくべきでしょう．

文献

1) Fried LP, Tangen CM, et al:Cardiovascular Health Study Collaborative Research Group: Frailty in older adults:evidence for a phenotype. *J Gerontol A Biol Sci Med Sci*, **56(3)**:M146-156, 2001.
2) Bandeen-Roche K, Xue QL, et al:Phenotype of frailty:characterization in the women's health and aging studies. *J Gerontol A Biol Sci Med Sci*, **61(3)**:262-266, 2006.
3) Woods NF, LaCroix AZ, et al:Frailty:emergence and consequences in women aged 65 and older in the Women's Health Initiative Observational Study. *J Am Geriatr Soc*, **53(8)**:1321-1330, 2005.
4) Cawthon PM, Marshall LM, et al:Osteoporotic Fractures in Men Research Group: Frailty in older men:prevalence, progression, and relationship with mortality. *J Am Geriatr Soc*, **55(8)**:1216-1223, 2007.
5) Ottenbacher KJ, Graham JE, et al:Mexican Americans and frailty: findings from the Hispanic established populations epidemiologic studies of the elderly. *Am J Public Health*, **99(4)**:673-679, 2009.
6) Kiely DK, Cupples LA, et al:Validation and comparison of two frailty indexes: The MOBILIZE Boston Study. *J Am Geriatr Soc*, **57(9)**:1532-1539, 2009.
7) Ensrud KE, Ewing SK, et al:Comparison of 2 frailty indexes for prediction of falls, disability, fractures, and death in older women. *Arch Intern Med*, **168(4)**:382-389, 2008.
8) Wong CH, Weiss D, et al:Frailty and its association with disability and comorbidity in a community-dwelling sample of seniors in Montreal:a cross-sectional study. *Aging Clin Exp Res*, **22(1)**:54-62, 2010.
9) Alvarado BE, Zunzunegui MV, et al:Life course social and health conditions linked to frailty in Latin American older men and women. *J Gerontol A Biol Sci Med Sci*, **63(12)**:1399-1406, 2008.
10) Santos-Eggimann B, Cuénoud P, et al:Prevalence of frailty in middle-aged and older community-dwelling Europeans living in 10 countries. *J Gerontol A Biol Sci Med Sci*, **64(6)**:675-681, 2009.
11) Ble A, Cherubini A, et al:Lower plasma vitamin E levels are associated with the frailty syndrome:the InCHIANTI study. *J Gerontol A Biol Sci Med Sci*, **61(3)**;278-283, 2006.
12) Avila-Funes JA, Helmer C, et al:Frailty among community-dwelling elderly people in France:the three-city study. *J Gerontol A Biol Sci Med Sci*, **63(10)**:1089-1096, 2008.
13) Rochat S, Cumming RG, et al:Frailty and use of health and community services by community-dwelling older men:the Concord Health and Ageing in Men Project. *Age Ageing*, **39(2)**:228-233, 2010.
14) Chen CY, Wu SC, et al:The prevalence of subjective frailty and factors associated with frailty in Taiwan. *Arch Gerontol Geriatr*, **50(Suppl 1)**:S43-47, 2010.
15) Shimada H, Makizako H, et al:Combined prevalence of frailty and mild cognitive impairment in a population of elderly Japanese people. *J Am Med Dir Assoc*, **14(7)**:518-524, 2013.
16) Collard RM, Boter H, et al:Prevalence of frailty in community-dwelling older persons: a systematic review. *J Am Geriatr Soc*, **60(8)**:1487-1492, 2012.
17) Martone AM, Onder G, et al:Anorexia of aging: a modifiable risk factor for frailty. *Nutrients*, **5(10)**:4126-4133, 2013.
18) Semba RD, Bartali B, et al:Low serum micronutrient concentrations predict frailty among older women living in the community. *J Gerontol A Biol Sci Med Sci*, **61(6)**:594-599, 2006.
19) Xue QL, Fried LP, et al:Life-space constriction, development of frailty, and the competing risk of mortality:the Women's Health And Aging Study I. *Am J Epidemiol*, **167(2)**:240-248, 2008.
20) Lakey SL, LaCroix AZ, et al:Antidepressant use, depressive symptoms, and incident frailty in women aged 65 and older from the Women's Health Initiative Observational Study. *J Am Geriatr Soc*, **60(5)**:854-861, 2012.

3 フレイルと生活機能障害の関係

土井剛彦

Q&A summary

Q. 生活機能障害とはどのように定義されますか？
一般的には，日常生活動作（activities of daily living：ADL）や手段的日常生活動作（instrumental ADL：IADL）における機能障害とされ，自立度の低下もしくは非自立を指します．

Q. 入院や入所と生活機能障害の関係性にフレイルは影響を与えますか？
フレイルであることは入院や入所のリスクを上昇させるだけでなく，それらに伴う生活機能障害からの変化にも影響を及ぼします．

Q. フレイルと生活機能障害の関係性はありますか？
フレイルであることは生活機能障害に対して大きなリスクとなり，強い関係性をもちます．

1. 生活機能障害とは

　生活機能障害（disability）は，要介護状態とならび高齢者の健康寿命延伸を目指すうえで重要視され，生活の質（QOL）への影響も大きいことから，その危険因子や予防法の探索が求められています．高齢者において生活機能障害が発生する要因は多岐にわたり，喫煙などの望ましくない健康習慣，肥満やサルコペニアなどの身体組成，身体機能や認知機能などの機能低下や身体活動の低下など様々な因子が明らかにされています[1-4]．さらに，生活機能障害は日常生活動作（ADL）におけるものと手段的日常生活動作（IADL）におけるものを扱うことが一般的で，それらにおける機能障害や自立度の低下を指します．ADLは食事，着衣，入浴，移動または移乗，整容などの行為において自立しているかを問うことが一般的で，いわゆる基本的ADLともよばれています．一方で，IADLはLawtonらによって定義された[5]，電話，買い物，食事の準備，家事，洗濯，移動手段，服薬管理，金銭管理などの項目における自立度を評価することが従来から用いられています．近年では，生活様式の多様な変化によりパソコンなどの電化製品の使用など現代の生活様式にそった多様な活動に対して評価するべきだという考えもあります[6]．つまり，生活機能障害との関連性を考える場合には，ADLやIADLなどの何をもって生活機能障害と定義するかについて注意深くみていく必要があります．

近年の世界における生活機能障害に関する報告を概観すると，コホートや方法論による違いから結論的な結果は得られていないものの，高齢者における生活機能障害の該当率が経年的に減少傾向にある様子がうかがえます（表1）[7]．たとえば，2002年に報告されたアメリカにおける生活機能障害のシステマティックレビューでは，1980年代から1990年代にかけて年間0.4〜2.7％の割合で生活機能障害の該当率が減少傾向にあると報告されました[2]．生活機能障害の定義は前述のとおり基本的ADLからIADLまで多岐にわたり，多くの報告においてはIADLにおける生活機能障害が減少傾向にあると考えられていましたが，基本的ADLにおける生活機能障害においても同様の減少傾向がみられたと報告されました[8]．わが国においては，IADLにおける生活機能障害について1993〜2002年にかけて研究した報告があり，アメリカの報告と同様に減少傾向にあると報告され，その推移は年間4.4％とされました[9]．一方で，生活機能障害の割合は対象特性により変化が異なるとされ，たとえば若年高齢者などでは変化がないとの報告もあり[10]，今後もさらなるエビデンスの蓄積により，どのような高齢者において生活機能障害が増減するかについて明らかにされることが望まれています．

2. フレイルと生活機能障害

　フレイルとは，用いられる定義によって解釈が異なるため，それらを比較しながら生活機能障害との関係性をみていくことにします．フレイルと生活機能障害の強い関係を示す研究として，生活機能障害をアウトカムとしてフレイルの定義の妥当性や比較を行ったものがいくつかみられます．5,317名の高齢者を対象に実施した縦断追跡調査（Cardiovascular Health Study：CHS）を実施したFriedらの報告では，定義として，フレイルは体重減少，筋力低下，疲労感，歩行速度の低下，身体活動の低下が用いられ（CHS index），5つのうち1〜2つ該当するものをプレフレイル，3〜5つ該当するものをフレイルと定義しています．フレイルであることにより3年間の生活機能障害の悪化に対しては，HR（Hazard Ratio）が1.98，7年間の追跡でもHRが1.79と報告されています[11]．

　この結果をもとに，CHS indexと比較して，どの項目やどの評価指標を用いてフレイルを定義するのが妥当かということについて検討されるものが散見されます．たとえば，Study of Osteoporotic Fractures（SOF）におけるコホートにおいては，筋力低下（腕を使わずに5回連続の椅子の立ち座りができるか），体重減少，疲労感をフレイルの定義（SOF index）とし，1点をプレフレイル，2〜3点をフレイルと定義しています．フレイルの有無により，生活機能障害や転倒・骨折の発生などに対する予測妥当性をCHS indexと比較がなされています[12,13]．

　EnsrudらはIADLにおける新規に発生した生活機能障害の有無をアウトカムとしたところ，CHS indexとSOF indexのどちらの場合でも，生活機能障害に対してフレイルがリスクの一つとして考えられると結論付けました．女性に対する解析[13]では，フレイルが生活機能障害に対する関連性としてCHS：OR = 2.79（2.31-3.37），AUC = 0.64，SOF：OR = 2.17（1.82〜2.58），AUC = 0.64，男性に対する解析[12]においても同様の結果が得られています

表 1　生活機能障害における経年変化[7]

年	国名	年齢（歳）	追跡期間（年）	対象者数（人）	生活機能障害のアウトカム	生活機能障害における毎年の変化*（％）	p値
1997/98〜2005/06[21]	アメリカ	40〜59	8	-[a]	ADL	2.17	0.01
1997/98〜2005/06[21]	アメリカ	40〜59	8	-[a]	IADL	－0.97	ns
1991/92〜1996/97[22]	イギリス	65〜69	5	689〜687	IADL/ADL	6.8	0.06
1987〜2001[23]	オランダ	＞55	14	2,708〜23,474[b]	ADL	－4.57	0.05
1987〜2001[23]	オランダ	＞55	14	2,708〜23,474[c]	ADL	－4.29	0.05
1993〜1999[24]	スペイン	＞64	6	1,283	ADL	－9.54	0.05
1982〜1994[25]	アメリカ	＞65	12	-[d]	ADL（軽度）	－0.9	-
1994〜2004/05[25]	アメリカ	＞65	10	-[d]	ADL（軽度）	－1.7	-
1982〜1994[25]	アメリカ	＞65	12	-[d]	ADL（軽度）	－1.4	-
1994〜2004/05[25]	アメリカ	＞65	10	-[d]	ADL（軽度）	－2.4	-
1986〜1999[26]	スペイン	＞65	13	750,192[b]	ADL	－3.97	-
1986〜1999[26]	スペイン	＞65	13	1,323,261[c]	ADL	－3.29	-
1986〜1999[26]	スペイン	＞65	13	750,192[b]	ADL	0.5	-
1986〜1999[26]	スペイン	＞65	13	1,323,261[c]	ADL	1.92	-
1993/95〜2001/03[27]	フィンランド	65〜84	8	1,972〜1,905[c]	ADL	－6.25	0.05
1993/95〜2001/03[27]	フィンランド	65〜84	8	2,021〜1,908[b]	ADL	－5.13	0.05
1993〜2002[28]	日本	＞66	9	1,786〜2,391	IADL/ADL	－3.99	＜0.01
1982〜2003[29]	アメリカ	＞70	21	178,384[e]	IADL/ADL	－1.38	0.01
1995〜2004[29]	アメリカ	＞75	9	23,229[e]	ADL	－1.46	0.01
1995〜2004[30]	アメリカ	＞75	9	23,229[e]	IADL	1.06	ns
1992〜2002[31]	スェーデン	＞77	10	537〜561	IADL	－0.7	ns
1992〜2002[31]	スェーデン	＞77	10	537〜561	ADL	0.7	ns
1977〜1999[32]	アメリカ	79〜88	22	177〜174[c]	ADL	－2.43	＜0.01
1977〜1999[32]	アメリカ	79〜88	22	103〜119[b]	ADL	－2.1	＜0.01
1895 cohort vs 1905 cohort[33]	デンマーク	＞100	10	162〜189[c]	ADL	－1.19	0.01
1895 cohort vs 1905 cohort[33]	デンマーク	＞100	10	45〜36[b]	ADL	0.61	ns

生活機能障害の経年変化は生活機能障害の有病率またはオッズ比をもとに算出している．
＊対象者の年齢で調整済の値
[a] National Health Interview Survey のデータ
[b] 男性の解析
[c] 女性の解析
[d] National Long Term Care Survey のデータ
[e] すべてのウェーブにおける対象者

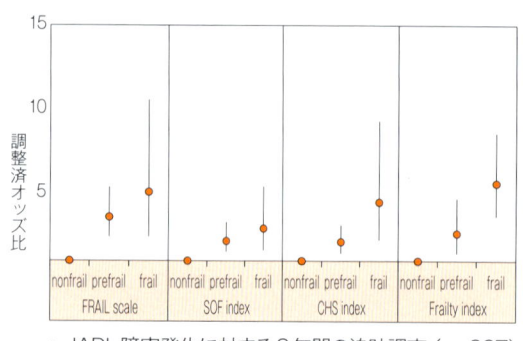
a. IADL障害発生に対する3年間の追跡調査（n=667）

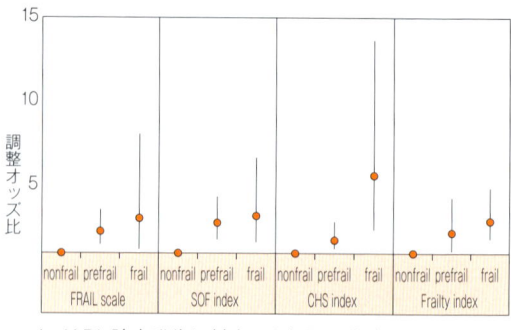
b. IADL障害発生に対する9年間の追跡調査（n=457）

図1 各定義におけるフレイルまたはプレフレイルとIADLにおける生活機能障害との関係
（a：3年間の追跡調査，b：9年間の追跡調査）[16]
IADLの生活機能障害発生に対して，フレイルを有さない高齢者と比較した解析結果（年齢，性にて調整済）．

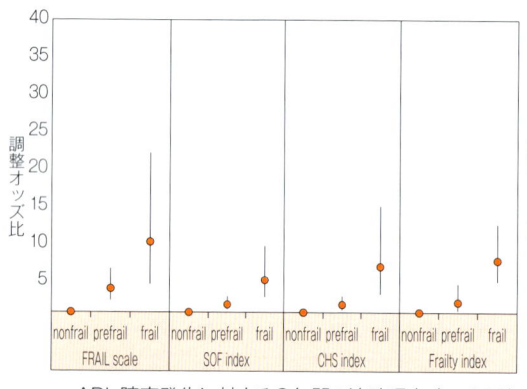
a. ADL障害発生に対する3年間の追跡調査（n=668）

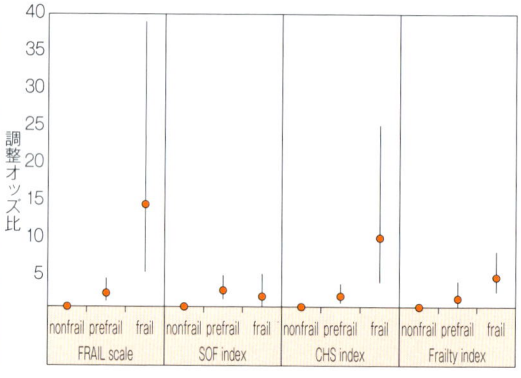
b. ADL障害発生に対する9年間の追跡調査（n=470）

図2 各定義におけるフレイルまたはプレフレイルとADLにおける生活機能障害との関係
（a：3年間の追跡調査，b：9年間の追跡調査）[16]
ADLの生活機能障害発生に対して，フレイルを有さない高齢者と比較した解析結果（年齢，性にて調整済）．

[CHS：OR ＝ 7.52（5.14 〜 11.02），AUC ＝ 0.68；SOF：OR ＝ 5.28（3.80-7.33），AUC ＝ 0.68]．転倒や骨折発生ならびに死亡発生に対してもフレイルがリスクであることが両方の定義において認められました．別の報告では，CHS index[11]，SOF index[13] に加えて FRAIL scale[14] と Frailty Index[15] の4つの定義において生活機能障害との発生に対する予測妥当性を比較した研究があります[16]．CHS index と SOF index については前述の定義のとおりで，FRAIL scale は疲労感，持久性，歩行能力，疾病，体重減少の下位項目において各々評価されます．各項目とも原則的には問診形式により評価され，5点満点中，1 〜 2点をプレフレイル，3 〜 5点をフレイルと定義しています．Frailty Index は 25点満点で（各項目において1点の配点），質問紙による健康状態（移動，転倒恐怖感，うつ，疲労感，睡眠などに関する項目）と疾病状態，さらには認知機能として Mini-Mental State Examination（MMSE）を計測し，各項目を25で割った値を FI として扱います．0.2 〜 0.25 をプレフレイル，0.25 より大きい値の場合はフレイルと定義しています．これらの定義に基づいて対象者をフレイル，プレフレイル，それ以外（フレイル非該当）に三群分けを行い，それぞれ ADL または IADL に基づく生活機能障害に対する予測妥当性を検討しました．その結果，いずれの評価方法においてもフレイルなら

びにプレフレイルの両者が生活機能障害の発生に関係していたと報告されています（図1，2）．各定義において，フレイルを定義するドメインや用いられる指標は異なるため，その違いや評価にかかる時間・対象者への負担を考慮し，実際の評価対象に適した評価を行う必要があります．

3. 入院（入所）と生活機能障害との関係性にフレイルが与える影響

　生活機能障害は可変しうる状態であるため，高齢者において生活機能障害を生じた場合には，リハビリテーションなどを行うことで元の機能状態へ回復することが望まれます．しかし，フレイルを有する高齢者では，たとえ一過性の機能低下であっても低下の度合いが健常高齢者に比べて大きく，元の機能に戻る力が減衰していると考えられています[17]．つまり，高齢者に機能低下を引き起こすような疾病や骨折・転倒などの事象が生じた場合，入所や入院した際にフレイルかどうかでその後の生活機能の推移や退院までの過程が異なるため，フレイルにおける適切な評価を行ったうえで戦略を立てる必要があります．

　たとえば Gill らの報告によると，身体的フレイルを有することで生活機能障害の発生自体や持続的な生活機能障害ならびに施設入所を伴う生活機能障害に対するリスクが増加すると報告されています（Log-rank test $p < 0.001$）[18]．さらに，同グループの報告によると入院後の ADL における生活機能障害の変化に対し，身体的フレイルを有していると生活機能障害のリスクが上昇し（from no disability to mild disability: HR = 4.3 [$p < 0.001$], to severe disability: HR = 3.5, [$p < 0.001$]），逆に身体的フレイルがなければ生活機能障害から回復する割合が優位に高かったと報告されています（from mild disability to no disability: HR = 0.3 [$p < 0.001$], from severe disability to mild disability: HR = 0.57 [$p = 0.003$]），from severe disability to no disability: HR = 0.13 [$p < 0.001$]）[19]．さらに，9 年間の追跡調査では 1.5 年ごとにフレイルに関する調査と毎月の入院状況を確認したところ，フレイルであることが入院のリスクになっているだけでなく，フレイルの程度が強くなると入院のリスクは上昇し（HR = 1.33, $p = 0.015$），一方でフレイルの程度が改善すると入院のリスクが低くなった（HR = 0.48-0.52, $p < 0.05$）と報告されました[20]．つまり，高齢者に対しては疾病や障害への対応だけでなく，フレイルに関する評価を行い，その人がどのような機能回復過程をとるのかについて見極めることが重要になります．以上のことから，フレイルであることが ADL や IADL における生活機能障害の発生リスクとなるだけでなく，フレイルであることで生活機能障害からの改善が難しくなるため，フレイルに対する理解に加えて正しい評価を行い，必要に応じた介入の実施が重要になると考えられます．

文献

1) Artaud F, Dugravot A, et al:Unhealthy behaviours and disability in older adults: three-City Dijon cohort study. *BMJ*, **347**:f4240, 2013.
2) Freedman VA, Martin IG, et al:Recent trends in disability and functioning among older adults in the United States:a systematic review. *JAMA*, **288**:3137-3146, 2002.
3) den Ouden ME, Schuurmans MJ, et al:Domains contributing to disability in activities of daily living. *J Am Med Dir Assoc*, **14**:18-24, 2013.
4) den Ouden ME, Schuurmans MJ, et al:Identification of high-risk individuals for the development of disability in activities of daily living. A ten-year follow-up study. *Exp Gerontol*, **48**:437-443, 2013.
5) Lawton MP, Brody EM:Assessment of older people:self-maintaining and instrumental activities of daily living.

Gerontologist, **9**:179-186, 1969.
6) Geda YE, Topazian HM, et al:Engaging in cognitive activities, aging, and mild cognitive impairment:a population-based study. *J Neuropsychiatry Clin Neurosci*, **23**:149-154, 2011.
7) Christensen K, Doblhammer G, et al:Ageing populations:the challenges ahead. *Lancet*, **374**:1196-1208, 2009.
8) Freedman VA, Crimmins E, et al:Resolving inconsistencies in trends in old-age disability:report from a technical working group. *Demography*, **41**:417-441, 2004.
9) Schoeni RF, Liang J, et al:Trends in old-age functioning and disability in Japan, 1993-2002. *Popul Stud (Camb)*, **60**:39-53, 2006.
10) Jagger C, Matthews RJ, et al:Cohort differences in disease and disability in the young-old:findings from the MRC Cognitive Function and Ageing Study (MRC-CFAS). *BMC Public Health*, **7**:156, 2007.
11) Fried LP, Tangen CM, et al:Frailty in older adults: evidence for a phenotype. *J Gerontol A Biol Sci Med Sci*, **56**:M146-156, 2001.
12) Ensrud KE, Ewing SK, et al:A comparison of frailty indexes for the prediction of falls, disability, fractures, and mortality in older men. *J Am Geriatr Soc*, **57**:492-498, 2009.
13) Ensrud KE, Ewing SK, et al:Comparison of 2 frailty indexes for prediction of falls, disability, fractures, and death in older women. *Arch Intern Med*, **168**:382-389, 2008.
14) Abellan van Kan G, Rolland YM, et al:Frailty:toward a clinical definition. *J Am Med Dir Assoc*, **9**:71-72, 2008.
15) Tajar A, O'Connell MD, et al:Frailty in relation to variations in hormone levels of the hypothalamic-pituitary-testicular axis in older men: results from the European male aging study. *J Am Geriatr Soc*, **59**:814-821, 2011.
16) Malmstrom TK, Miller DK, et al:A comparison of four frailty models. *J Am Geriatr Soc*, **62**:721-726, 2014.
17) Clegg A, Young J, et al:Frailty in elderly people. *Lancet*, **381**:752-762, 2013.
18) Gill TM, Allore HG, et al:Hospitalization, restricted activity, and the development of disability among older persons. *JAMA*, **292**:2115-2124, 2004.
19) Gill TM, Allore HG, et al:Change in disability after hospitalization or restricted activity in older persons. *JAMA*, **304**:1919-1928, 2010.
20) Gill TM, Gahbauer EA, et al:The relationship between intervening hospitalizations and transitions between frailty states. *J Gerontol A Biol Sci Med Sci*, **66**:1238-1243, 2011.
21) Martin LG, Freedman VA, et al:Health and Functioning Among Baby Boomers Approaching 60. *J Gerontol B-Psychol Sci Soc Sci*, **64**:369-377, 2009.
22) Jagger C, Matthews RJ, et al:Cohort differences in disease and disability in the young-old:findings from the MRC Cognitive Function and Ageing Study (MRC-CFAS). *Bmc Public Health*, **7**:156, 2007.
23) Puts MTE, Deeg DJH, et al:Changes in the prevalence of chronic disease and the association with disability in the older Dutch population between 1987 and 2001. *Age Ageing*, **37**:187-193, 2008.
24) Zunzunegui MV, Nunez O, et al:Decreasing prevalence of disability in activities of daily living, functional limitations and poor self-rated health:a 6-year follow-up study in Spain. *Aging Clini Exp Res*, **18**:352-358, 2006.
25) Manton, KG:Recent declines in chronic disability in the elderly U S. population: risk facthors and future dynamics. *Annu Rev Public Health*, **29**:91-113, 2008.
26) Sagardui-Villamor J, Guallar-Castillón P, et al:Trends in disability and disability-free life expectancy among elderly people in Spain: 1986-1999. *J Gerontol A-Biol Sci Med Sci*, **60**:1028-1034, 2005.
27) Sulander TT, Rahkonen OJ, et al:Functional ability in the elderly Finnish population:time period differences and associations, 1985-99. *Scand J Public Health*, **31**:100-106, 2003.
28) Schoeni RF, Freedman VA, et al:Why is late-life disability declining? *Milbank Q*, **86**:47-89, 2008.
29) Martin LG, Schoeni RF, et al:Feeling better? Trends in general health status. *J Gerontol B-Psychol Sci Soc Sci*, **62**:S11-S21, 2007.
30) Freedman VA, Martin LG, et al:Declines in late-life disability:The role of early- and mid-life factors. *Soc Sci Med*, **66**:1588-1602, 2008.
31) Parker MG, Ahacic K, et al:Health changes among Swedish oldest old:Prevalence rates from 1992 and 2002 show increasing health problems. *J Gerontol A-Biol Sci Med Sci*, **60**:1351-1355, 2005.
32) Murabito J M, Pencina M J, et al:Temporal trends in self-reported functional limitations and physical disability among the community-dwelling elderly population:The Framingham Heart Study. *Am J Public Health*, **98**:1256-1262, 2008.
33) Engberg H, Chrlstensen K, et al:Improving Activities of Daily Living in Danish Centenarians-But Only in Women:A Comparative Study of Two Birth Cohorts Born in 1895 and 1905. *J Gerontol A-Biol Sci Med Sci*, **63**:1186-1192, 2008.

4 老年症候群とフレイル

鈴木みずえ

Q&A summary

Q 老年症候群とフレイルの特徴を教えてください．
　老年症候群の発現が多いほど，日常生活機能が低下しやすくなります．特に後期高齢者では，日常生活機能が失われるプロセスで転倒，失禁，ADL障害などの老年症候群の多くが出現し，同時にフレイルを引き起こし，悪循環を形成しています．

Q フレイルから転倒予防を含めた高齢者のアセスメントを教えてください．
　鳥羽らの転倒スコアでは，過去1年間の転倒，姿勢・バランス，歩く速度，杖の使用，さらには5種類以上の内服薬の服用を確認することで転倒リスクを評価し，予測しています．さらには該当する項目の状態を詳しくアセスメントし，それぞれの転倒リスクを補う対策を検討して予防につなげていきます．

Q フレイル予防を含めた転倒予防の介入を教えてください．
　高齢者独自の転倒リスクをアセスメントし，そこから介入のターゲットをしぼり，それぞれのリスクを改善するための介入を実施することが必要です．同時に高齢者の心身機能を回復して転倒を起こしにくい体作りをすることが，フレイル予防につながります．

1. はじめに

　わが国の高齢化は著しく進行しています．これまでの高齢化はその進行の速さが指摘されていましたが，これからは高齢率の高さ，つまりは高齢者の多さが問題となります．特に後期高齢者の増大は寝たきりや認知症高齢者など要介護の高齢者の数が増大すると指摘されています．定義のうえでは65歳から高齢者となりますが，前期高齢者（65〜74歳）は仕事を引退しているものの加齢の影響や高齢者特有の疾患は少なく，比較的健常な人が多い傾向にあります．これらの高齢者は高血圧などの健康障害があっても適切なコントロールにより引退後の生活に適応できれば，さらに健康を維持できるサクセスフルエイジングへつながる可能性も高いでしょう．しかし，75歳以上の後期高齢者では，老化の兆候が出現するとともに老年症候群が認められるようになります．またフレイルは，高齢期に様々な生理的予備力の低下によってストレスに対する脆弱性が増大し，重篤な健康障害（障害，施設入所，死亡など）を起こしやすい状態になり，さらにサルコペニアはフレイルの中核をなす骨格筋量と筋機能の低下をおこします[1]．老年症候群は加齢とともに現れ

表1　老年症候群の主要症候

・意識障害	・認知症
・せん妄	・不眠
・うつ症状	・めまい
・言語，聴覚，視力障害	・骨関節変形
・骨粗鬆症	・転倒・骨折
・尿失禁	・発熱
・誤嚥	・浮腫
・脱水	・低栄養
・低体温	・喘鳴，喀痰咳嗽
・肥満，るい痩	・呼吸困難（循環器）
・褥瘡	・間欠性跛行
・呼吸困難（呼吸器）	・不整脈
・手足のしびれ	・出血傾向，吐下血
・動脈硬化	
・痛み	
・ADL 低下	

てくる身体的および精神的諸症状・疾患であり，表1に示したように，前期・後期高齢者にかかわらず起こる意識障害，せん妄，うつ症状，転倒・骨折などがあります．とくに転倒はフレイルを基盤に初期の段階で起こりやすく，筋力低下や歩行機能が低下し，バランスがとれなくなった状態です．ほかの老年症候群に先行して起こりやすいことから，転倒を予防することでフレイルを予防し，老年症候群の進行を阻止することにもなります．

本稿では，老年症候群の転倒を中心に，フレイルとの関係や予防の重要性について解説します．

2. 老年症候群の特徴とフレイル

鳥羽ら[2]は老年症候群を下記の3つに分類しています．

1. おもに急性期疾患に付随する症候で，若い人と同じくらいの頻度で起きるが，対処方法は，高齢者では若い人とは違って工夫が必要な症候群
2. おもに慢性疾患に付随する症候で，前期高齢者から徐々に増加する症候群
3. 後期高齢者の日常生活動作（ADL）の低下と関連をもち，介護が重要な一連の症候群

これら3つの老年症候群の内容をみると，高齢者が複合的疾患構造をもち，医療と介護・看護が不可欠なものばかりです．また，これらの老年症候群の発現が多いほど，日常生活機能が低下しており，老年症候群の多くは日常生活機能が失われる過程で老年症候群が増大している傾向にあります．後期高齢者は加齢による心身の影響を受けやすく，老年症候群に伴って虚弱な状態，つまりフレイルを引き起こしやすいのです．

フレイルとは，004頁表3（ステップ1の1）に示されるように，①体重減少，②筋力低下，③疲労感，④歩行速度の低下，⑤身体活動の低下があります．5つのうち3つ以上に該当すればフレイル，1～2つ該当すればフレイル予備群（プレフレイル）と呼ばれています[3]．後期高齢者は，とくに虚弱化による悪循環を起こしやすく，なかなか悪

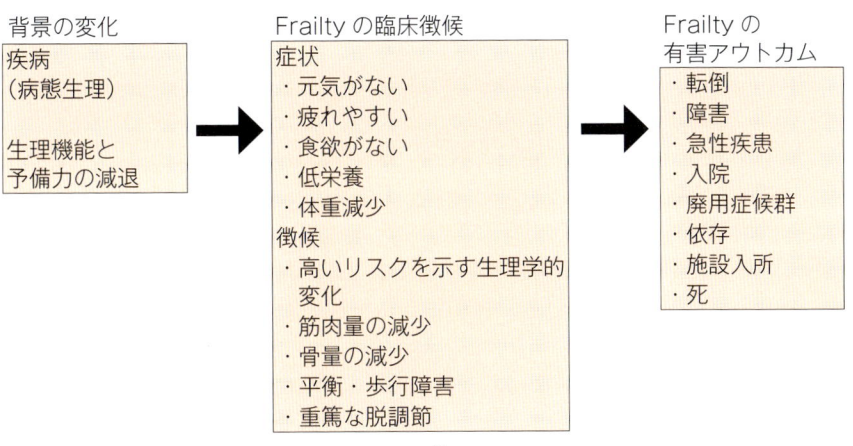

図1　フレイルの臨床像と有害アウトカム [4]

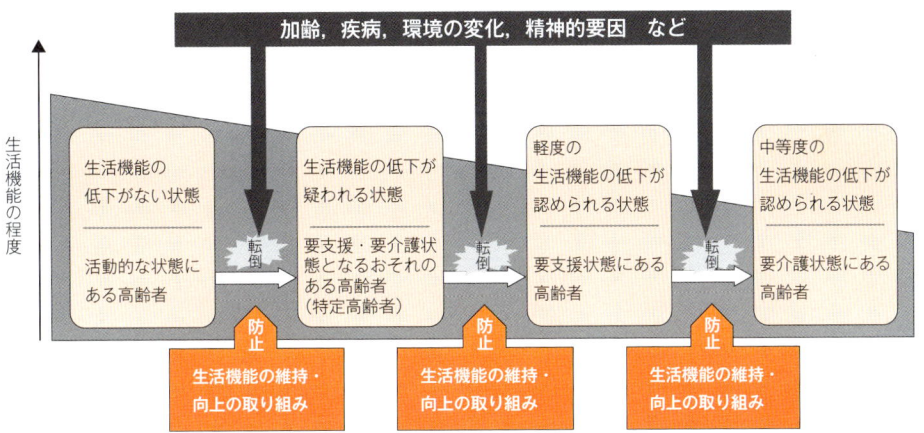

図2　生活機能の程度と高齢者の状態像：転倒との関係

循環から回復できません．高齢期だけに着目するのではなく，生活習慣病予防を含めた「健康日本21」など成人期からの健康づくりが高齢者の心身の健康基盤となっています．さらには定年退職後の地域の活動参加や運動・栄養を重視した老年期における健康教育がフレイル予防，さらにはその後の介護予防につながるために，老年期にむけた早期の予防対策が必要になります．

　図1のように，フレイルの状況にある高齢者は転倒を起こしやすく，その後に重要な健康障害を引き起こし，生命予後にも影響を及ぼします [4]．転倒は加齢に関連したフレイルとサルコペニアを基盤とした歩行・バランス機能の障害と健康障害が加わって，通常では転ばないような日常生活で起こりやすく，それまでほとんど老年症候群がみられなかった高齢者にも複数の健康障害や老年症候群を引き起こす兆候でもあります．現在，介護保険制度の介護予防のなかにも運動器の機能向上として転倒が含まれています．フレイルから重度の要介護状態に至るまで何度も転倒を引き起こし，段階的に高齢者の心身機能を悪化させています．日常生活において看護師・保健師は老年症候群のアセスメントがしやすく，その兆候があれば，対応して予防につなげることができる重要な立場にあります．図2に生活機能の程度と高齢者の状態像，転倒との関係を示しましたが，活動的な高齢者が

表2 東京消防庁による転倒の定義

転倒：スリップ，つまづき，あるいはよろめきによる同一平面で転ぶこと
転落：高低差のある場所から地表または静止位置でスロープなどに接触しながら転がり落ち，負傷したもの
墜落：高所から地面または静止面まで落下し受傷したもの

　要支援・介護に移行する際に転倒は頻発しており，高齢者の心身機能を低下させています．フレイルは体重減少，筋力低下，疲労感，歩行速度の低下，身体活動の低下の5つのうち3つ以上に該当する場合，フレイルと呼ばれます．これらは老年症候群を予測する症状であり，フレイルに該当する高齢者は老年症候群の出現が予測されますので，早期に予防策を講じる必要があります．

3. 高齢者の転倒の特徴

　転倒は加齢とともに起こりやすく，高齢者人口の増大とともに転倒者は増大し，70歳代，80歳代が最も転倒者が多く，そして転倒の結果引き起こされる骨折も増大しています．前期高齢者の転倒は外傷がないことがほとんどですが，75歳以上の高齢者の転倒は外傷や長期入院，高齢者施設への入所につながります．欧米の代表的な転倒の定義を示しましたが，対象者や環境によっても，転倒の定義は多少異なっています．英語の"fall"は倒れたり，転んだりする以外にも落ちる，落下するなどの意味を含んでおり，欧米の代表的な転倒の定義に関して，高い位置から低い位置への転落も含まれています．Kellogg International Work Group[5]では，「不注意に地面あるいはほかの低い位置に倒れること，意識喪失や脳卒中，癲癇などの発作を除く」と示しています．『広辞苑』によると「転倒」は，①さかさになること，②ひっくりかえること，③あわて惑って，度を失うことの意味があり，わが国での転倒の場合は，立位から倒れる意味合いで使用されることがほとんどでした．わが国では金川らが，「身体の足底以外の部分が床につくこと」と定義[6]しており，わが国で患者から報告される転倒と欧米での"fall"では言葉の違いがみられます．さらに，表2の東京消防庁による定義を示しましたが，通常は転倒，転落を一緒に「転倒」として扱っていることが多いようです．

4. 転倒リスク評価（転倒予測）とフレイル

　フレイルの臨床症状には，筋力の低下，平衡・歩行障害がありますので，フレイルの有害アウトカムとして，転倒があげられます．転倒は二足歩行をしている人間にとっては，「足から老化する」といわれるように移動能力である歩行機能が障害されたり，バランス機能の低下は加齢の兆候であり，老年症候群のなかでも見逃してはならない兆候でもあります．表3に介護保険制度の基本チェックリストのなかの運動器に関する項目を抽出しましたが，3項目以上該当する場合は運動器に関するハイリスク者であり，転倒の可能性も非常に高くなることから，ハイリスク者には転倒予防プログラムの参加が勧められます．

　鳥羽らの転倒スコア（表4）では，「過去1年間の転倒，歩く速度が遅くなってきた，

表3　運動器に関する基本チェックリスト

		はい・いいえに○をつける	
1	階段を手すりや壁をつたわらないと昇れませんか	はい	いいえ
2	椅子に座った状態から何かにつかまらないと立ち上がれないですか	はい	いいえ
3	15分位続けて歩くことができないですか	はい	いいえ
4	この1年間に転んだことがありますか	はい	いいえ
5	転倒に対する不安は大きいですか	はい	いいえ

※基本チェックリストの5項目のうち3項目以上，はいと回答した場合は，転倒予防プログラムの該当者とする

表4　転倒スコア

	あてはまるものにチェックしてください	回答	スコア
質問1	過去1年に転んだことがある	はい　いいえ	(はい5点)
質問2 [※1]	背中が丸くなってきた	はい　いいえ	(はい2点)
質問3	歩く速度が遅くなってきた	はい　いいえ	(はい2点)
質問4 [※2]	杖を使っている	はい　いいえ	(はい2点)
質問5 [※3]	毎日5種類以上の薬を飲んでいる	はい　いいえ	(はい2点)

7点以上は「要注意」です．　　　　　　　　　　　　　　　　　　　（文献14より引用）
[※1] 骨粗鬆症による円背（腰が曲がっている）
[※2] 転倒不安がある
[※3] 持病が多い

杖の使用」で歩行障害を評価しているとともに，姿勢・バランスを「背中が丸くなってきた」などが，さらには5種類以上の内服薬の服用は，薬物の多剤併用などのためにふらつきを引き起こし，転倒のリスクとしてあげられています．同指標は短縮版ですが，感度68％，特異度70％で転倒が予測可能といわれています[7]．これらの指標を用いることで転倒を予測し，転倒リスクの高い高齢者を対象に転倒リスクを改善するような介入をすることで転倒予防につなげることができます．

5. フレイルから転倒予防を含めた高齢者のアセスメント

　フレイルの状態にある高齢者は，転倒ばかりではなく，認知症，膝関節炎，骨粗鬆症，排泄障害，肺炎などにも同時に罹患する可能性が高くあります．さらにフレイルに関しては，表5に示したように3段階の予防が可能です．地域の健康な高齢者を対象とした一次予防から，フレイルの状態にある高齢者の健康障害や合併を含めた機能回復予防である二次予防，フレイルの結果，生じた心身機能低下に対する三次予防，具体的には寝たきり予防などがあります．予防対策を進めるにはフレイルの臨床症状に注目するだけでなく，心身の状況を総合的にアセスメントする必要があります（表6）．

　フレイルとそれに引き続いて起こる転倒などの老年症候群をどのように予測するのかはアセスメントが重要であり，総合的に評価する必要があります．高齢者の場合は，健康度自己評価は生命予後に関連しており，否定的に答えた高齢者のほうが，肯定的に答えた高齢者と比べて早く虚弱になり，早く死亡するという結果が報告されています．転倒予防自己効力感はBanduraの自己効力感理論を利用した転倒恐怖を測定する方法で，日常生活

表5　フレイルの予防

フレイルの予防（一次予防）
フレイルおよび健康障害との合併を含めた機能回復と予防（二次予防）
フレイルの結果，生じた心身機能低下（寝たきり）予防（三次予防）

表6　高齢者のフレイルから転倒予防を含めたアセスメント

現病／既往歴（パーキンソン病，認知症など神経疾患）・内服薬の状況
認知機能検査，老年うつ尺度，健康度自己評価（表7）
ADL/IADL 評価
機能障害：嚥下困難，歩行障害，四肢機能，視力障害，聴力障害
転倒自己効力感尺度（表8）
転倒歴，過去1年間の転倒の有無・状況，杖・車椅子など歩行補助具の使用
痛み（慢性痛・急性痛の程度，場所，頻度）
起立性低血圧
Body mass index（BMI）＝体重（kg）÷［身長（m）^{2}］　過去6か月の体重の変化
筋力（握力，大腿四頭筋），骨密度
歩行能力評価：5m 歩行速度，椅子からの立ち上がり動作，Timed Up and Go Test
バランス能力評価：Berg Balance Scale（BBS），開眼・閉眼片足立ち
生活環境における段差や床面の状況

のなかでの転倒への自信の程度を把握します．高齢者自身の身体機能に対する意識や生きがいなどが，その後の健康障害や予後に影響することも多く，心理的な側面もあわせてアセスメントする必要があります．また，高齢者は慢性痛を抱えていることが多いのですが，転倒との関連も指摘されており[8]，痛みが行動を制限して，さらにフレイルが進行する可能性があります．表7に健康度自己評価の内容を詳しく示しましたが，生活機能[9]やサルコペニア[10]との関係も指摘されており，転倒やフレイルの関係からもアセスメントしておくべき項目です．また，表8の転倒予防自己効力感は，日常生活動作について自信の程度を聞くものですが，転倒を予測するリスク[11]でもあり，集中的な転倒予防介入を行う際の評価として有効でもあります．

6. フレイル予防を含めた転倒予防の介入

　フレイルが悪化する際に転倒が出現し，その後，転倒を繰り返しながら歩行・移乗機能を低下させて，老年症候群から要介護状態へと進行していきます．そのため地域高齢者の転倒予防の介入はフレイル予防にもつながり，地域における積極的な運動器ハイリスク者に対する介護予防として，転倒予防が実施されることが期待されています．

　米国・英国老年学会による転倒予防の臨床介入のガイドライン[12]が2010年に発表されました．図3に示しましたが，転倒のスクリーニングに関する質問として，過去12か月間で2回以上の転倒，重篤な転倒，歩行やバランス保持の困難性をアセスメントし，その後，多因子介入の転倒のリスクを見極めて介入するようになっています．パーキンソン病など他の神経障害においても歩行やバランス障害によって転倒を引き起こしていることから，転倒リスクとしています．また，循環器系の疾患，不整脈，高血圧，虚血性心疾患などによる循環不全は転倒を引き起こしやすく，起立性低血圧などの急速な血圧の変化はめまいやふらつきから転倒を起こしやすくなり，その結果，表9に示した6種類の介

表7　健康度自己評価

「あなたは，普段ご自分で，健康だと思われますか？」という質問に対して，次の4つから回答してください．
①非常に健康だと思う ②まあ健康なほうだと思う ③あまり健康ではないと思う ④健康ではないと思う

表8　転倒予防自己効力感尺度

下記の日常生活動作について，転倒しないで行う自信があるか，4段階（全く自信がない，あまり自信がない，まあ自信がある，大変自信がある）で回答する．
①布団に入ったり布団から立ち上がったりすること ②床から立ったり座ったりすること ③ズボンやスカートを着たり脱いだりすること ④簡単なそうじや片づけをすること ⑤日常のちょっとした簡単な買い物をすること ⑥階段を降りること ⑦混雑した場所を歩くこと ⑧薄暗い場所を歩くこと ⑨両手に物を持って歩くこと ⑩芝生や砂利の上などでこぼこした地面を歩くこと

表9　転倒予防の介入

1. 家庭内の住宅改造と環境整備 2. 向精神薬の減量または最小限の利用 3. ほかの薬剤の減量または最小限の利用 4. 起立性低血圧の管理 5. 足の問題や履物の管理 6. 運動，とくにバランス，筋力，歩行訓練

入が推奨されています．高齢者が抱える独自の転倒リスクをアセスメントし，そこから介入のターゲットをしぼり，介入を実施することで，心身機能を回復して転倒を起こしにくい体作り，つまりはフレイル予防につながります．

　フレイルは日本語では虚弱あるいは脆弱といわれ，高齢者の加齢による機能衰退の状況を示しています．体重減少，筋力低下，歩行速度や身体活動の低下などを示しますが，心身に現れない徴候として，筋力減少，慢性的な低栄養，免疫機能の低下から悪循環を引き起こし，さらに加齢による衰退を促進させます．転倒に関するアセスメントや介入は，転倒だけではなくフレイルの悪循環の徴候を阻止させ，心身機能を維持することにも有効です．今後，フレイルの予防を強化することは，高齢者の介護予防のなかで常に有効な方法といえます．

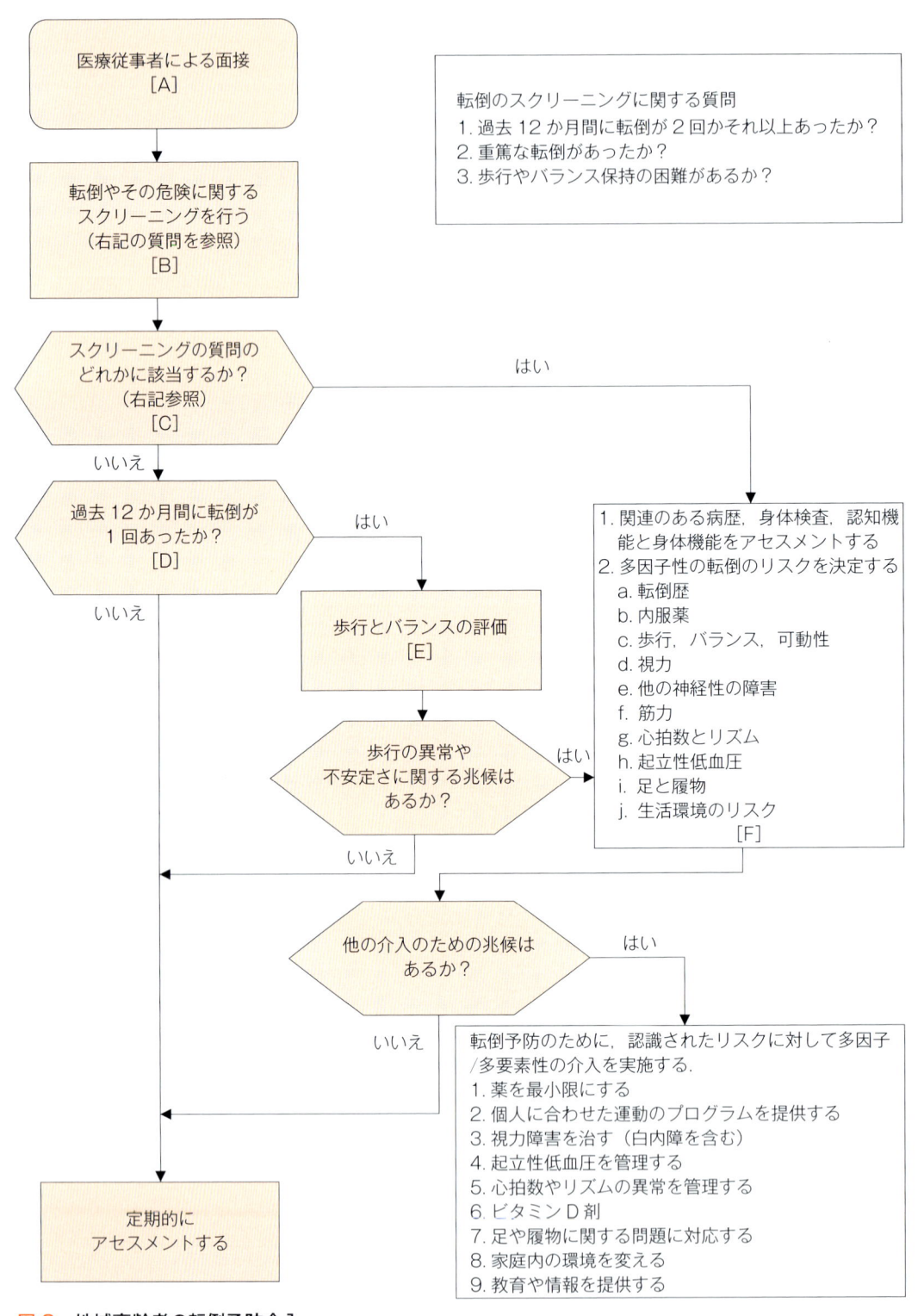

```
┌─────────────┐
│ 医療従事者による面接 │
│     [A]     │
└──────┬──────┘
       ▼
┌─────────────┐        ┌─────────────────────────────────┐
│ 転倒やその危険に関する │        │ 転倒のスクリーニングに関する質問          │
│ スクリーニングを行う  │        │ 1. 過去12か月間に転倒が2回かそれ以上あったか？ │
│ （右記の質問を参照）  │        │ 2. 重篤な転倒があったか？              │
│     [B]     │        │ 3. 歩行やバランス保持の困難があるか？        │
└──────┬──────┘        └─────────────────────────────────┘
       ▼
┌─────────────┐
│ スクリーニングの質問の │     はい
│ どれかに該当するか？  │──────────────────────┐
│ （右記参照）      │                      │
│     [C]     │                      │
└──────┬──────┘                      │
   いいえ│                           │
       ▼                           │
┌─────────────┐                      │
│ 過去12か月間に転倒が  │    はい           │
│ 1回あったか？      │──────┐           │
│     [D]     │      │           │
└──────┬──────┘      │           │
   いいえ│           ▼           ▼
       │     ┌─────────────┐  ┌──────────────────────────────┐
       │     │ 歩行とバランスの評価 │  │ 1. 関連のある病歴，身体検査，認知機能   │
       │     │     [E]     │  │    と身体機能をアセスメントする       │
       │     └──────┬──────┘  │ 2. 多因子性の転倒のリスクを決定する      │
       │            ▼         │    a. 転倒歴                    │
       │     ┌─────────────┐  │    b. 内服薬                    │
       │     │ 歩行の異常や     │  │    c. 歩行，バランス，可動性         │
       │     │ 不安定さに関する兆候は│ はい │    d. 視力                     │
       │     │ あるか？       │────▶│    e. 他の神経性の障害             │
       │     └──────┬──────┘  │    f. 筋力                     │
       │        いいえ│         │    g. 心拍数とリズム               │
       │            │         │    h. 起立性低血圧                │
       │            │         │    i. 足と履物                   │
       │            │         │    j. 生活環境のリスク              │
       │            │         │              [F]             │
       │            │         └──────────────┬───────────────┘
       │            ▼                        ▼
       │     ┌─────────────┐
       │     │ 他の介入のための兆候は│    はい
       │     │ あるか？       │──────────────────────┐
       │     └──────┬──────┘                      │
       │        いいえ│                           ▼
       │            │           ┌──────────────────────────────────┐
       │            │           │ 転倒予防のために，認識されたリスクに対して多因子  │
       │            │           │ /多要素性の介入を実施する．               │
       │            │           │ 1. 薬を最小限にする                    │
       │◀───────────┘           │ 2. 個人に合わせた運動のプログラムを提供する    │
       ▼                        │ 3. 視力障害を治す（白内障を含む）           │
┌─────────────┐               │ 4. 起立性低血圧を管理する                │
│ 定期的に        │               │ 5. 心拍数やリズムの異常を管理する           │
│ アセスメントする    │               │ 6. ビタミンD剤                      │
└─────────────┘               │ 7. 足や履物に関する問題に対応する           │
                                │ 8. 家庭内の環境を変える                 │
                                │ 9. 教育や情報を提供する                 │
                                └──────────────────────────────────┘
```

図3　地域高齢者の転倒予防介入

文献

1) 清野 諭, 新開省二: フレイルとサルコペニア 概念とその評価. *Geriatric Medicine*, **52(4)**:321-327, 2014.
2) 鳥羽研二: 老年症候群 2-6（鳥羽研二監修），日常診療に活かす老年病ガイドブック1 老年症候群の診かた，メジカルレビュー, 2005.
3) Fried LP, Tangen CM, et al:Frailty and the older man. *Med Clin North Am*, **83(5)**:1173-1194, 1999.
4) Walston J, Fried LP:Frailty and the older man. *Med Clin North Am*, **83(5)**:1173-1194, 1999.
5) Kellogg International Work Group:The prevention of falls in later life. A report of the Kellogg International Work Group on the Prevention of Falls by the Elderly. *Dan Med Bull*, **34(4)**:1-24, 1987.
6) 金川克子, 泉キヨ子・他: 入院老人の転倒危険因子に関する研究, 日看科会誌, **9(3)**:40-41, 1989.
7) Okochi J,Toba K, et al:Simple screening test for risk of falls in the elderly. *Geriatr Gerontol Int*, **6(4)**:223–227, 2006.
8) Stubbs B, Binnekade T, et al:Pain and the Risk for Falls in Community-Dwelling Older Adults:Systematic Review and Meta-Analysis. *Arch Phys Med Rehabil*, **95(1)**:175-187.e9. doi: 10.1016/j.apmr.2013.08.241. Epub 2013 Sep 10, 2014.
9) 渡辺美鈴, 谷本芳美・他: 大都市近郊T市における生活機能自立独居高齢者の生活機能低下の予知因子について. 大阪医大誌, **68(3)**:171-178, 2009.
10) 谷本芳美, 渡辺美鈴・他: 地域高齢者におけるサルコペニアに関連する要因の検討. 日公衛誌, **60(11)**:683-690, 2013.
11) 征矢野あや子, 村嶋幸代・他: 転倒予防自己効力感尺度の信頼性・妥当性の検討. 身体教育医学研究, **6(1)**:21-30, 2005.
12) Panel on Prevention of Falls in Older Persons, American Geriatrics Society and British Geriatrics Society:Summary of the Updated American Geriatrics Society/British Geriatrics Society clinical practice guideline for prevention of falls in older persons. *J Am Geriatr Soc*, **59(1)**:148-57. doi:10.1111/j.1532-5415.2010.03234.x.2011.
13) Fried LP, Tangen CM ;Cardiovascular Study Collaborative Research Group: Fraily in older adults: evidence for a phenotype. *J Gerontol A Biol Sci*, **56(3)**,M146-156, 2001.
14) 鳥羽研二, 大河内二郎・他: 転倒リスク予測のための「転倒スコア」の開発と妥当性の検証. 日老医誌, **42**:346-352, 2005

ステップ2
フレイルを評価する

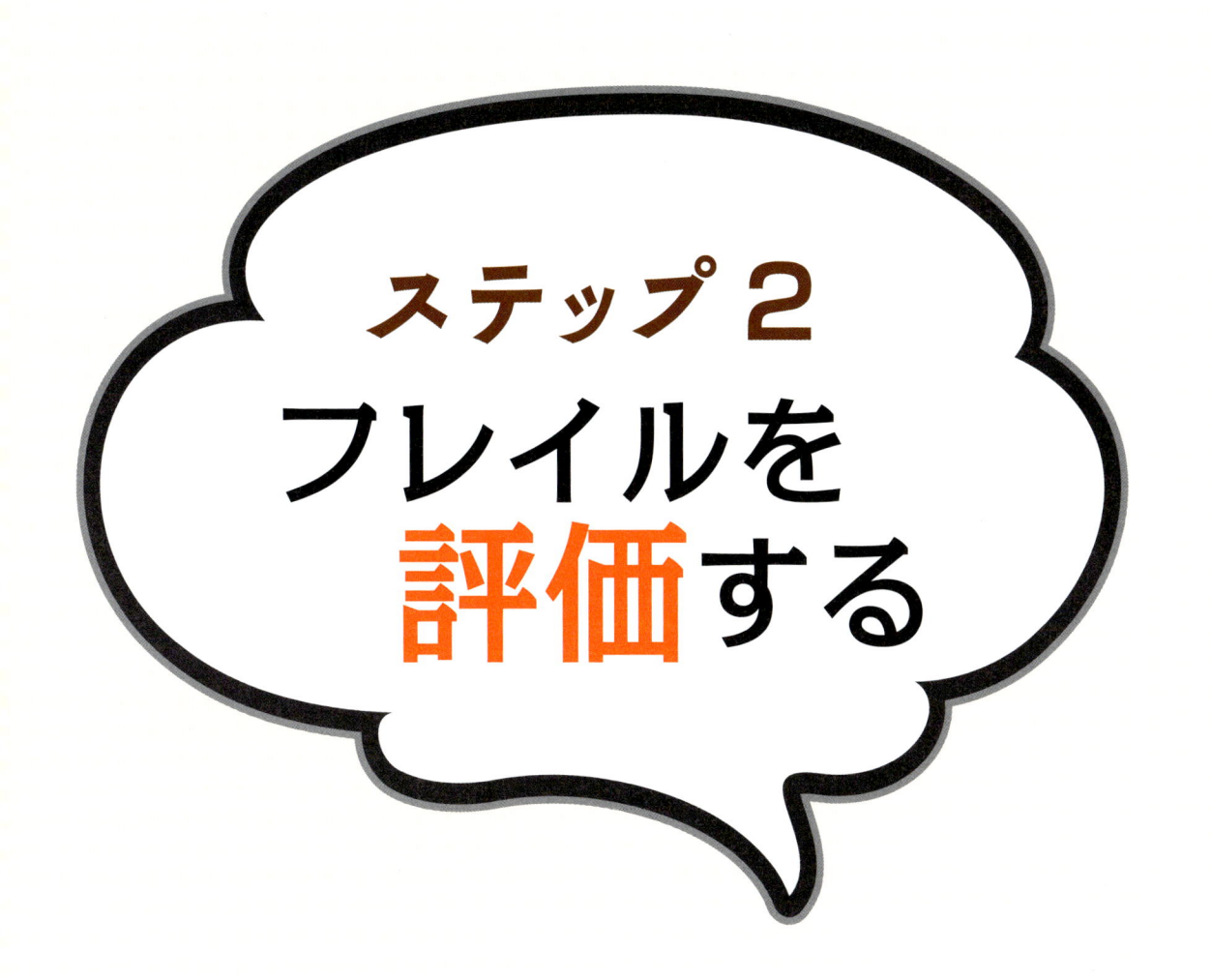

1 フレイルの一次スクリーニング

佐竹　昭介

Q&A summary

Q. フレイルの評価法には，どのようなものがありますか？

フレイルの評価法は，様々な評価項目や基準があり，未だ統一されていません．国際的に最も普及している方法は，FriedらのCardiovascular Health Study（CHS）基準による評価法で，体重減少，筋力低下，疲労感，歩行速度の低下，身体活動の低下の5項目を評価します．わが国で開発された「基本チェックリスト」は，要介護に至る危険性の高い高齢者を早期に発見するための簡便な自記式質問表です．多数の対象者からフレイル状態の高齢者を効率的に抽出できるため，フレイルの一次スクリーニングとして有用と思われます．

Q. わが国で開発された基本チェックリストは，どのようなものですか？　また，現在の介護予防事業では，どのように用いられていますか？

基本チェックリストは，2006年の介護保険制度改正の際，厚生労働省により介護予防事業として導入されました．この質問表は，手段的生活活動，社会的生活活動，身体機能，栄養状態，口腔機能，社会的生活活動，認知機能，抑うつ気分の7領域25個の質問から構成されています．厚生労働省が作成した二次予防事業対象者の判定基準に該当する場合，そうでない高齢者に比べ，1年後の新規介護発生率が3.8倍高かったという報告があります．現在，市町村の自治体が介護認定を受けていない高齢者を対象に，近い将来介護が必要になる危険性の高い人を抽出するためのスクリーニングとして用いています．多くの自治体では，基本チェックリストを郵送し，返信された結果に基づいて，地域包括支援センターなどが行う介護予防プログラムへの参加を促しています．

Q. 基本チェックリストは，フレイルの評価として妥当性や有用性はありますか？　また，どのように用いたらよいでしょうか？

二次予防事業対象者の判定基準とは別に，基本チェックリスト総合点（#1～#25）とFriedらのCHS基準によるフレイル項目数の関連を調べたところ，中等度の有意な相関性が認められました．筆者らの調査では，総合点4～7点でプレフレイル，8点以上でフレイルの可能性が高いという結果でした．したがって，基本チェックリストの総合点で4点以上の方では経過に注意し，8点以上の方では問題になった領域を詳しく評価することが望ましいと思います．これらをふまえ，医療機関でも積極的に活用されることが望まれます．外来であれば，待ち時間を利用して効率的にフレイルの評価が行えます．また，病棟であれば，退院前の高齢者を簡便に総合評価でき，フレイルの可能性が考えられる場合には，退院後の自立支援に役立てることが可能です．

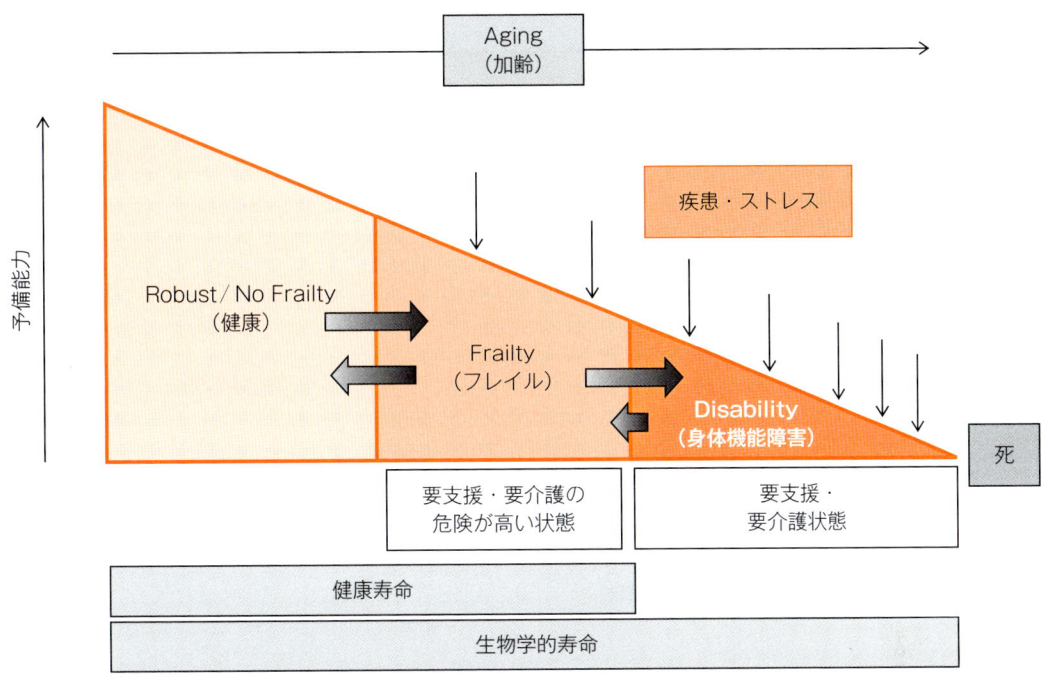

図1 フレイルの概念の位置付け（文献1を改変）

1. フレイルの評価法

　フレイルという用語は，病気を意味するのではなく，老化の過程で生じる「自立機能や健康を失いやすい状態」を表します．われわれは，老いという坂道を下る過程で，徐々に体力，気力，意欲が低下し，それに伴い活動性や判断力が低下していきます．これらの様々な機能の低下は，体の健康を維持するバランスを失いやすくし，病気やストレスをきっかけにして，自立した生活を困難なものにします．このような状態が，「フレイル」とよばれます．フレイルは，まだ自立した生活を維持できる状態を指し，介護が必要な障害状態とは区別して捉えられるようになっています．この意味では，健康寿命を失いやすい状態と言い換えることができます（図1）[1]．

　現在，フレイルを評価する方法はたくさんありますが，どの方法も，体力（身体機能），気力，栄養などを中心に評価しています（表1）[2-4]．また，評価者が対象者の状態を実際に計測する方法と，自分で質問表に回答する自記式評価法があります．このなかで，基本チェックリスト（表2）は，わが国の厚生労働省が作成した自記式評価法で，2006年の介護保険制度改正の際に導入されたスクリーニング法です．要介護に至る危険性の高い高齢者を早期に発見する方法として導入されましたが，概ねフレイル状態の高齢者を見出す方法ととらえることができます．また，多数の高齢者のフレイルの有無を効率的に評価しうることも利点であり，フレイルの一次スクリーニングとして適切な方法と考えられます．

表1　フレイルの評価方法[2-4]

	CHS 基準[2] (Fried ら)	Frailty Index[3] (Rockwood ら)	Edmonton Frail Scale[4] (Rolfson ら)	基本チェックリスト (厚生労働省)
評価方法	実測評価	実測評価	実測評価	自記式評価
評価項目数	5項目	70項目	11項目	25項目
身体機能	○	○	○	○
栄養（体重変化）	○	○	○	○
口腔機能	×	○	×	○
活動性（閉じこもり）	○	○	×	○
認知機能	×	○	○	○
気分（気力）	○	○	○	○
服用薬剤数	×	×	○	×
併存症	×	○	×	×
健康感・自立度の自己評価	×	○	○	×
失禁	×	○	○	×

表2　基本チェックリストとその構成領域

No.	質問項目	回答（いずれかに○を付けください）	領域
1	バスや電車で1人で外出していますか	0.はい　1.いいえ	手段的生活活動
2	日用品の買い物をしていますか	0.はい　1.いいえ	手段的生活活動
3	預貯金の出し入れをしていますか	0.はい　1.いいえ	手段的生活活動
4	友人の家を訪ねていますか	0.はい　1.いいえ	社会的生活活動
5	家族や友人の相談にのっていますか	0.はい　1.いいえ	社会的生活活動
6	階段を手すりや壁をつたわらずに昇っていますか	0.はい　1.いいえ	身体機能
7	椅子に座った状態から何もつかまらずに立ち上がっていますか	0.はい　1.いいえ	身体機能
8	15分ぐらい続けて歩いていますか	0.はい　1.いいえ	身体機能
9	この1年間に転んだことがありますか	1.はい　0.いいえ	身体機能
10	転倒に対する不安は大きいですか	1.はい　0.いいえ	身体機能
11	6か月間で2～3kg以上の体重減少はありましたか	1.はい　0.いいえ	栄養状態
12	身長　　cm　体重　　kg　（BMI＝　　）（注）		栄養状態
13	半年前に比べて固いものが食べにくくなりましたか	1.はい　0.いいえ	口腔機能
14	お茶や汁物などでむせることがありますか	1.はい　0.いいえ	口腔機能
15	口の渇きが気になりますか	1.はい　0.いいえ	口腔機能
16	週に1回以上は外出していますか	0.はい　1.いいえ	社会的生活活動
17	昨年と比べて外出の回数が減っていますか	1.はい　0.いいえ	社会的生活活動
18	周りの人から「いつも同じ事を聞く」などの物忘れがあると言われますか	1.はい　0.いいえ	認知機能
19	自分で電話番号を調べて，電話をかけることをしていますか	0.はい　1.いいえ	認知機能
20	今日が何月何日かわからない時がありますか	1.はい　0.いいえ	認知機能
21	（ここ2週間）毎日の生活に充実感がない	1.はい　0.いいえ	抑うつ気分
22	（ここ2週間）これまで楽しんでやれていたことが楽しめなくなった	1.はい　0.いいえ	抑うつ気分
23	（ここ2週間）以前は楽にできていたことが今ではおっくうに感じられる	1.はい　0.いいえ	抑うつ気分
24	（ここ2週間）自分が役に立つ人間だと思えない	1.はい　0.いいえ	抑うつ気分
25	（ここ2週間）わけもなく疲れたような感じがする	1.はい　0.いいえ	抑うつ気分

（注）BMI＝体重（kg）÷身長（m）÷身長（m）が18.5未満の場合に該当とします．

表3 基本チェックリストの考え方[5]

【共通的事項】
① 対象者には，深く考えずに，主観に基づき回答してもらって下さい．それが適当な回答であるかどうかの判断は，基本チェックリストを評価する者が行って下さい．
② 期間を定めていない質問項目については，現在の状況について回答してもらって下さい．
③ 習慣を問う質問項目については，頻度も含め，本人の判断に基づき回答してもらって下さい．
④ 各質問項目の趣旨は以下のとおりです．各地域の実情に応じて適宜解釈していただいて結構ですが，各質問項目の表現は変えないで下さい．

	基本チェックリストの質問項目	基本チェックリストの質問項目の趣旨
1	バスや電車で1人で外出していますか	家族などの付き添いなしで，1人でバスや電車を利用して外出しているかどうかを尋ねています．バスや電車のないところでは，それに準じた公共交通機関に置き換えて回答して下さい．なお，1人で自家用車を運転して外出している場合も含まれます．
2	日用品の買い物をしていますか	自ら外出し，何らかの日用品の買い物を適切に行っているかどうか（たとえば，必要な物品を間違いなく購入しているか）を尋ねています．頻度は，本人の判断に基づき回答して下さい．電話での注文のみで済ませている場合は「いいえ」となります．
3	預貯金の出し入れをしていますか	自ら預貯金の出し入れをしているかどうかを尋ねています．銀行などでの窓口手続きも含め，本人の判断により金銭管理を行っている場合に「はい」とします．家族などに依頼して，預貯金の出し入れをしている場合は「いいえ」となります．
4	友人の家を訪ねていますか	友人の家を訪ねているかどうかを尋ねています．電話による交流は含みません．また，家族や親戚の家への訪問は含みません．
5	家族や友人の相談にのっていますか	家族や友人の相談にのっているかどうかを尋ねています．面談せずに電話のみで相談に応じている場合も「はい」とします．
6	階段を手すりや壁をつたわらずに昇っていますか	階段を手すりや壁をつたわらずに昇っているかどうかを尋ねています．時々，手すりなどを使用している程度であれば「はい」とします．手すりなどを使わずに階段を昇る能力があっても，習慣的に手すりなどを使っている場合には「いいえ」となります．
7	椅子に座った状態から何もつかまらず立ち上がっていますか	椅子に座った状態から何もつかまらず立ち上がっているかどうかを尋ねています．時々，つかまっている程度であれば「はい」とします．
8	15分ぐらい続けて歩いていますか	15分ぐらい続けて歩いているかどうかを尋ねています．屋内，屋外などの場所は問いません．
9	この1年間に転んだことがありますか	この1年間に「転倒」の事実があるかどうかを尋ねています．
10	転倒に対する不安は大きいですか	現在，転倒に対する不安が大きいかどうかを，本人の主観に基づき回答して下さい．
11	6か月で2〜3kg以上の体重減少がありましたか	6か月間で2〜3kg以上の体重減少があったかどうかを尋ねています．6か月以上かかって減少している場合は「いいえ」となります．
12	身長，体重	身長，体重は，整数で記載して下さい．体重は1か月以内の値を，身長は過去の測定値を記載して差し支えありません．
13	半年前に比べて固いものが食べにくくなりましたか	半年前に比べて固いものが食べにくくなったかどうかを尋ねています．半年以上前から固いものが食べにくく，その状態に変化が生じていない場合は「いいえ」となります．
14	お茶や汁物などでむせることがありますか	お茶や汁物などを飲む時に，むせることがあるかどうかを，本人の主観に基づき回答して下さい．
15	口の渇きが気になりますか	口の中の渇きが気になるかどうかを，本人の主観に基づき回答して下さい．
16	週に1回以上は外出していますか	週によって外出頻度が異なる場合は，過去1か月の状態を平均して下さい．
17	昨年と比べて外出の回数が減っていますか	昨年の外出回数と比べて，今年の外出回数が減少傾向にある場合は「はい」となります．
18	周りの人から「いつも同じことを聞く」などの物忘れがあると言われますか	本人は物忘れがあると思っていても，周りの人から指摘されることがない場合は「いいえ」となります．
19	自分で電話番号を調べて，電話をかけることをしていますか	何らかの方法で，自ら電話番号を調べて，電話をかけているかどうかを尋ねています．誰かに電話番号を尋ねて電話をかける場合や，誰かにダイヤルをしてもらい会話だけする場合には「いいえ」となります．
20	今日が何月何日かわからない時がありますか	今日が何月何日かわからない時があるかどうかを，本人の主観に基づき回答して下さい．月と日の一方しか分からない場合には「はい」となります．
21	（ここ2週間）毎日の生活に充実感がない	ここ2週間の状況を，本人の主観に基づき回答して下さい．
22	（ここ2週間）これまで楽しんでやれていたことが楽しめなくなった	
23	（ここ2週間）以前は楽にできていたことが今ではおっくうに感じられる	
24	（ここ2週間）自分が役に立つ人間だと思えない	
25	（ここ2週間）わけもなく疲れたような感じがする	

2. 基本チェックリストとは

　基本チェックリスト（表2）の質問内容は，3項目の手段的生活活動評価（#1～3），4項目の社会的生活活動評価（閉じこもりを含む）（#4, 5, 16, 17），5項目の身体機能評価（#6～10），2項目の栄養状態評価（#11, 12），3項目の口腔機能評価（#13～15），3項目の認知機能評価（#18～20），そして5項目の抑うつ気分評価（#21～25）からなっています．基本チェックリストの25個の質問は，すべて「はい」か「いいえ」で回答する簡便なものです．各質問についての考え方は，厚生労働省から示されており，主観的な評価が主体になっています（表3）[5]．

3. 介護予防事業の現状

　介護予防事業のなかで，市区町村などの自治体は，介護認定を受けていない65歳以上の高齢者に対して，基本チェックリストを郵送し，セルフチェックを行って返信してもらう事業を行っています．そして一定の選択基準を満たすと，二次予防事業対象者（概ねフレイル状態の高齢者と考えられる）と判断され，市区町村の地域包括支援センターなどが行う介護予防プログラムへの参加を促されます．

　二次予防事業対象者の選択基準（表4）は，①抑うつ気分の5項目を除く20項目のうち10項目以上の該当者，②身体機能評価5項目のうち3項目以上の該当者，③栄養状態評価2項目の該当者，④口腔機能評価3項目のうち2項目以上の該当者，のいずれかを満たす場合とされており，この基準値を用いたとき，1年後の要介護新規発生を予測する正確性は，感度78.1％，特異度63.4％と報告されています[6]．また，この報告では，抑うつ気分の項目を除く#1～#20の20項目のうち10項目以上に該当した場合，該当しなかった高齢者に比べ，1年後の新規要介護認定の発生率が6.54倍高かったことや，二次予防事業対象者の4つの基準のいずれかに該当した高齢者では，該当しなかった高齢者に比べて3.8倍高かったことが示されています（図2）[6]．

　平成24年度の「介護予防事業及び介護予防・日常生活支援総合事業（地域支援事業）の実施状況に関する調査」[7]の結果によると，基本チェックリストは高齢者人口の約半数である1,500万人に配布されており，そのうち回答した人は約980万人，そして二次予防事業対象者の総数は約300万人でした．さらに判定基準別の該当者の割合は，運動機能低下が58.6％，栄養低下が5.3％，口腔機能低下が54.1％，うつを除く20項目のうち10項目以上が20.1％であったことが報告されています．介護予防プログラムにまで参加する高齢者は22万人程度にとどまっていますが，国家レベルでフレイル高齢者のスクリーニングを行い，介入プログラムを実施していることは重要な意味をもっています．

4. 基本チェックリストによるフレイル評価の妥当性・有用性

　厚生労働省が現在用いている評価基準には，ほかの多くのフレイル評価で含まれている抑うつ項目が除外されており，フレイルの概念から考えれば，抑うつ項目までを含んだ総

表4　二次予防事業対象者の選定基準

質問の領域	カットオフ値
① #1～#20（抑うつに関する項目を除く）	20項目中10項目以上に該当する場合
②身体機能（#6～10）	5項目中3項目以上に該当する場合
③栄養状態（#11, 12）	2項目すべてに該当する場合
④口腔機能（#13～15）	3項目中2項目以上に該当する場合

上記の①～④いずれかを満たす場合に二次予防事業対象者としている

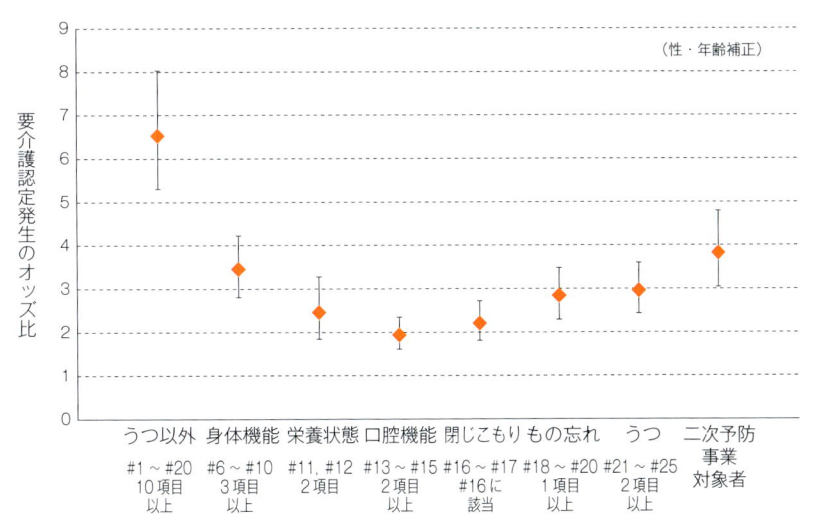

図2　基本チェックリストの該当領域と1年後の新規要介護認定発生のオッズ比（文献6に基づき作成）

合得点として評価するほうが適切であると筆者らは考えています．このような考えのもと，筆者らは，フレイルの評価方法として世界的に用いられているFriedらのCHS基準[2]で判定されたフレイル状態と，基本チェックリストの関連性を調べてみました．CHS基準で用いられる5つの項目数と，基本チェックリストの総得点（#1～#25）は中等度の相関性を示し，#1～#20の準総合得点よりも関連性が高くなることがわかりました．そして，総合点4～7点でプレフレイル，8点以上でフレイルの可能性が高いという結果が得られました[8]．したがって，厚生労働省の二次予防事業対象者判定基準以外にも，基本チェックリストの総合点でおおまかにプレフレイルやフレイルの状態を推定することが可能と考えています．また，基本チェックリストの総合点は，CHS基準以外のフレイル評価法とも関連性が検証されており，フレイル評価には有用であると考えられます[9]．

では，基本チェックリストの総合点で，プレフレイルやフレイルと評価された高齢者が，将来的に要介護状態になる危険性は本当に高いのでしょうか？　筆者らは，二次予防事業対象者把握事業において，基本チェックリストの質問項目すべてに回答した約5,500名の地域在住高齢者を対象に，前述のカットオフ値による分類が，1年後の要支援・要介護の発生，および死亡発生予測に有用性があるか否かを解析しました[10]．基本チェックリストの総合点が8点未満の高齢者に比べ，8点以上の高齢者（フレイルと推測される高齢者）では，1年後の新規要支援・要介護認定の発生は約5倍，死亡発生は約4倍高くなることがわかりました[10]．このような縦断的な調査の結果，基本チェックリストの総合

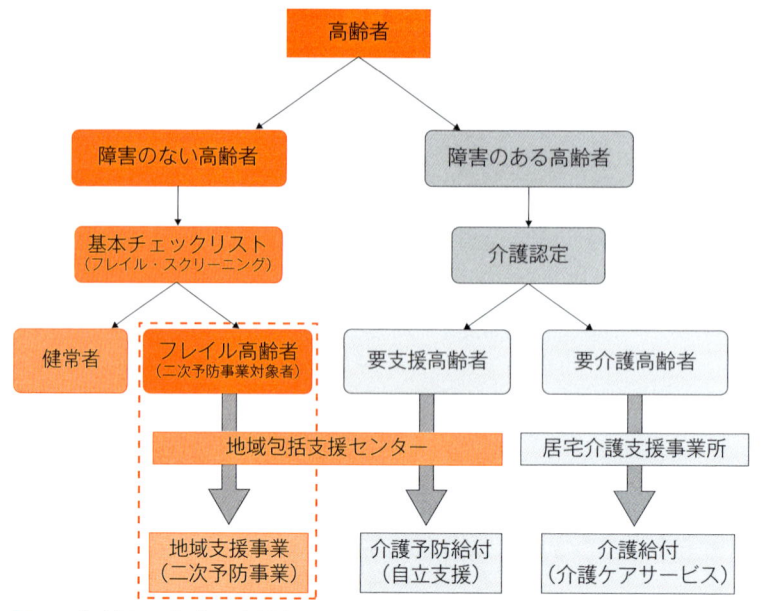

図3 わが国の介護予防制度の概略

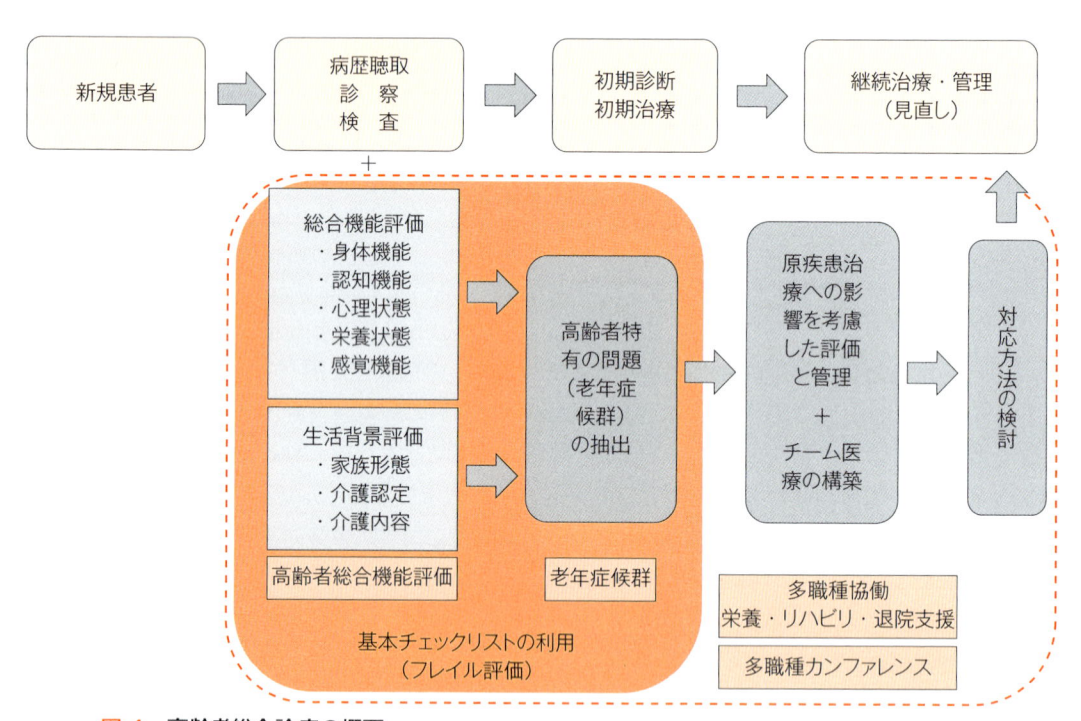

図4 高齢者総合診療の概要

点によるフレイル評価でも，確かに健康障害や自立機能を失う危険の高い高齢者を抽出しうることが証明されました．

5. 高齢者総合診療における基本チェックリストの応用

　基本チェックリストは，高齢者の生活機能を総合的に評価するのに適した方法です．現在は，行政を中心とした二次予防事業対象者の選定に用いられています（図3）が，一般の医療現場でも，高齢者の生活機能に関して重要な情報を提供してくれます．

　筆者が所属する高齢者総合診療科では，基本チェックリストを様々な場面で使用して，高齢者の生活機能評価をしています．とくに総合点で8点以上の場合，問題になる評価領域に注目し，その原因が既存の疾患で説明がつくのか，新たな問題として原因検索をするのかを評価します．身体機能の低下や体重の変化には注意をして，問題があれば早期に運動指導，栄養指導，精神的サポートを行い，多職種で自立支援を行っています．高齢者総合診療におけるフレイル評価の位置付けを図4に示しました．

　ここで，基本チェックリストによる評価を行い，自立支援に至った症例を紹介します．

　84歳，独居の女性．労作時息切れと下腿浮腫のため，高齢者総合診療科を受診されました．精査・治療目的で入院をした結果，弁膜症による心不全であることが判明し，心不全治療を行い病状が安定しました．退院準備の段階で，基本チェックリストによる評価を行ったところ，総合点は11点で，フレイル高齢者であることが推測されました．その内訳は，手段的生活活動0点，社会的生活活動（閉じこもりの項目を含む）3点，身体機能2点，栄養状態1点，口腔機能2点，認知機能1点，抑うつ気分2点という結果でした．このケースでは，心不全による身体機能や活動性の低下が主体となっていましたが，認知機能や抑うつ気分が併存しているため，さらに詳しい評価を行いました．その結果，健忘型の軽度認知機能低下があることがわかり，看護師，栄養士，薬剤師，ソーシャルワーカーとのチーム医療を行いました．そして，薬の管理や食事の塩分制限を行うために，服薬回数の単純化，配薬カレンダーの利用，配食サービスやヘルパーサービスの利用など，様々な介護予防サービスを多職種で計画して退院後の自立支援を行いました．この方は，従来から独居で自立した生活が行えており，基本的な日常生活活動には問題がなかったため，基本チェックリストによるフレイルの評価を行わなければ，そのまま薬だけ処方して帰してしまうところでした．

　このように，従来は自立をしていた方であっても，潜在するフレイルの要因を評価することで，より良い療養環境を支援することが可能となります．基本チェックリストは簡便に行えますので，医療現場でもフレイルのスクリーニングとして有用と思います．

おわりに

　高齢者の自立機能を支援することは，われわれ人間の命に限りがあるがゆえに大切です．そのためにも，危険が訪れやすい高齢者，つまりフレイルの高齢者を評価することが重要なのです．本稿では，わが国で開発された基本チェックリストがフレイルの評価に有用であることや，行政におけるスクリーニング調査，臨床現場での応用の重要性などについて解説しました．

文献

1) 葛谷雅文:老年医学におけるSarcopenia & Frailtyの重要性. 日老医誌, **46(4)**:279-285, 2009.
2) Fried LP, Tangen CM, et al:Frailty in older adults:evidence for a phenotype. *J Gerontol A Biol Sci Med Sci*, **56(3)**:M146-156, 2001.
3) Rockwood K, Song X, et al:A global clinical measure of fitness and frailty in elderly people. *CMAJ*, **173(5)**:489-495, 2005.
4) Rolfson DB, Majumdar SR, et al:Validity and reliability of the Edmonton Frail Scale. *Age Ageing*, **35(5)**:526-529, 2006.
5) 基本チェックリストの考え方について [database on the Internet]2006 年. Available from: www.mhlw.go.jp/topics/2007/03/dl/tp0313-1a-11.pdf.
6) Tomata Y, Hozawa A, et al:Validation of the Kihon Checklist for predicting the risk of 1-year incident long-term care insurance certification:the Ohsaki Cohort 2006 Study. *Nihon Koshu Eisei Zasshi*, **58(1)**:3-13, 2011.
7) 平成24年度介護予防事業及び介護予防・日常生活支援総合事業（地域支援事業）の実施状況に関する調査結果（概要）[database on the Internet]2012. Available from:www.mhlw.go.jp/seisakunitsuite/bunya/hukushi_kaigo/kaigo_koureisha/yobou/tyousa/dl/h24_01.pdf.
8) Satake S, Senda K, et al:Validity of the Kihon checklist for assessing frailty status. *G Gerontol Int*, (In press)
9) Sewo Sampaio PY, Sampaio RA, et al:Validation and translation of the Kihon Checklist (frailty index) into Brazilian Portuguese. *Geriatr Gerontol Int*, **14(3)**:561-569,2014.
10) 佐竹昭介 :Preventive long-term care in Japan:Screening Tool "Kihon Checkilist" for the frail elderly. 認知症包括ケアに関する研究, 23-41, 総括研究報告, 7-9, 2011.

2 筋量・筋力検査とフレイル

山田陽介

Q&A summary

Q. フレイルと筋量・筋力との関係について教えてください．

フレイルの臨床的なサインは，体重（筋量）減少，筋力低下，疲労感，歩行速度の低下，身体活動の低下の5項目で，なかでも筋力低下が最も初期に発現しやすいことが知られています．また，筋量減少が生じた高齢者ではフレイルの程度の進行速度が速いことがわかっており，骨格筋量と筋力を検査することは，フレイルの判定や予防・介入を行うためにも重要です．

Q. 筋量の評価法にはどのようなものがありますか？

現時点でゴールドスタンダードと考えられているものは，MRIおよびX線CTです．国際的には，代替法として二重X線エネルギー吸収法（DXA）が推奨されていますが，これには問題もあります．臨床で利用できる方法としては，生体電気インピーダンス法（BIA）や人体計測法があります．それぞれ長所・短所があります．

Q. 身体には多くの骨格筋がありますが，どの部分の筋力を検査したらよいでしょうか？

筋力の低下率は，上肢よりも下肢で大きく，下肢筋群あるいは体幹の骨格筋群を測定することは重要です．しかし，下肢の筋力評価は様々な方法があり，統一された方法がないため，筋力の代表値として握力を用いることも多くあります．介入の効果の判定においては，下肢筋群にも注目する必要があります．

はじめに

骨格筋は，若年成人男性で体重の約4割，女性で約3割を占める最大の器官です[1]．骨格筋量は18〜45歳では比較的一定な値を保つと考えられていますが，45歳以降は加齢に伴って減少します[1]．筋力は，骨格筋が収縮されることによって発揮される張力を指し，筋力もまた加齢に伴って減少します．文部科学省が実施している体力・運動能力調査結果によると，握力もおおよそ45歳以降，加齢に伴って減少します．Friedら[2]は，フレイルの臨床的なサインとして，体重（筋量）減少，筋力低下，疲労感，歩行速度の低下，身体活動の低下の5項目を提示しています．Xueら[3]は，これら5つの項目は発現する順序を縦断的に調べ，一般的に筋力低下が最も初期に発現しやすく，脆弱性の増加，つまりフレイルに至る危険なサインであるということを示しました．体重（筋量）減少や易疲労性が生じた高齢者では，フレイルの程度の進行速度が速いことも同時に明らかに

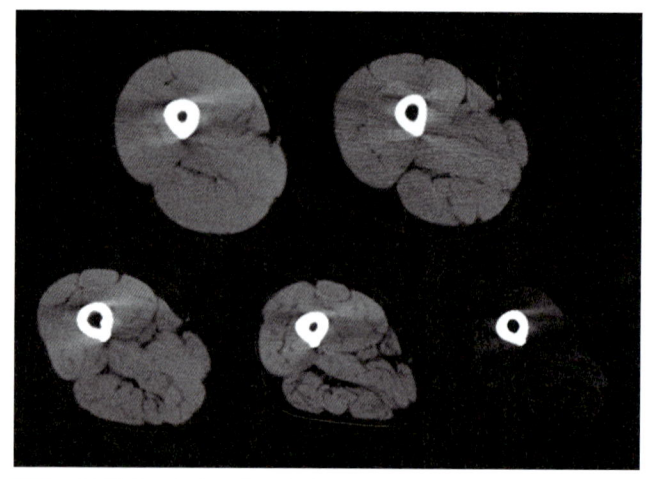

図1 X線CTによる大腿中央部の断面図
様々な骨格筋断面積を有する人がいる

なっています．そのため，筋量と筋力の検査は身体的なフレイルを判定するためにもっとも重要な検査であり，筋量や筋力を検査し，対象者に適切な介入を行うことでフレイルの進行を防ぐことが求められます．

　筋量・筋力の検査法は多様な手法があり，それぞれ一長一短があるため，それらを理解したうえで利用することが望まれます．筋量検査としては，European Working Group on Sarcopenia in Older People（EWGSOP）では，MRI（核磁気共鳴画像法）やX線CT（コンピュータ断層撮影，図1）をゴールドスタンダードとし，DXA（二重X線エネルギー吸収法）を代替法として用いることを提言しています[4]．これらはいずれも据え置き型の装置であり，臨床現場での多人数を対象とした測定は難しいことに加え，アジア諸国ではDXAの普及率が少ないことから，Asian Working Group for Sarcopenia（AWGS）では，再現性などに留意したうえで，生体電気インピーダンス法（Bioelectrical Impedance Analysis：BIA）の利用も支持しています[5]．BIAにはいくつかの種類があるため装置や推定式の選定は重要です．このほかに超音波画像装置による骨格筋厚評価も用いることができます．また，人体計測法も大規模なスクリーニング検査などでは有用な可能性があります．わが国で用いられることは多くありませんが，体クレアチン量，体カリウム量（体細胞量，TBK），体タンパク量（TBPro，4成分モデル），細胞内液量（ICW）などを生化学的手法で計測し，これらを骨格筋量指標として用いることもあります．これらの方法についての特性を表1にまとめています．

1. 臨床現場で応用可能な筋量推定法

　DXA法（図2）は名前の通りX線を用いた方法であり，もともと骨密度や骨量を測定するために開発された装置です．柔組織における高エネルギーの減衰量に対する低エネルギーの減衰量が水と脂肪で異なることを利用し，脂肪量と除脂肪量を推定します．3つの会社がDXAを製造しており，製造会社，製品型番，分析ソフトによって異なった値が出

表 1 筋量の評価（推定）法とその特性

	検査場所 (可搬性)	測定時間 (対象者の拘束)	解析時間	検査費用	被曝	測定精度 (再現性)	測定体位	その他の特徴
MRI (全身法)	×	長い	非常に長い	高い	なし(磁場)	高い	臥位	ゴールドスタンダードだが，画像解析に時間が非常にかかる
MRI (代表画像法)	×	やや長い	やや長い	高い	なし(磁場)	高い	臥位	有効な方法だが，測定部位の選択の問題あり
CT (全身法)	×	長い	長い	高い	多い	高い	臥位	ゴールドスタンダードだが，被曝量が多く非現実的
CT (代表画像法)	×	比較的短い	比較的短い	高い	あり	高い	臥位	有効な方法だが，測定部位の選択の問題あり
DXA	×	比較的短い	短い	中間的	少しあり	高い	臥位	全身を比較的短時間で測定できるが，正確には体肢除脂肪量が算出される
BIA (単周波)	○	短い	短い	安価	なし	条件の影響うける	立位・臥位	浮腫・運動・日内変動などの影響を強く受ける
MFBIA/BIS (多周波)	○	短い	短い	やや安価	なし	条件の影響うける	立位・臥位	臨床で有用性が高いが装置間で異なる数値が出る．算出式が不明なものがある．
超音波画像法	○	比較的短い	短い	中間的	なし	検者間誤差あり	立位・臥位	比較的有用だが，検者間誤差がある．
人体計測法	○	比較的短い	短い	安価	なし	低い	立位・臥位	スクリーニング手法としては，一定の有用性がある．
24時間尿 クレアチニン量	○	非常に長い	やや長い	やや安価	なし	不明	自由	24時間蓄尿が必要で非現実的
体細胞量 (TBK, ^{40}K)	×	やや長い	長い	安価	なし	不明	臥位	ヒューマンカウンターの設置場所が限定されている
細胞内液量 (ICW)	○	採血または唾液2回	長い	中間的	なし	比較的高い	自由	重水素(^{2}H)と臭化ナトリウム(NaBr)を経口投与する．分析可能な施設が限られる
体タンパク量 (TBPro, 4成分モデル)	×	長い	長い	中間的	なし	高い	多様	DXA，重水素，水中体重（空気置換）の3つの検査が必要．
重水素標識 クレアチン法 (D$_3$-creatine)	○	スポット尿2回	長い	流動的	なし	不明	自由	2014年に初めてヒトに応用．D$_3$-creatine を経口投与．分析可能な施設が限られる

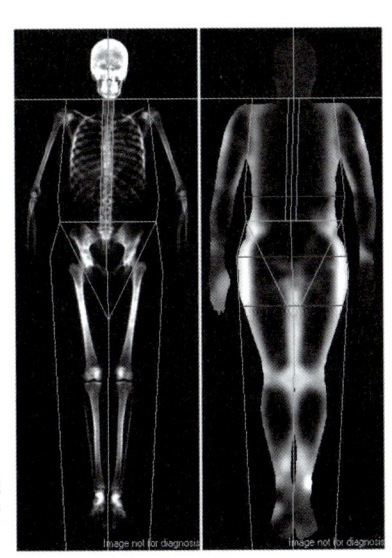

図2 二重X線エネルギー吸収法（DXA）による身体組成評価

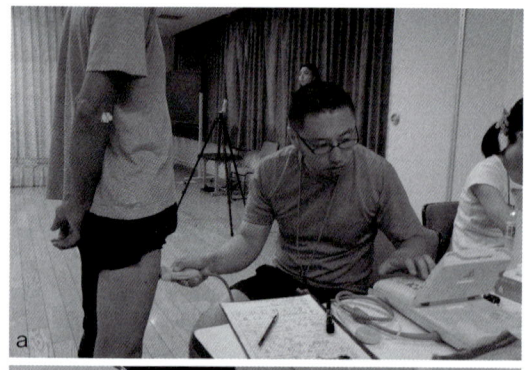

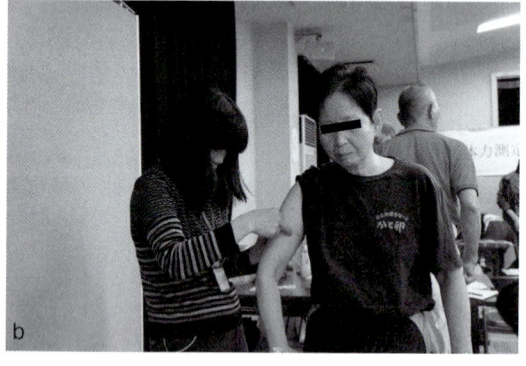

図3　超音波画像法による骨格筋厚の計測（a）と人体計測（b）

ます．大きくは fan-beam 型と pencil-beam 型に分けられます．一般的にゴールデンスタンダードと考えられる 4C モデル法に比べて除脂肪量を過大評価する可能性が知られています[6]．原理上，体肢であっても骨格筋ではなくあくまで水分と脂肪の差異を計測しているため，体肢骨格筋量（appendicular skeletal muscle mass）とよぶのは間違いで，正確には体肢除脂肪量（appendicular lean mass：ALM）と呼称されます．全身除脂肪量よりは ALM のほうがより骨格筋量を反映した指標ではないかと考えられ，またサルコペニアの評価として，体重で除した ALM や身長の 2 乗で除した ALM などが指標として用いられます．これらの指標はフレイルとも関連します．

　DXA の除脂肪量測定の再現性は非常に良好ですが，高齢者での筋量測定における妥当性や，加齢に伴う骨格筋量の変化を確実に評価できているか否かには多少の疑問が残っています．除脂肪量には水分も含まれるため，骨格筋量を評価しているのではないことから，DXA は加齢に伴う筋量変化の測定に対する感度が低くなります[7]．Leenders ら[8] の研究においては，24 週間の筋力トレーニング後に CT で計測した大腿四頭筋の筋断面積が 8％増加したのに対し，DXA で測定した下肢全体の除脂肪量はたった 3％の増加であり，DXA ではトレーニングによる筋量変化を評価するうえでも感度が低くなります．

　超音波画像（ultrasonography）法（図3a）は，近年，解像度が格段に向上するとともに，装置が非常に小型化され携帯可能になっており，院外でも計測が可能となっています．正しく計測すれば筋萎縮や筋肥大も評価可能であり，部位や筋別の評価も比較的容易にできる特徴があります．しかし，プローブを接触させる角度や強さなどに繊細なコントロールが必要であることや，測定する部位の再現性の確保が難しいことなどにより，検者間誤差が比較的大きくなりやすく，また再現性を向上させるために熟練する必要があるこ

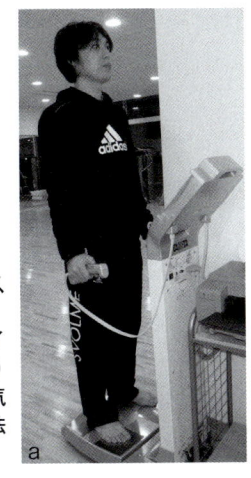

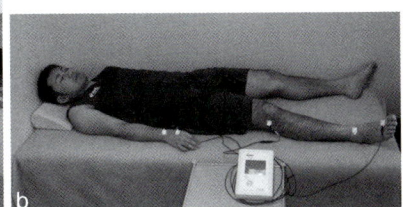

図 4　生体電気インピーダンス法（BIA）の測定
立位での多周波生体電気インピーダンス法（MF-BIA）(a) と仰臥位での生体電気インピーダンス分光法（BIS）(b)

となどが問題としてあげられます．

　このほかに，周径囲とキャリパーによる皮下脂肪厚とから体肢の除脂肪断面積を求めることにより，筋断面積を評価する人体計測法もあります（図 3b）．この方法では，高齢者において筋力トレーニングによる筋肥大などを過小評価するなど問題もあります．しかし，疫学研究においては大腿の周径囲が心疾患や死亡リスクと関連するなど[9]，骨格筋量のバイオマーカーとして一定の意味があります．栄養学の分野では低栄養を評価するにあたり，上腕や下腿部を計測することが多いですが[10]，高齢者においては下腿部では浮腫の影響なども大きいことから，大腿部の周径囲も測定する意味があるかもしれません．

　市販の体脂肪計で用いられている BIA 法（図 4）も潜在的に骨格筋量推定が可能です[11, 12]．BIA 法は生体を構成する物質の固有抵抗率の差異から身体組成を推定する方法です．脂質は骨格筋よりも固有抵抗率が 10 倍以上高いため，生体に通電された電流はほぼ骨格筋を反映します．ただし，実際には水分が評価されていることを理解する必要があります．加えて，細い断面積を有する手首や足首の抵抗情報が占める割合が高く，体幹の抵抗情報は極めて小さいため，末梢の水分情報に影響を受けやすく，日内変動，運動，姿勢変化などの影響を受けやすいことが特徴です．四肢・体幹別に計測したり（segmental 法），膝や肘に電極を貼付したり（proximal 法）することで，そのような末梢の水分動態の影響をある程度除外することができます[13]．

　BIA 法には 50kHz の単周波を用いる方法（SF-BIA）と複数の周波数を用いる多周波生体電気インピーダンス（MF-BIA）法，および生体電気インピーダンス分光（BIS）法があります．開示されている推定式でもっともよく用いられているのは，Janssen ら[14] の式です．手首 - 足首間の 50kHz のレジスタンス値（R）を用いて，

骨格筋量 (kg) = 0.401×[Ht^2/R]+3.825×sex−0.071×age+5.102

という式で筋量を推定することができます．この式は，MRI による骨格筋量を妥当性基準として，Ht は身長，sex は性別（男性が 1，女性が 0），age が年齢としています．導電物質の体積は長さの 2 乗に比例し R に反比例するため，長さ情報として身長を代用的に用いており，この Ht^2/R はインピーダンスインデックスとよばれます．SF-BIA では Ht^2/R だけで骨格筋量を推定すると，脂肪の多い人や高齢者で骨格筋量を過大評価するた

め，それを補正するために性別や年齢の項が含まれてます．この式ではアジア人の筋量推定に誤差を有することから，Yoshidaら[15]は，DXAを妥当性基準とし，日本人高齢者に特化した式を算出しており，

男性：ALM（kg）＝ 0.197×[Ht^2/R]＋0.179×weight-0.019，**女性**：ALM（kg）＝ 0.221×[Ht^2/R]＋0.117×weight＋0.881

という式でALMを推定することができます．またMiyataniらの式を用いることで，Segmental BIAにより部位別の骨格筋量も推定することができます[16]．

体水分は細胞内液（ICW）と外液（ECW）に分けられます[17]が，50kHzによるSF-BIAは実際はおもにECWの情報を評価していることに問題があります．そのため浮腫の有無や運動前後，朝晩，姿勢変化後などで誤差を生じます．従来法であっても，肘や膝の電極を用いることで多少精度を向上させることは可能です[13]．一方，MF-BIAやBIS法は細胞膜の電気特性を利用して，ICWとECW成分を弁別して推定可能であり，高齢者の骨格筋量をより正確に推定することができ[18]，筋力との関連もより強くなります[19]．さらにBIS法では従来の50kHzのBIA法よりもフレイルの判別に極めて有効であることが明らかになっています[20]．MF-BIAやBIS法による骨格筋量の測定は浮腫，運動，姿勢変化などの影響をより受けにくいことが知られています．さらに，原理的には骨格筋量ではなく，細胞量を直接評価していることになり，加齢などによる筋萎縮やトレーニングによる筋肥大の効果をより感度よく計測することができる可能性を有しています．しかし，現在市販の装置はいずれも骨格筋量の推定式がブラックボックスになっているものがほとんどであり，研究に用いるにはいくつかの問題があるため，さらなる研究が必要です．また，高周波電流（≧250kHz）はその電気特性から計測にノイズが入りやすく丁寧な測定が必要となります．Yamadaら[18]は，加齢に伴う筋量変化が最も大きい大腿部に着目して，segmental MF-BIA法を用いて，X線CTを用いて計測した大腿部筋断面積について，

Muscle CSA（cm^2）＝ 608.9×[L^2/Z_{250-5}]＋1.566×weight-20.0×sex＋58.1

という式を確立しています．この式においてLは大腿長，$1/Z_{250-5}$は250kHzと5kHz電流で計測された電気抵抗値の逆数の差，sexは性別（男性が1，女性が2）です．様々な方法による日本人のサルコペニア基準値を**表2**にまとめました[21-23]．

2. 骨格筋組織の質的（組成）評価

加齢に伴って骨格筋量だけでなく筋内組成も変化します．とくに顕著であるのは，結合組織，筋内細胞外脂肪，細胞外液などの相対的な増加や筋線維タイプ割合の変化などです．筋内組成も筋力・身体機能と密接に関連しており，評価することは重要です．CTを用いた方法としては，脂質濃度が高くなるにつれて，骨格筋画像のHounsfield Unit（HU：0HUを水，－1000HUを空気とした吸収率の相対値）が低くなることから[24]，骨格筋の平均HUを筋内脂肪の指標として用いたり，0～30HUをlow-density muscle area，31～100HUをnormal-density muscle areaとして評価することができます．MRIを用いた方法としては，筋組織中の非収縮要素を信号強度から分離する方法[25]や，TE（echo time）などを工夫し複数回撮像することにより筋内脂肪を定量化する方法[26]，^{1}H-MRSを用いて筋細胞内外脂質を定量する方法[27]なども考えられています．さらに，

表2　日本人を対象としたサルコペニア判定における筋量基準値

	使用機器	測定項目	男性	女性	カットオフ値の基準
Sanada, et al (2010)[32]	DXA (QDR-4500A, Hologic)	SMI (ALM/身長^2)	6.87 kg/m^2	5.46 kg/m^2	若年者平均値 -2SD
Tanimoto, et al (2012)[11]	MFBIA (MC-190, TANITA)	SMI (ALM/身長^2)	7.0 kg/m^2	5.8 kg/m^2	若年者平均値 -2SD
Yoshida, et al (2014)[33]	MFBIA (MC-190, TANITA)	SMI (ALM/身長^2)	7.09 kg/m^2	5.91 kg/m^2	高齢者の下位20%値
Yamada, et al (2013)[12]	MFBIA (Inbody 720, Biospace)	SMI (ALM/身長^2)	6.75 kg/m^2	5.07 kg/m^2	若年者平均値 -2SD
Tanaka, et al (2007)[23]	MRI (GE Signa 1.5T)	全身筋量 (密度1.041kg/L)	19.2 kg	N/A	若年者30名の平均値 -2SD (アスリート含)
Midorikawa, et al (2006)[22]	MRI (GE Signa 1.5T)	全身筋量 (密度1.041kg/L)	16.7 kg	N/A	若年者30名の平均値 -2SD (非アスリート)
Abe, et al (2003)[21]	MRI (GE Signa 1.5T)	全身筋量 (密度1.041kg/L)	16.3 kg	9.5 kg	大学生男女10名ずつの平均値 -2SD

※ MRI がゴールドスタンダードとされているが撮像・画像解析に多大な時間がかかるため，N 数に限りがある．DXA はデータの蓄積は MRI より多いがあくまで体肢除脂肪量を指標としていることに注意が必要である．市販の MFBIA は汎用性が高いが推定式が不明であったり，装置によって算出される値が大きく異なる．

拡散テンソル MRI（DT-MRI）を用いると筋線維走行方向や密度の評価が可能で[28]，これらの組み合わせにより，筋の質的な評価が可能となっています．近年，フィールドで使用できる方法としては，超音波のエコー輝度を用いた筋内組成の評価が有用である可能性があります[29,30]．筋のエコー輝度は老化に伴って大きくなり，筋力低下と関連しており，筋内脂肪や細胞外組織，筋線維密度の変化などを反映している可能性があり，今後の研究の発展が望まれます．

3. 筋力の評価法

生体内において骨格筋量が発揮張力（筋力）と相関するということは Ikai と Fukunaga によってはじめて明らかにされました[31]．全身には約 280 もの骨格筋があり，それぞれ機能が異なるため，どの筋の発揮張力を測定するべきかについては，議論が伴います．老化は脚からといわれるように，下肢筋量，なかでも大腿前面の筋萎縮が大きいことを考えると，大腿四頭筋の発揮筋力を測るという選択が最も適切なようにも思われます．しかし，単関節の筋力発揮様式も，等尺性，等速性，等張性といった異なる様式があることに加え，最大筋力よりも，筋力×速度で計算される筋パワーのほうが加齢変化が大きいことや，身体機能との関係が高いことから，筋パワーを評価するほうがよいとする研究もあります．これらのことから，下肢筋力の評価の標準化が難しいことから，EWGSOP や AWGS では握力（図5a）を筋力評価に用いています[4,5]．

若齢者から高齢者までを含む集団では，握力よりも下肢筋力や筋パワーのほうが全身の骨格筋量と強く相関します．つまり，握力は全身の筋力を代表する指標とはいえない部分があります．しかし，高齢者だけの集団ではその関係は逆転し，膝関節伸展等尺性筋力よりも握力のほうが全身の骨格筋量と強く相関します[19]．これはおそらく膝関節伸展等尺性筋力の測定様式が，日常生活でほとんど行われない動作であり，とくに高齢者ではうま

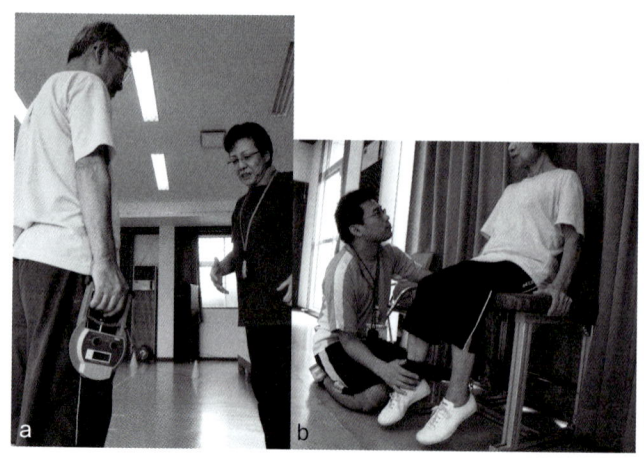

図5 握力（a）と等尺性膝関節伸展筋力（b）の測定

く力を発揮できないことがあるからではないかと考えられます．そのため，高齢者集団のなかにおいては，握力は全身の筋力を代表するよい指標であるといえそうです．とはいえ，握力だけでは下肢の身体機能との関連は弱いため，EWGSOP や AWGS では身体機能を評価するものとして歩行速度の測定も組み込んでいます[4, 5]．

　下肢筋パワーは身体機能との関連が高いため良い指標です．単関節動作の筋パワーを正確に評価しようとすると，非常に高価な据え置き型の等速性筋力測定装置（Biodex, Cybex, Kin-Com など）が必要です．一方，垂直跳びや椅子立ち上がり，階段昇りなどの動作によっても筋パワーを評価できます．なかでも垂直跳びは，複数の研究チームによってその有用性が示されています[34]．ただし，高齢者の垂直跳びの安全性を懸念する声もあるため，垂直跳びを測定項目に加えるかどうかは，当該医師・主任研究者の判断が絶対に必要です．Kimura ら[34]は高齢者に対する7年間の縦断研究により，加齢に伴う機能低下を反映する身体機能・筋力の測定項目を明らかにしています．それによると，開眼片足立ち，ファンクショナルリーチテスト，握力，垂直跳び，歩行速度の5項目の組み合わせが体力年齢（Physical Fitness Score as Biomarker of Aging）算出に有効で，膝関節伸展等尺性筋力は女性で再現性が低く安定しにくい指標であるという問題点が，椅子立ち上がりテストは男性で加齢に伴う変化を評価しにくい指標であるという問題点を指摘しています．そのことからも，握力，歩行速度の組み合わせはフレイルを評価するうえで適切であるといえます．ただし，運動介入などによるフレイルやサルコペニア予防・改善の効果を明らかにするうえでは，下肢筋力や筋パワーも評価する必要があります．

　握力の基準値としては，EWGSOP では，男性 30kg 未満，女性 20kg 未満をサルコペニア基準としており，フレイルの基準としても応用できると考えられます[4, 12]．日本人を対象とした Tanimoto ら[11]の研究における高齢者の下位四分位（25 パーセンタイル）では，男性 30.3kg，女性 19.3kg となっており，Yamada ら[19]の研究においても，下位四分位で男性 30.1kg，女性 19.5kg であると報告されていることから，男性 30kg，女性 20kg という基準は妥当であるといえるかもしれません．AWGS では，台湾の高齢者の握力の平均値が欧米人の平均値よりも低いことなどをふまえ，下位 20 パーセンタイルである男性 26kg，女性 18kg を推奨しています[5, 33]．

膝関節伸展筋力（**図 5b**）については，日本人についてのカットオフを述べた研究は少ないため，定まった値を提示することは難しいですが，健康な自立高齢者のデータに基づいて，握力同様に下位四分位の値を用いる方法が良いかもしれません[19]．

文献

1) Janssen I, Heymsfield SB, et al:Skeletal muscle mass and distribution in 468 men and women aged 18-88 yr. *J Appl Physiol*, **89(1)**:81-88, 2000.
2) Fried LP, Tangen CM, et al:Frailty in older adults: evidence for a phenotype. *J Gerontol A Biol Sci Med Sci*, **56(3)**:M146-156, 2001.
3) Xue QL, Bandeen-Roche K, et al:Initial manifestations of frailty criteria and the development of frailty phenotype in the Women's Health and Aging Study II. *J Gerontol A Biol Sci Med Sci*, **63(9)**:984-990, 2008.
4) Cruz-Jentoft AJ, Baeyens JP, et al: Sarcopenia: European consensus on definition and diagnosis: Report of the European Working Group on Sarcopenia in Older People. *Age Ageing*, **39(4)**:412-423, 2010.
5) Chen LK, Liu LK, et al:Sarcopenia in Asia: consensus report of the Asian Working Group for Sarcopenia. *J Am Med Dir Assoc*, **15(2)**:95-101, 2014.
6) Schoeller DA, Tylavsky FA, et al:QDR 4500A dual-energy X-ray absorptiometer underestimates fat mass in comparison with criterion methods in adults. *Am J Clin Nutr*, **81(5)**:1018-1025, 2005.
7) Proctor DN, O'Brien PC, et al:Comparison of techniques to estimate total body skeletal muscle mass in people of different age groups. *Am J Physiol Endocrinol Metab*, **277(3)**:E489-495, 1999.
8) Leenders M, Verdijk LB, et al:Elderly men and women benefit equally from prolonged resistance-type exercise training. *J Gerontol A Biol Sci Med Sci*, **68(7)**:769-779, 2013.
9) Heitmann BL, Frederiksen P:Thigh circumference and risk of heart disease and premature death: prospective cohort study. *BMJ*, **339**:b3292, 2009.
10) Ishii S, Tanaka T, et al:Development of a simple screening test for sarcopenia in older adults. *Geriatr Gerontol int*, **14(1)**:93-101, 2014.
11) Tanimoto Y, Watanabe M, et al:Association between sarcopenia and higher-level functional capacity in daily living in community-dwelling elderly subjects in Japan. *Arch Gerontol Geriatr*, **55(2)**:e9-13, 2012.
12) Yamada M, Nishiguchi S, et al:Prevalence of sarcopenia in community-dwelling Japanese older adults. *J Am Med Dir Assoc*, 14(12):911-915, 2013.
13) Yamada Y, Masuo Y, et al: Proximal electrode placement improves the estimation of body composition in obese and lean elderly during segmental bioelectrical impedance analysis. *Eur J Appl Physiol*, **107(2)**:135-144, 2009.
14) Janssen I, Heymsfield SB, et al:Estimation of skeletal muscle mass by bioelectrical impedance analysis. *J Appl Physiol*, **89(2)**:465-471, 2000.
15) Yoshida D, Shimada H, et al:Development of an equation for estimating appendicular skeletal muscle mass in Japanese older adults using bioelectrical impedance analysis. *Geriatr Gerontol Int*, **14(4)**:851-857, 2014.
16) Miyatani M, Kanehisa H, et al:Validity of estimating limb muscle volume by bioelectrical impedance. *J Appl Physiol*, 91(1):386-394, 2001.
17) Yamada Y, Schoeller DA, et al:Extracellular water may mask actual muscle atrophy during aging. J Gerontol A Biol Sci Med Scie, **65A(5)**:510-516, 2010.
18) Yamada Y, Ikenaga M, et al:Estimation of thigh muscle cross-sectional area by single- and multi-frequency segmental bioelectrical impedance analysis in elderly. *J Appl Physiol*, **116(2)**:176-182, 2014.
19) Yamada Y, Watanabe Y, et al:Comparison of single- or multifrequency bioelectrical impedance analysis and spectroscopy for assessment of appendicular skeletal muscle in the elderly. *J Appl Physiol*, **115(6)**:812-818, 2013.
20) Yamada Y, Matsuda K, et al:Application of segmental bioelectrical impedance spectroscopy to the assessment of skeletal muscle cell mass in elderly men. *Geriatr Gerontol int*, **14(1)**:129-134, 2014.
21) Abe T, Kearns CF, et al:T:Sex differences in whole body skeletal muscle mass measured by magnetic resonance imaging and its distribution in young Japanese adults. *Br J Sports Med*, **37(5)**:436-440, 2003.
22) Midorikawa T, Sekiguchi O, et al:A comparison of organ-tissue level body composition between college-age male athletes and nonathletes. *Int J Sports Med*, **28(2)**:100-105, 2007.
23) Tanaka NI, Miyatani M, et al:Applicability of a segmental bioelectrical impedance analysis for predicting the whole body skeletal muscle volume. *J Appl Physiol (Bethesda, Md : 1985)*, **103(5)**:1688-1695, 2007.
24) Goodpaster BH, Kelley DE, et al:Skeletal muscle attenuation determined by computed tomography is associated with skeletal muscle lipid content. *J Appl Physiol*, **89(1)**:104-110, 2000.
25) Kent-Braun JA, Ng AV, et al:Skeletal muscle contractile and noncontractile components in young and older women and men. *J Appl Physiol*, **88(2)**:662-668, 2000.
26) Goodpaster BH, Stenger VA, et al:Skeletal muscle lipid concentration quantified by magnetic resonance imaging. *Am J Clin Nutr*, **79(5)**:748-754, 2004.
27) Nakagawa Y, Hattori M, et al:Age-related changes in intramyocellular lipid in humans by in vivo H-MR spectroscopy. *Gerontology*, **53(4)**:218-223, 2007.
28) Damon BM, Ding Z, et al:Validation of diffusion tensor MRI-based muscle fiber tracking. *Magn Reson Med*, **48(1)**:97-104, 2002.
29) Fukumoto Y, Ikezoe T, et al:Skeletal muscle quality assessed from echo intensity is associated with muscle strength of middle-aged and elderly persons. *Eur J Appl Physiol*, **112 (4)** :1519-1525, 2012.
30) Watanabe Y, Yamada Y, et al: Echo intensity obtained from ultrasonography images reflecting muscle strength in elderly in elderly men. *Clin Interv Aging*, **8**:993-998, 2013.
31) Ikai M, Fukunaga T:Calculation of muscle strength per unit cross-sectional area of human muscle by means of ultrasonic measurement. *Int Z Angew Physiol*, einschliesslich Arbeitsphysiologie. 26(1):26-32, 1968.
32) Sanada K, Miyachi M, et al:A cross-sectional study of sarcopenia in Japanese men and women: reference values and association with cardiovascular risk factors. *Eur J Appl Physiol*, **110(1)**:57-65, 2010.
33) Yoshida D, Suzuki T, et al:Using two different algorithms to determine the prevalence of sarcopenia. *Geriat Gerontol int*, **14(1)**:46-51, 2014.
34) Kimura M, Mizuta C, et al:Constructing an index of physical fitness age for Japanese elderly based on 7-year longitudinal data:sex differences in estimated physical fitness age. *Age* **34(1)**:203-214,2012.

3 歩行機能検査とフレイル

中窪 翔

Q&A summary

Q. 加齢に伴う歩行機能の低下にはどのようなものがありますか？

歩行速度およびステップ長が減少することや，両脚支持期が増大すること，歩行のばらつきが増大すること，腕の振りが減少することなどが特徴的です．

Q. フレイルの判定における歩行評価はどのようなものがありますか？

一定距離の所要歩行時間および歩行速度が判定基準として採用されています．たとえば，15フィート（約4.57m）の通常歩行所要時間を性別と身長を考慮した下位20％のものや，身長・性別を考慮せずに1.0m/sをカットオフとする報告もみられます．

Q. 臨床で実施可能な評価指標にはどのようなものがありますか？

床反力計や三次元動作解析装置などは詳細な評価が可能であるものの，測定環境が限られるなどの短所をもちます．シート式下肢加重計や小型加速度センサーなどを用いた測定機器は，簡便でかつ詳細な評価が可能です．coefficient of variationなどの歩行のばらつきを表す指標や，加速度波形から得られる指標を用いることは非常に有意義な評価とされています．

1. 高齢者の歩行機能評価

歩行は，高齢者が自立した生活を営むためにきわめて基本的な動作です．加齢に伴い，歩行機能は低下するとされており，高齢者の自立を妨げる要因となります．さらに近年では，大規模な追跡調査により歩行速度が寿命と関連していることが報告されている[1]ことからも，また高齢者の生活機能の維持や介護予防の観点からも，歩行機能を評価することが非常に重要であると考えられます．

歩行機能の低下の背景には，加齢に伴う様々な歩容の変化が存在しています．最も代表的な歩行指標の一つとしては歩行速度があげられます．加齢に伴う神経筋機能をはじめとした各機能の低下によってその変化は生じると考えられており，たとえば，高齢者は若年者と比較して歩行速度およびステップ長が減少すること[2]や，両脚支持期が増大すること[3]，歩行のばらつきが増大すること[4]，腕の振りが減少すること[5]など，高齢者にみられる様々な歩容の変化が明らかになっています．そのため，歩行速度に限らず，多方面からのアプローチによる，より詳細な歩行評価を行うことが重要となります．

表1　各研究コホートにおける歩行速度低下の判定基準

	Cardiovascular Health Study[11]	Women's Health and Aging Study[12]	Obu Study of Health Promotion for the Elderly[19]
距離	15フィート（約4.57m）	4m	8フィート（約2.44m）
性別	考慮	女性のみ	考慮せず
身長	考慮	考慮	考慮せず
指標	通常歩行時間	通常歩行速度	通常歩行速度
判定	性別・身長を考慮した下位20% 女性　≦身長159cm　…7秒以上 　　　身長159cm＜…6秒以上 男性　≦身長173cm　…7秒以上 　　　身長173cm＜…6秒以上	≦身長159cm　…0.65m/s以下 身長160cm＜…0.76m/s以下	1.0m/s

2. フレイルにおける歩行機能

　Friedらによる5つのフレイルの基準における歩行機能に関する項目としては，"歩行速度の低下"があげられます．歩行速度の低下は有害事象の最も強い予測因子の一つとされ，身体的虚弱の識別において最も有用なものの一つであるとされています[6,7]．とくに，歩行速度は将来の移動障害や転倒・骨折，要介護状態，入院，死亡の強固な予測因子とされています[8〜10]．Cardiovascular Health Studyにおける歩行速度の低下は，15フィート（約4.57m）の通常歩行所要時間を性別と身長を考慮した下位20%と定義されています[11]．また，女性を対象としたWomen's Health and Aging Studyでは，通常歩行速度に対して身長を考慮したカットオフを設定しており[12]，さらに，Obu Study of Health Promotion for the Elderlyでは，性別・身長問わず1.0m/s未満が採用されています．このように，各研究コホートによって距離や表記など歩行速度低下の定義が異なるため，注意が必要となります（表1）．

3. 臨床で実施可能な評価指標とその基準値

　前述のとおり歩行速度が最も広く用いられている評価指標ですが，歩行はステップ長や歩行周期時間などその他多くの測定可能な側面を伴う複雑な動作です．歩行速度は，ストップウォッチを用いることで簡便に測定が可能ですが，より詳細な評価にはその他の測定機器を使用する必要があります．歩行速度以外の歩行指標はフレイルの判定基準には該当しませんが，フレイルに該当する高齢者を対象としたその他の歩行機能評価も多く実施されています（表2，3）．

　Walkwayなどのシート式下肢加重計は，シート式足圧接地足跡計測装置により下肢荷重を計測し，歩行時における時間・距離因子分析を行う検査です．足圧接地足跡により，ストライド長やステップ幅などの空間的指標や，ストライド時間や歩行周期などの時間的指標も測定することが可能です（図1，2）．また，足底接地面における圧分布を解析することで，歩行運動時の体重心の軌跡も評価することができます．さらに，近年では動作のばらつき，とくに歩行動作のばらつきを検討する研究が多くなされています．ステップ，ストライド間における距離や時間など，歩行指標のばらつきを表すものの一つとして，変

表2　歩行評価方法および歩行指標

	Kressing[20]	Montero-Odasso[13]	Verghese[21]	Beauchet[22]	Beauchet[23]	Beauchet[24]	Brown[25]	Da Silva[26]
測定機器	カメラ 床反力計	walkway	walkway	身体装着型機器	カメラ	カメラ	フットスイッチ	walkway
距離 (m)	8	6	4.6 / 6.1	20	10	10	n/a	4.3
試行数	6(通常歩行)	3 (通常歩行) 3 (速歩)	1 (single task) 1 (dual task)	1 (single task) 2 (dual task)	1 (single task) 2 (dual task)	1 (single task) 1 (dual task)	2 (通常歩行) 2 (速歩)	記載なし
歩行指標								
歩行速度	M	M	M				M	M
歩行率	M	M						
ストライド長	M	M, CV					M	
ストライド時間		M, CV		M, CV				
ステップ長								M
ステップ時間								M
ステップ幅		M, CV						
両脚支持時間	M	M, CV					M	M
片脚支持時間								M
立脚期時間	M						M	
遊脚期時間	M						M	
支持基底面								M
歩行所要時間					M	M		
ステップ数			M		M	M		

M：平均値，CV：coefficient of variation

表3　フレイルの判定による各歩行指標の比較

歩行指標	フレイルの判定 (群間比較)	歩行速度 (m/s)	歩行率 (step/min)	ストライド長 (cm)	ステップ長 (cm)	ストライド時間 (sec)	両脚支持時間 (%GC)	遊脚期時間 (%GC)	立脚期時間 (%GC)	ストライド長のばらつき (CV)	ステップ幅のばらつき (CV)	ストライド時間のばらつき (CV)
Montero-Odasso[13]	通常歩行 Nonfrail	1.24 ± 0.13	118 ± 6	127 ± 14	64 ± 6	1.0 ± 0.1	28 ± 3	—	—	4.0 ± 1.5	5.0 ± 1.5	2.3 ± 1.1
	Prefrail	0.95 ± 0.21[a]	106 ± 9[a]	109 ± 18[a]	56 ± 8[a]	1.1 ± 0.1[a]	32 ± 5[a]			5.1 ± 2.8	6.6 ± 2.9[a]	3.0 ± 1.4
	Frail	0.80 ± 0.19[a,b]	101 ± 21[a]	99 ± 16[a]	51 ± 8[a,b]	1.2 ± 0.1[a,b]	34 ± 5[a]			5.7 ± 2.2	6.7 ± 1.7[a]	3.8 ± 2.0[a]
	速歩 Nonfrail	1.55 ± 0.19	133 ± 9	140 ± 16	71 ± 8	0.9 ± 0.1	26 ± 3	—	—	2.9 ± 0.8	4.1 ± 1.0	1.8 ± 0.7
	Prefrail	1.25 ± 0.26[a]	122 ± 15[a]	122 ± 21[a]	62 ± 10[a]	1.0 ± 0.1[a]	28 ± 5[a]			4.1 ± 2.0[a]	5.7 ± 2.5[a]	2.6 ± 1.0[a]
	Frail	1.06 ± 0.22[a,b]	109 ± 22[a,b]	107 ± 24[a]	54 ± 11[a,b]	1.0 ± 0.1[a,b]	32 ± 6[a]			4.5 ± 1.7[a]	5.8 ± 1.8[a]	2.9 ± 1.7[a]
Verghese[21]	評価後32か月以内にFrailに該当した者	0.96 ± 0.16	—	—	—	—	—	—	—	—	—	—
Da Silva[26]	Nonfrail	1.16 ± 0.5	112 ± 12	—	62 ± 8	—	39 ± 2	—	—	—	—	—
	Prefrail	1.11 ± 0.5	110 ± 13		60 ± 9		39 ± 2					
	Frail	0.79 ± 0.9[a,b]	99 ± 12[a,b]		48 ± 9[a,b]		38 ± 3					
Brown[25]	Frail	1.03 ± 0.21	108 ± 11	106 ± 18	—	—	32 ± 2	68 ± 2	—	—	—	—

GC: gait cycle，CV: coefficient of variation，—: 測定なし，[a]: Nonfrail に対して有意差あり，[b]: Prefrail に対して有意差あり

動係数（coefficient of variation：CV）が広く用いられています．変動係数は，標準偏差と平均値を用いて以下の式により算出します．

CV（％）＝標準偏差／平均値×100

　以上のように，同時に多数の評価指標の測定を可能にするシート式下肢加重計は非常に有用な測定機器であると考えられます．たとえば，Montero-Odasso らは，Cardiovascular Health Study における基準にのっとり対象者を Frail，Prefrail，Not Frail に分類し，歩行指標を比較した結果を報告しています[13]．通常歩行および速歩において，歩行速度やストライド長および時間などの指標に加え，ストライド時間とステップ幅の CV にも有意な差がみられ，フレイルな高齢者においては歩行機能が低下していることが明らかになっています．

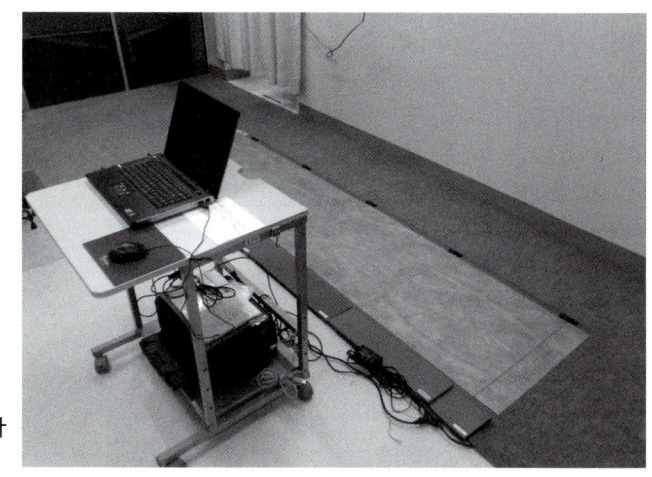

図1 シート式足圧接地足跡計測装置

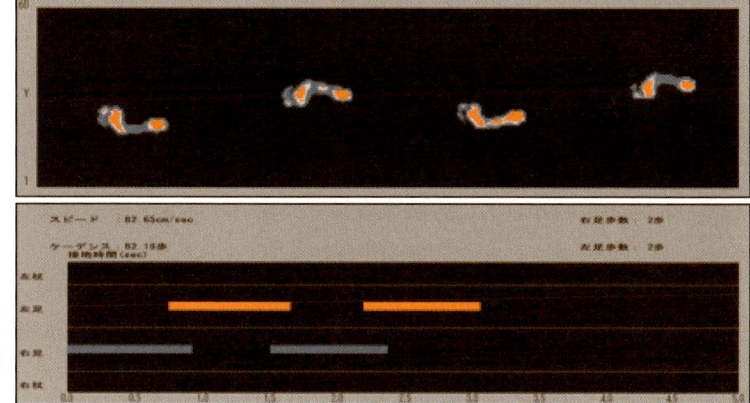

図2 シート式足圧接地足跡計測装置による測定時のPC画面の例

　歩行機能評価を行う機器として，床反力計や三次元動作解析装置は，より詳細な指標の測定による総合的な歩行分析が可能であることが広く知られています．しかし，基本的に検査室内に設置された歩行路でしか測定が実施できず測定環境が限定されることや，測定機器が高価であること，さらに測定機器のセッティングやメンテナンスなどに熟練を要することなどから，一般に臨床場面に広く浸透していないのが現状です．臨床的に一般に施行される歩行評価方法としては，前述のストップウォッチによる歩行所要時間の測定や，動画撮影による歩容の撮影があげられますが，動画撮影による評価は評価者によるばらつきがあり再現性に乏しく，定量的な評価が困難な場合が多いという問題点があります．

　これらの問題点に対して，身体装着型の加速度計を用いた機器は，被験者の動作を制限することなく，また測定環境の制約を受けにくいため，簡便で長時間の測定が可能であるという長所があります（図3）．加速度計を使用した歩行分析は，そのコストや簡便な操作性からも臨床現場で実用性のある評価機器として使用されるようになってきています．また近年では加速度計の小型化が進み，3軸方向（前後，側方，垂直方向）それぞれでの加速度波形を計測することができる加速度計や，角速度計も内蔵したハイブリッドセンサーも開発され，さらにBluetooth通信式の機器では無線でデータを測定用PCに送信

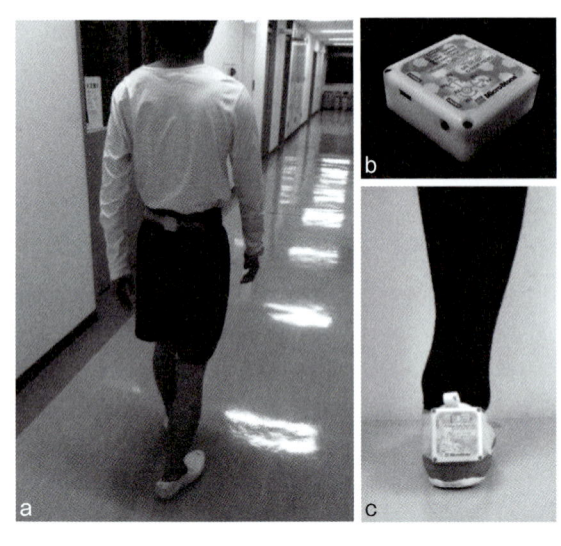

図3　加速度計を内蔵した小型センサー
a：装着（腰部，右踵）の様子
b：センサー
c：踵部に装着したセンサー

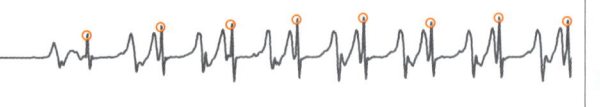

図4　加速度波形と踵接地の同定（○）

できるため，より動作を阻害することなく測定が可能であり，非常に有用性の高い測定機器として利用されています．妥当性や再現性がすでに報告されているため[14～17]，今後さらなる利用が期待されています．

　センサーを装着する位置としては，頸部や体幹および腰部，下腿，踵など，目的によって異なります．たとえば，踵に装着したセンサーより得られる加速度波形および角速度波形から，各歩行周期の踵接地を同定することができます（図4）．近年では，体幹に装着したセンサーから得られる波形から，様々な指標を算出し，歩行安定性の指標として使用されています．とくに，下部体幹（第3腰椎部など）は体重心の位置に近く，その加速度波形を用いることで歩行時の体重心の加速度変化を推測することができるとされています[18]．体幹の加速度波形から得られる指標では，フレイルとの関係も深い転倒との関連が報告されているものも多いため，フレイルである高齢者の歩行機能評価として十分有用なものと考えられます．前述のCVに加え，動揺性の指標であるroot mean square (RMS) や，波形の規則性を示す自己相関係数（auto correlation：AC），円滑性の指標であるharmonic ratio（HR）などの指標を用いることで，歩行の安定性を定量化することができます．

　以上のように，身体的に機能低下がみられるフレイルな高齢者においては，歩行速度はもちろん，歩行速度では捉えきれない歩行機能低下を評価することで，より早期から低下に対する介入を行い，症状の進行予防，および機能向上をはかることが重要と考えられます．

文献

1) Studenski S, Perera S, et al:Gait speed and survival in older adults. *JAMA*, **305**:50-58, 2011.
2) Menz HB, Lord SR, et al:Age-related differences in walking stability. *Age Ageing*, **32**:137-142, 2003.
3) Lord SR, Lloyd DG, et al:Sensori-motor function, gait patterns and falls in community-dwelling women. *Age Ageing*, **25**:292-299, 1996.
4) Owings TM, Grabiner MD:Variability of step kinematics in young and older adults. *Gait Posture*, **20**:26-29, 2004.
5) Elble RJ, Thomas SS, et al:Stride-dependent changes in gait of older people. *J Neurol*, **238**:1-5, 1991.
6) Gill TM, McGloin JM, et al:Two recruitment strategies for a clinical trial of physically frail community-living older persons. *J Am Geriatr Soc*, **49**:1039-1045, 2001.
7) Rothman MD, Leo-Summers L, et al:Prognostic significance of potential frailty criteria. *J Am Geriat Soc*, **56**:2211-2116, 2008.
8) Cesari M, Kritchevsky SB, et al:Prognostic value of usual gait speed in well-functioning older people--results from the Health, Aging and Body Composition Study. *J Am Geriat Soc*, **53**:1675-1680, 2005.
9) Montero-Odasso M, Schapira M, et al:Gait velocity in senior people. An easy test for detecting mobility impairment in community elderly. *J Nutr Health Aging*, **8**:340-343, 2004.
10) Montero-Odasso M, Schapira M, et al:Gait velocity as a single predictor of adverse events in healthy seniors aged 75 years and older. *J Gerontol A-Biol*, **60**:1304-1309, 2005.
11) Fried LP, Tangen CM, et al:Frailty in older adults: evidence for a phenotype. *J Gerontol A Biol sci medi sci*, **56**:M146-156, 2001.
12) Bandeen-Roche K, Xue QL, et al:Phenotype of frailty: Characterization in the women's health and aging studies. *J Gerontol A-Biol*, **61**:262-266, 2006.
13) Montero-Odasso M, Muir SW, et al:Gait Variability Is Associated With Frailty in Community-dwelling Older Adults. *J Gerontol A Biol*, **66**:568-576, 2011.
14) Kavanagh JJ, Morrison S, et al:Reliability of segmental accelerations measured using a new wireless gait analysis system. *J Biomech*, **39**:2863-2872, 2006.
15) Bautmans I, Jansen B, et al:Reliability and clinical correlates of 3D-accelerometry based gait analysis outcomes according to age and fall-risk. *Gait posture*, **33**:366-372, 2011.
16) Hartmann A, Murer K, et al:Reproducibility of spatio-temporal gait parameters under different conditions in older adults using a trunk tri-axial accelerometer system. *Gait posture*, **30**:351-355, 2009.
17) van Schooten KS, Sloot LH, et al:Sensitivity of trunk variability and stability measures to balance impairments induced by galvanic vestibular stimulation during gait. *Gait posture*, **33**:656-660, 2011.
18) Moe-Nilssen R, Helbostad JL:Trunk accelerometry as a measure of balance control during quiet standing. *Gait posture*, **16**:60-68, 2002.
19) Shimada H, Makizako H, et al:Combined prevalence of frailty and mild cognitive impairment in a population of elderly Japanese people. *J Am Med Dir Assoc*, **14**:518-524, 2013.
20) Kressig RW, Gregor RJ, et al:Temporal and spatial features of gait in older adults transitioning to frailty. *Gait posture*, **20**:30-35, 2004.
21) Verghese J, Holtzer R, et al:Mobility Stress Test Approach to Predicting Frailty, Disability, and Mortality in High-Functioning Older Adults. *J Am Geriat Soc*, **60**:1901-1905, 2012.
22) Beauchet O, Aminian K, et al:Dual-task-related gait changes in the elderly: Does the type of cognitive task matter？ *J Motor Behav*, **37**:259-264, 2005.
23) Beauchet O, Dubost V, et al:Dual-task-related gait changes in transitionally frail older adults: The type of the walking-associated cognitive task matters. *Gerontology*, **51**:48-52, 2005.
24) Beauchet O, Dubost V, et al:Relationship between dual-task related gait changes and intrinsic risk factors for falls among transitional frail older adults. *Aging Clin Exp Res*, **17**:270-275, 2005.
25) Brown M, Sinacore DR, et al:Low-intensity exercise as a modifier of physical frailty in older adults. *Arch Phys Med Reha*, **81**:960-965, 2000.
26) Da Silva SV, JU Da Silva, et al:Influence of Frailty and Falls on Functional Capacity and Gait in Community-Dwelling Elderly Individuals. *Topics in Geriatric Rehabil*, **28**:128-134, 2012.

4 身体活動検査とフレイル

原田健次

Q&A summary

Q. 身体活動はどうやって評価するのですか？
日常生活の身体活動について聞き取りを行う質問紙法、機器を用いて身体活動を計測するもの、身体活動によるエネルギー消費を測定するものなど非常に多くの方法があります。本稿では、質問紙を用いたものと、日常生活のなかで機器を装着してもらうものを主に紹介します。

Q. 身体活動の評価法がたくさんあるのはなぜですか？
身体活動の計測は多くの方法があります。しかし、現在のところ、これが1番という完璧な方法はありません。このため、各手法の利点・欠点（たとえば、正確性や実施する容易性など）をよく理解し、目的に合わせた方法を選択することが大切です。

Q. 身体活動からフレイルをどうやって判断するのですか？
身体活動により消費するエネルギー量や実施できる身体活動などで閾値を設定したり、得点をつけて判断をします。それらの判断をするために、質問紙を使用したり、機器を用いて身体活動について計測を行います。また、フレイルの程度により日常生活における歩数などにも違いがでるため、そのような指標も参考にすることができます。

Q. フレイルの評価をするとき身体活動を評価するのはなぜですか？
フレイルの発生サイクルのなかで身体活動は大きな役割をもつ一つの要件であり、フレイルと判定される高齢者は多くの場合、身体活動の低下がみられます。また、フレイルの程度によっても身体活動に違いが生じることも報告されており、身体活動を正確に捉えることはフレイルの評価のために重要な要件となります。

1. 身体活動とフレイル

身体活動とは「エネルギーを消費することで骨格筋を収縮させることにより、生じる身体動作」であると考えられます[1]。世界保健機関（WHO）は「健康のための身体活動に関する国際勧告」のなかで、高齢者における身体活動とは日常、家庭・地域社会のなかで行うレクリエーションや余暇時間の身体活動、移動（徒歩や自転車など）、仕事、家事、遊び、ゲーム、スポーツなどを含むものとしています[2]。身体活動とは？と考えると、運動やスポーツを思い浮かべそうですが、それら以外にも移動や仕事・家事などを含む、身体を動かす活動すべてを指して身体活動と考えることが大切です。

では、フレイルの状態であるか否かを判断するときに、身体活動がどのように用いられ

図 フレイルの発生サイクル[5]

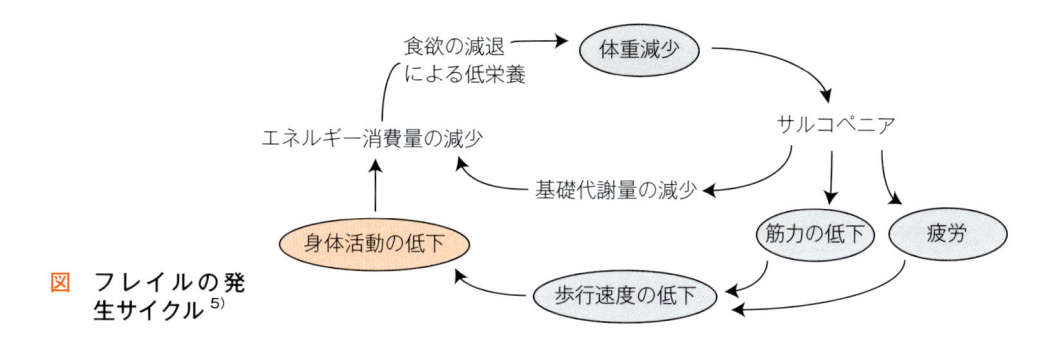

ているのでしょうか．フレイルの評価をするための代表的な定義の一つに Fried らによる Phenotype モデル（表現型モデル）があります[3]．これは，①体重減少，②筋力低下，③疲労感，④歩行速度の低下，⑤身体活動の低下の 5 つの項目から構成されています．Fried らの定義のみならず，数多く提唱されているフレイルの評価方法のなかで，身体活動はフレイルを評価するために頻繁に使用される要件となっています[4]．

フレイルの発生サイクル（図）[5] のなかにおいて，身体活動が低下することは総エネルギー消費の低下を引き起こします．このエネルギー消費の低下は，食欲不振から低栄養状態を生じ，体重の減少，筋量の減少を生じさせます．筋量の減少は筋力の低下へつながり，歩行速度の低下や不活動へとつながります．さらには，それが再び身体活動の低下へとつながってしまいます．また，筋量が減少することは安静時の代謝を低下させ，総エネルギー消費の低下をさらに大きくすることにつながってしまいます．フレイルの発生サイクルのなかで身体活動の低下は，それのみにとどまらず，負のサイクルを引き起こす要因の一つとなります．

このようにフレイルの評価基準や発生サイクルをみると，対象者の現在の状態がフレイルであるか否かを評価するためには，対象者の身体活動について正確に把握することが重要な役割をもっていると考えられます．

2. 身体活動を計測する方法

身体活動について評価するには様々な方法があります（表）[6]．それぞれの測定法において特徴があり，費用，時間，適用できる年齢，対象者への負担，客観的手法か主観的手法か，結果の再現性などの観点から目的に適した方法を用いることが重要となってきます．ここでは臨床の現場において実施しやすい方法である質問紙と，実施のしやすさという面では質問紙より劣りますが，客観的な計測が可能である加速度計を用いた方法を取り扱っていきます．

(1) 質問紙を用いた方法

既定の質問紙を使用し，対象者の日常生活における身体活動の程度を聴取します．回答は選択肢のなかから選択するものや，頻度や時間，強度などについて回答してもらうものなどがあります．聴取の方法は対象者自身に回答と記入をしてもらうものと，訓練を受けた評価者が聞き取り調査を行う方法があります．ここではフレイルの評価に用いる代表的な基準の一つである表現型モデルに基づいて，フレイルを評価するなかで身体活動の評価

表　身体活動の計測法[6]

	適用人数	年齢	金額	時間	被験者への負担（時間）	被験者への負担（労力）
1. カロリメトリー						
ⅰ）直接法	1人	新生児〜高齢	高高	高高	高高	高〜高高
ⅱ）間接法	1人〜少数	若齢〜高齢	高〜高高	高高	高高	中〜高高
2. 職業分類	多数	（被雇用者のみ）	低〜中	低〜中	低	低
3. 質問法						
ⅰ）日記形式の身体活動記録	1人〜少数	若齢〜高齢	中〜高	中〜高	中〜高	中〜高
ⅱ）特定のでき事を日記形式で記録	少数〜多数	思春期〜高齢	低〜中	低〜中	高〜高高	高高
ⅲ）身体活動の想起する記録	少数〜多数	思春期〜高齢	低〜中	低〜中	中〜高	中〜高
ⅳ）1年を定量評価	少数〜多数	思春期〜高齢	低〜中	低〜中	低〜中	低〜中
4. 生理学的指標						
ⅰ）呼吸からエネルギー消費を推定	少数〜多数	幼児〜高齢	中〜高高	中〜高	中〜高	中〜高高
ⅱ）2重標識水法	1人〜少数	新生児〜高齢	高〜高高	中〜高高	中	中
5. 行動観察	1人〜少数	新生児〜高齢	高〜高高	高〜高高	高〜高高	低〜高
6. 機器による計測						
ⅰ）心拍計	1人〜少数	新生児〜高齢	高〜高高	中〜高高	中〜高	中〜高
ⅱ）歩数計	1人〜多数	幼児〜高齢	低〜中	低	低	低
ⅲ）筋電計	1人〜多数	幼児〜高齢	中〜高	低	低	低
ⅳ）加速度計	1人〜多数	新生児〜高齢	低〜中	低〜中	低	低
7. 摂取カロリーから推定	多数	思春期〜高齢	中〜高	中	中〜高	中〜高

低：低い，中：中程度，高：高い，高高：非常に高い

がどのように実施されているかを紹介します．

　Friedらによる表現型モデル（体重減少，筋力低下，疲労感，歩行速度の低下，身体活動の低下）に基づいて，フレイルを評価するために身体活動が用いられます．身体活動の評価には研究により様々な種類が用いられますが，ここでは，Friedらが使用したミネソタ式余暇活動調査（Minnesota Leisure Time-Physical Activity Questionnaire：MLT-PA）[7]，身体活動量の質問で一般的なものの一つである国際標準化身体活動質問票（International Physical Activity Questionnaire：IPAQ）[8,9]を説明します．

　Friedらはフレイルの評価基準として，低い身体活動の基準に1週間あたりの身体活動によるエネルギー消費が男性では383kcal以下，女性では270kcal以下としています．Friedらは身体活動を計る方法として，MLTPAの簡易版を用いて測定を行いました．この質問紙は生活のなかにおける身体活動状況をいくつかのカテゴリーに分類し，その内容について聴取するもので，対象者にウォーキング，雑用，芝刈り，掃き掃除，庭いじり，ハイキング，ジョギング，自転車，ダンス，エアロビクス，ボーリング，ゴルフ，テニス，柔軟体操，水泳などを行っているかどうかを評価者が尋ねる形式で聴取します．聴取した内容をもとに身体活動による消費エネルギー量を算出して判定をする方法です．

　Friedらは身体活動を計測するためにMLTPAを用いましたが，高齢者ではこの質問紙にあげられている種類の余暇活動を実施しなくなっていることも考えられます．そこで，

ほかの質問紙を用いて身体活動によるエネルギー消費を調べているものもあります．その方法では，IPAQ を用いて，日常生活における身体活動について測定をしています．IPAQ は対象者に対して，1 週間の活動について強い身体活動，中等度の身体活動，歩行，安静の時間という分類から，その日数や時間を聴取するものです．この回答から，身体活動によるエネルギー消費を算出して用います．これにより得た身体活動によるエネルギー消費を，Fried らの提唱するフレイルの判定基準となる身体活動によるエネルギー消費量（1 週間あたり，男性：383kcal 以下，女性：270kcal 以下）の基準に当てはめ，フレイルを判断するための要件の一つである低い身体活動に該当するかを評価しています[10, 11]．

その他に，より簡便な質問を用いて身体活動について判定している研究もあります．質問紙の種類によっては回答のために多くの時間を要するため，簡便な質問を用いることは，検査時間の短縮や対象者への負担軽減といった利点があります．表現型モデルを基にして，身体活動に関する評価については，1 週間あたりの「軽い運動・体操」，「中強度くらいの定期的な運動・スポーツ」の実施頻度について聴取をし，両項目ともに実施をしていないという回答を低い身体活動として，フレイルの判断に用いている方法もあります[12]．

(2) 加速度計を用いた方法

加速度計とは物体の加速度を計測する機器です．加速度とは一定の時間内において物体の速度がどれくらい変化したかを測る指標であり，加速度計を人へ使用することにより，身体の移動について計測することができます．つまり，歩行，自転車などの移動，座位から立位といった姿勢の変化，細かくみると就寝時の体動といったような，身体が空間を移動する事象を細かく計測することができます．この方法は近年，高齢者の日常生活のなかにおける身体活動を計測する方法として注目を集めています．質問紙を用いた身体活動の調査や室内による身体機能の検査（歩行検査など）では得ることのできない，対象者の実生活のなかにおける身体活動を計測することができます．

加速度計の使用方法は対象者の身体（腰，大腿，手首，足首など）に所定の向きで装着し，対象者には普段通りの生活を送ってもらいます．これにより，装着している時間（24 時間装着している場合は 1 日）における身体活動状況を計測・解析することができます．

活動量計を用いて身体活動を計測した場合，フレイルの程度により対象者においてどのような特徴があるのでしょうか．63 〜 90 歳までの 50 名の女性を対象にフレイルの程度により，フレイルの状態が軽度・中程度・重度という 3 群に分け，加速度計による計測した歩数がフレイルの程度によりどのように異なるかを検討した研究があります[13]．その結果，重度のフレイル群は軽度のフレイル群よりも 1 日の歩数が低いことがわかり（重度：平均 873 ± 809 歩，軽度：平均 3,599 ± 1,781 歩），フレイルの程度により身体活動があまり行われなくなることを明らかにしています．また，この研究によれば，加速度計により計測する歩数はフレイルの程度とも関係があることが明らかとなっています（$r=-0.644$）．この結果によれば，フレイルの程度が重度であればあるほど，日常生活の歩数が減少することにつながっていることを示唆しています．

また，加速度計を用いると歩数だけでなく，その人の身体活動によるエネルギー消費を計算することができます[14, 15]．算出したエネルギー消費量を Fried らが提唱している表現型モデルの要件にある低い身体活動の基準（1 週間あたりのエネルギー消費が，男性：383kcal 以下，女性：270kcal 以下）に当てはめることで，フレイルの判断へ用いるこ

とも可能であることが考えられます．

3. 質問紙法と加速度計の利点と欠点

（1）質問紙を使用する利点と欠点

　質問紙を用いることの大きな利点は，実施の容易さにあります．実施するために必要な時間・費用や対象者への負担などが低いという点において，質問紙は大きな利点をもっています．また，機器を装着して計測する手法と異なり，計測を実施することが対象者の行動へ影響を及ぼす可能性が低いことも考えられます．これは多くの質問紙による計測が，過去を思い出してもらい計測するためです．しかし，対象者の記憶に頼って聴取をするため，対象者が確実に自身の身体活動について思い出し，正確に回答できるか否かといった問題をもつ手法です．また，加齢などにより日常生活のなかの身体活動は変移していくことが考えられるため，対象となる集団の特性（年齢，性別など）を考慮し適切な質問紙を用いないと，身体活動を正確に捉えることができていないといった欠点もあります．

（2）加速度計を使用する利点と欠点

　虚弱の高齢者での日常生活における身体活動量について加速度計を用いて計測することは，近年，その有用性が検討されている手法です[16]．加速度計を用いることで実生活のなかにおける身体活動を身体の動きとして直接計測ができるという利点があります．正しく用いることで，日常生活における身体活動を比較的高い精度で計測することが可能になります．しかし，対象者には計測のための機器を身につけてもらうため，対象者の行動へ影響を及ぼす可能性（例：活動量計の装着による身体活動の増加など[17]）があります．これにより，計測した値が対象者の日常生活における本当の身体活動とは異なる可能性があります．また，1日の身体活動を計測するためには，対象者に活動量計を終日装着してもらわなくてはならないのですが，装着することが対象者の負担になること，また，装着を忘れることにより測定ができないといった欠点も生じる方法です．

まとめ

　フレイルは，その発生サイクルのなかで身体活動の低下を伴い，また症状の程度によっても身体活動量が変化するため，日常の身体活動についてより正確に把握することは，フレイルを判断するために非常に重要な要件になってきます．本稿では，日常生活の身体活動を計測するための方法として，実現の容易さの観点から質問紙によるものと，加速度計によるものをあげました．これらの方法以外にも身体活動を計測する手法は多くあるため，それぞれの利点と欠点を捉え，場合によっては2つ以上の手法を組み合わせて，状況や目的に合った方法を用いることが大切になってきます．

文献

1) Caspersen CJ, Powell KE, et al:Physical activity, exercise, and physical fitness: Definitions and distinctions for health-related research. *Public Health Rep*, **100(2)**:126-131, 1985.
2) World Health Organization:Global recommendations on physical activity for health. WHO press, 2010.
3) Fried LP, Powell KE, et al:Frailty in older adults: evidence for a phenotype. *J Gerontol A Biol Sci Med Sci*, **56(3)**:M146-156, 2001.
4) de Vries NM, Staal JB, et al:Outcome instruments to measure frailty: a systematic review. *Aging Res. Rev*, **10(1)**, 104-114, 2011.
5) Xue QL, Bandeen-Roche K, et al:Initial manifestations of frailty criteria and the development of frailty phenotype in the women's health and aging study Ⅱ, *J Gerontol A Biol Sci Med Sci*, 63(9):984-990, 2008.
6) Laporte RE, Montoye HJ, et al: Assessment of physical activity in epidemiologic research: problems and prospects. *Public Health Rep*, **100(2)**:131-146, 1985.
7) Taylor HL, Jacobs DR, et al:A questionnaire for the assessment of leisure time physical activities. *J Chronic Dis*, **31(12)**:741-755, 1978.
8) 村瀬訓生, 勝村俊仁・他 身体活動量の国際標準化 - IPAQ日本語版の信頼性, 妥当性の評価. 厚生の指標, **49(11)**:1-9, 2002.
9) Craig CL, Marshall AL, et al:International physical activity questionnaire 12 country reliability and validity. *Med Sci Sports Exerc*, **35(8)**:1381-195, 2003.
10) Chang YW, Chen WL, et al:Frailty and its impact on health-related quality of life: a cross sectional study on elder community dwelling preventive health service users. *PloS ONE*, **7(5)**:e38079, 2012.
11) Chan DCD, Tsou HHT, et al:A pilot randomized controlled trial to improve geriatric frailty. *BMC Geriatr*, **12(58)**, doi:10.1186/1471-2318-12-58, 2012.
12) Shimada H, Makizako H, et al:Combined prevalence of frailty and mild cognitive impairment in a population of elderly Japanese people. *J Am Med Dir Assoc*, **14(7)**:518-524, 2013.
13) Theou O, Jakobi JM, et al:A comparison of physical activity (PA) assessment tools across levels of frailty. *Arch Gerontol Geriat*, **54(3)**:e307-e314, 2012.
14) Bouten CV, Westerterp KR, et al:Assessment of energy expenditure for physical activity using a triaxial accelerometer. *Med Sci Sports Exerc*, **26(12)**:1516-1523, 1994.
15) Troiano RP, Berrigan D, et al:Physical activity in the united states measured by accelerometer. *Med Sci Sports Exerc*, **40(1)**:181-188, 2008.
16) Karnik K, Mazzatti DJ:Review of tools and technologies to assess multi system functional impairment and frailty. *Clin Med Geriatr*, **3**:1-8, 2009.
17) Bravata DM, Smith-Spangler C, et al:Using pedometers to increase physical activity and improve health. *JAMA*, **298(19)**:2296-2304, 2007.

5 栄養検査とフレイル

大塚　礼

Q&A summary

Q. フレイルのスクリーニングのために有益な栄養調査法はありますか？

栄養学的側面のみでフレイルをスクリーニングすることはできません．しかし，フレイルと共存している可能性が高い低栄養状態をスクリーニングする効果的な指標がいくつかあるため，本稿で紹介します．

Q. 低栄養がフレイルの危険因子ならば，やせすぎの人に注意したらよいのでしょうか？

そうともいえません．やせている人は，摂食量そのものが少ない場合が多いので，タンパク質や微量栄養素など，体を維持していくために必要な栄養素が不足している場合があります．太っている人でも，脂肪や炭水化物などを多量に食べていて，エネルギー摂取量は多いのに生体に必要な栄養素が不足している場合，つまり低栄養の場合があると考えます．また欧米では肥満者でもフレイル（とくに筋力低下）の頻度は少なからずあることが報告されています．

Q. 理学療法士や看護師など，栄養学を専門としない医療従事者が高齢者の栄養評価を行うことは難しいと思いますが，どんなことが期待されているのでしょうか？

今後，低栄養をきたす高齢者数は確実に増加します．低栄養は早期に発見するほど容易に改善しやすく，栄養学以外の専門領域をもつ多職種が連携し，低栄養の早期発見に努めていくことが重要です．医療従事者すべてが，日常診療に栄養学的な視点を取り入れ，低栄養予防に貢献することが，フレイル予防につながると期待されます．

はじめに

フレイルとは高齢期に生理的予備能が低下することで，ストレスに対する脆弱性が亢進し，転倒，ADL低下，要介護状態，死亡などの不幸な転帰に陥りやすい状態とされています．確立された診断基準はまだありませんが，フレイルの成因や悪化要因に低栄養が介在することは，ほぼ統一された見解であり，低栄養はフレイルの中核的な病態と考えられます[1,2]．

フレイルは，低栄養以外の様々な要因によっても発生し，身体的側面のみならず，精神的，社会的側面の脆弱性をも含む多面的な構成概念です．したがって，栄養学的側面のみでフレイルをスクリーニングすることはできません．しかし，フレイルと共存している可能性が高い低栄養状態をスクリーニングする効果的な指標がいくつかあります．

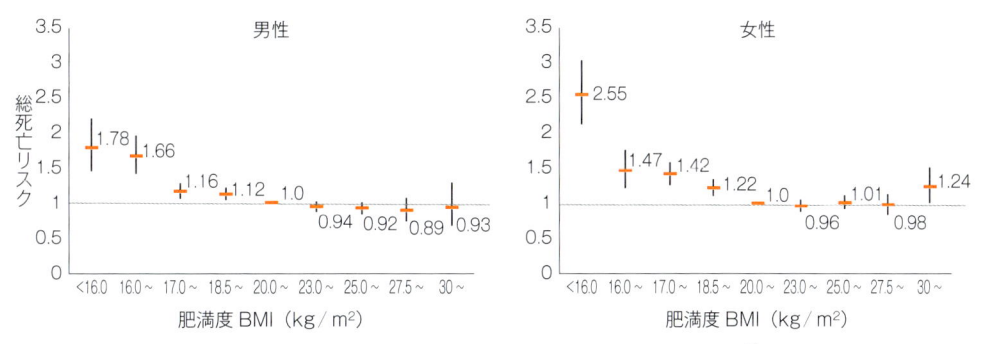

図1　日本人高齢者（65歳以上）における肥満度と総死亡リスクの関連[5]

　本稿は，理学療法士や看護師，介護職など，普段高齢者と接する機会が多く，栄養学を専門としていない医療従事者の方に，栄養評価についてより理解を深め，日常診療に栄養学的な視点を取り入れながら，フレイルの早期発見・予防に努めてもらうことを目標としています．

1. 低栄養とは

　低栄養とは，摂取する栄養素が生体内で使用する量より少なく，生体維持に支障をきたすことをさします[3]．一般に加齢に伴い咀嚼力が落ち，唾液分泌が減少し，消化管ぜん動運動や基礎代謝量，身体活動量が低下し，摂食量が低下します．摂食量の低下は，エネルギー摂取量の不足だけでなく，タンパク質やビタミンなど微量栄養素の摂取不足をきたします．これらの栄養素不足はフレイルのリスク要因になるばかりでなく，体力の低下，感染症リスクの上昇などを介し，生命予後を悪化させる原因にもなります．

　栄養状態の指標としてわかりやすい体格指数の肥満度を表すBody Mass Index（BMI：kg/m^2）と総死亡率の関連では，欧米人において20～30歳代の若中年期では，肥満度が高いほど総死亡のリスクが高く，年齢群が上がるほど，肥満度の低い「やせ」の総死亡に対するリスクが上昇することが示されています[4]．日本人高齢者（65歳以上）においても，図1に示すように肥満度が20～23kg/m^2未満の群に比べ，それより肥満度が低い群では総死亡リスクが上昇したことが報告されています[5]．

　ここで注意したいのが，低栄養は「やせ」型の高齢者に生じやすいことに加え，肥満者でもエネルギー（カロリー）は十分に摂取しているのに，タンパク質や微量栄養素が不足している場合があるかもしれない，ということです．そのような高齢者の割合は不明ですが，「過栄養」状態とみなされる「肥満者」でも，生体の機能維持に必要な栄養素が不足している「低栄養」が混在している可能性があります．

　欧米では，体重減少のようにフレイルの病態とみなされる「低栄養」を有する肥満者の割合は少ないものの，フレイル（とくに筋力低下）の頻度は少なからずあることが報告されています[6, 7]．

　では実際，フレイルとみなされる高齢者のうち，どのくらいの人が低栄養状態なのでしょうか．欧米では75歳以上の地域在住高齢者のうち，フレイルは15.5%に認められ，そ

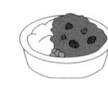

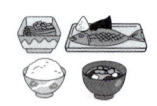

表1 食事に関する質問票

あなたの食事についてお伺いします．下記の問いにお答えください．			
問1	あなたは今朝，何を食べましたか？	答え（	）
問2	あなたは昨夜，何を食べましたか？	答え（	）
問3	あなたは昨日のお昼に，何を食べましたか？	答え（	）

図2 主な食事調査法

食事記録法
被験者が摂取した食品名，摂取量，料理名などを記録する

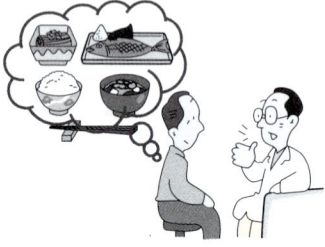

24時間思出し法
被験者の調査日前日（24時間以内）の食事内容を面接者が聞き取る

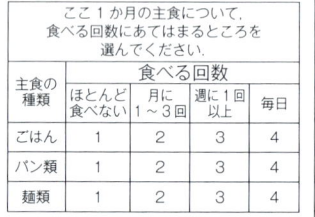

食物摂取頻度調査法
被験者の過去の食物や栄養素等の習慣的な摂取量を把握する．被験者は，食品・食品群・料理のリストについて，一定期間中の摂取頻度に答える

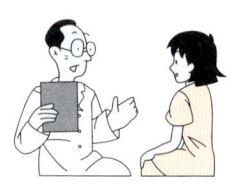

食事歴法
被験者が通常摂取している食品の目安量や頻度に加え，食事様式の情報を，熟練した栄養士などが面接で聞き取る

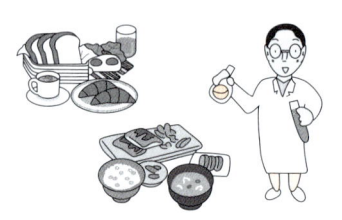

陰膳法（分析法）
実際に被験者が摂取した食事と同じものを化学分析し，摂取栄養素量を推定する

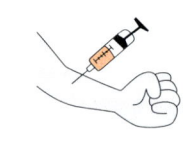

生体指標法
尿や血液中に含まれる生体由来の物質で，生体内の生物学的変化を定量的に把握する

のうちの46.9％が低栄養のリスクあり，と報告されています[8]．このように，栄養状態はフレイルと密接にかかわっていると考えられます．

2. どのように個人の栄養状態を評価するのか

少し横道にそれますが，ここで，あなたの栄養摂取状況を評価したいと思います．表1の質問に答えを記入していただけますか？

すらすらと答えることができた方もいるかもしれませんが，少し時間がかかった方も多いのではないでしょうか．それでは，ここ1か月間，何を食べましたか？あるいはここ半年間の食事内容はいかがでしょう？……ほとんどの方が，思い出すのも面倒と思われるかもしれません．

ここで，お伝えしたかったのは，個人の栄養状態を評価することがいかに難しいか，ということです．個人の栄養状態を評価する方法として，食事や食習慣調査，体組成の評価，生化学検査など多種類の方法があります（図2）．食事調査は簡単に実施できそうですが，

表2 栄養スクリーニング法とアセスメント

```
代表的栄養スクリーニング法
    Mini Nutritional Assessment Short Form (MNA®-SF)
    Nutrition Screening Initiative (DETERMINE)
    Malnutrition Universal Screening Tool (MUST)
    Nutrition Risk Screening (NRS)
栄養アセスメント
    主観的な方法
            主観的包括的栄養評価：Subjective Global Assessment：SGA
    客観的方法
            身体計測法
            生化学的検査
            免疫能検査
    主観＋客観的評価法
            Mini Nutritional Assessment (MNA®)
```

（文献10より一部改変）

実際は個人の習慣的な栄養素摂取量を簡易に推定することは極めて難しいものです．

たとえ栄養学を専門とする栄養士や管理栄養士であっても，目の前の人の習慣的な栄養摂取状況を把握することは至難の業です．毎日3食，間食も含めてすべての食事内容を把握することもほぼ不可能で，現実的ではありません．

そこで，管理栄養士など，人の食と健康にかかわる専門職が参照することが多い「日本人の食事摂取基準2015年版（5年に一度改定）」[9]では，エネルギー摂取の過不足の評価に，体格指数BMIを用いることになりました．詳しくは割愛しますが，この背景には，現在，中年期に多い生活習慣病の危険因子である肥満と，高齢期に多発するフレイル，サルコペニアの危険因子である低栄養を，栄養専門職が的確にスクリーニングしようという狙いがあるようです．

3. 低栄養スクリーニング指標

それでは，低栄養のスクリーニング指標にはどのようなものがあるのでしょうか．わが国の臨床栄養において用いられる代表的な栄養評価法を表2に示しました[10]．

主観的包括的栄養評価（Subjective Global Assessment：SGA）は，米国のオリジナルをもとに日本語版が作られており，検査者の主観で栄養状態を評価するものです[11]．臨床では，このSGAでスクリーニングを行い，客観的方法によって低栄養を評価する方法が用いられることも多いようです．

またヨーロッパを中心に広く活用されている栄養アセスメントツールとして，18項目からなるMNA®（Mini Nutritional Assessment）があります[12]．これは主観的ならびに客観的評価を合わせた指標で低栄養の評価に優れており，日本人高齢者にも適応可能であることが報告されています[13,14]．またMNA®の6項目を抜粋したMNA®-SF（Short Form）（図3）は，およそ4分で施行可能な簡易質問票であり[15]，スクリーニング用の調査票としては優れていると考えられます．

低栄養スクリーニングの重要性と，調査票の趣旨を理解している医療従事者であれば，

簡易栄養状態評価表
Mini Nutritional Assessment-Short Form
MNA®

Nestlé NutritionInstitute

氏名：

性別：　　　年齢：　　　体重：　　　kg　身長：　　　cm　調査日：

下の□欄に適切な数値を記入し、それらを加算してスクリーニング値を算出する。

スクリーニング

A 過去3ヶ月間で食欲不振、消化器系の問題、そしゃく・嚥下困難などで食事量が減少しましたか？
　0 = 著しい食事量の減少
　1 = 中等度の食事量の減少
　2 = 食事量の減少なし

B 過去3ヶ月間で体重の減少がありましたか？
　0 = 3 kg 以上の減少
　1 = わからない
　2 = 1〜3 kg の減少
　3 = 体重減少なし

C 自力で歩けますか？
　0 = 寝たきりまたは車椅子を常時使用
　1 = ベッドや車椅子を離れられるが、歩いて外出はできない
　2 = 自由に歩いて外出できる

D 過去3ヶ月間で精神的ストレスや急性疾患を経験しましたか？
　0 = はい　　　2 = いいえ

E 神経・精神的問題の有無
　0 = 強度認知症またはうつ状態
　1 = 中程度の認知症
　2 = 精神的問題なし

F1 BMI (kg/m^2)：体重(kg)÷身長(m)^2
　0 = BMI が19 未満
　1 = BMI が19 以上、21 未満
　2 = BMI が21 以上、23 未満
　3 = BMI が23 以上

BMI が測定できない方は、F1 の代わりに F2 に回答してください。
BMI が測定できる方は、F1 のみに回答し、F2 には記入しないでください。

F2 ふくらはぎの周囲長(cm)：CC
　0 = 31cm未満
　3 = 31cm以上

スクリーニング値
(最大：14ポイント)

12-14 ポイント：　　栄養状態良好
8-11 ポイント：　　低栄養のおそれあり (At risk)
0-7 ポイント：　　低栄養

Ref.　Vellas B, Villars H, Abellan G, et al. *Overview of the MNA® - Its History and Challenges.* J Nutr Health Aging 2006;10:456-465.
　　Rubenstein LZ, Harker JO, Salva A, Guigoz Y, Vellas B. *Screening for Undernutrition in Geriatric Practice: Developing the Short-Form Mini Nutritional Assessment (MNA-SF).* J. Geront 2001;56A: M366-377.
　　Guigoz Y. *The Mini-Nutritional Assessment (MNA®) Review of the Literature - What does it tell us?* J Nutr Health Aging 2006; 10:466-487.
　　Kaiser MJ, Bauer JM, Ramsch C, et al. *Validation of the Mini Nutritional Assessment Short-Form (MNA®-SF): A practical tool for identification of nutritional status.* J Nutr Health Aging 2009; 13:782-788.
　® Société des Produits Nestlé, S.A., Vevey, Switzerland, Trademark Owners
　© Nestlé, 1994, Revision 2009. N67200 12/99 10M
　さらに詳しい情報をお知りになりたい方は、www.mna-elderly.com にアクセスしてください。

図3　Mini Nutritional Assessment- Short Form (MNA® - SF)
(Nestlé Health Science の許可を得て転載)

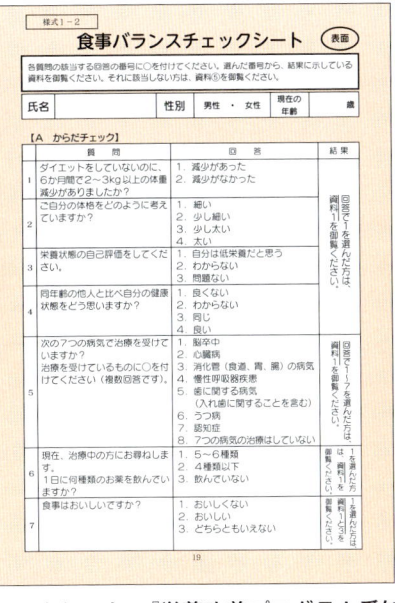

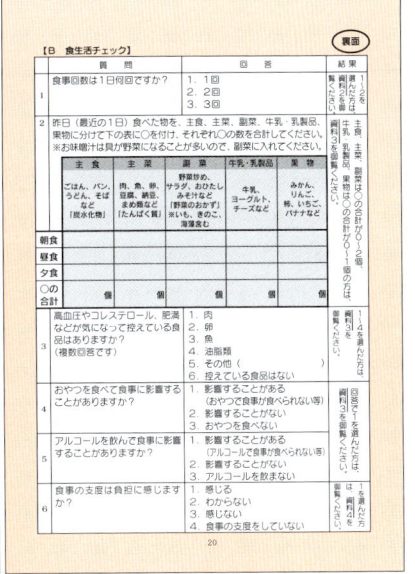

図4 食事バランスチェックシート 『栄養改善プログラム愛知県版』[16)]
「食事バランスチェックシート」により，高齢者個人に食事内容の自己チェックを促している
（あいち介護予防支援センターの許可を得て転載）

これらはいずれも日常業務のなかで取り入れやすい簡易な質問票です．もう一つ，馴染みが深い質問票ですが，厚生労働省作成の「基本チェックリスト」の栄養・口腔機能に関する項目も，簡易ながら低栄養ハイリスク者をスクリーニングできる優れた指標といえます．ただし，これらはいずれも，すでに低栄養状態が進行したハイリスク者をスクリーニングするうえで効果的な指標であり，予防医学的な観点からは，もう一歩手前の状態にある低栄養予備軍もこれからは早期発見すべき対象と考えます．

4. 低栄養予備軍をスクリーニングするには

　最後に，将来の低栄養を予防するために有用と考えられる調査票を紹介したいと思います．現在，全国の自治体で介護予防事業が推進されていますが，一例として愛知県では『栄養改善プログラム愛知県版』を策定し，一般に公開しています[16)]．このプログラムでは低栄養のスクリーニングにMNA®-SFを用い，同時に「食事バランスチェックシート」（図4）により，高齢者個人に食事内容の自己チェックを促しています．2ページからなる簡単なチェックシートですが，資料も補足されており，内容の濃い使いやすい調査票です．その他，低栄養予防から介護予防にいたる具体的なプログラムが，Web上にわかりやすく公開されており，参考になります．ぜひ，皆さんもお住まいの地区で行われている低栄養スクリーニング法を調べて，二次利用が可能であれば，ご自身が良いと感じる，使いやすいツールを日常診療にご活用ください．

さいごに

　高齢期に誰もが陥りやすいフレイルを予防する一つの方策が，低栄養予防です．低栄養により，いったん栄養障害がきたされると，その回復には個人の努力と家族の長期的なサポートが必要となります．人口の高齢化が進み，今後低栄養をきたす高齢者数も確実に増加することが見込まれます．低栄養は早期に発見するほど容易に改善しやすく，このためには医師や栄養サポートチームだけでなく，理学療法士や看護師など，栄養学以外の専門領域をもつ多職種が連携し，低栄養の早期発見に努めていくことが重要です．医療従事者すべてが，日常診療に栄養学的な視点を取り入れ，低栄養予防に貢献することが期待されます．

文献

1) Xue QL, Bandeen-Roche K, et al: Zhou, L.P. Fried, Initial manifestations of frailty criteria and the development of frailty phenotype in the Women's Health and Aging Study II, *J Gerontol A Biol Sci Med Sci*, **63**:984-990, 2008.
2) 佐竹昭介：フレイルと低栄養．フレイル超高齢社会における最重要課題と予防戦略，医歯薬出版，2014．
3) 葛谷雅文：栄養．日老医誌，**50**:46-48, 2013．
4) Childers DK, Allison DB:The 'obesity paradox': a parsimonious explanation for relations among obesity, mortality rate and aging？ *Int J Obes(Lond)*, **34**:1231-1238, 2010.
5) Tamakoshi A, Yatsuya H, et al: BMI and all-cause mortality among Japanese older adults: findings from the Japan collaborative cohort study. *Obesity(Silver Spring)*, **18**:362-369, 2010.
6) Blaum CS, Xue QL, et al: The association between obesity and the frailty syndrome in older women: the Women's Health and Aging Studies. *Am Geriat Soc*, **53**:927-934, 2005.
7) Thibault R, Pichard C: The evaluation of body composition: a useful tool for clinical practice. *Ann Nutr Metab*; **60** 6-16, 2012.
8) Bollwein J, Volkert D R et al: Nutritional status according to the mini nutritional assessment(MNA(R))and frailty in community dwelling older persons: a close relationship. *J nutr, health Aging*, **17**:351-356, 2013.
9) 「日本人の食事摂取基準（2015年版）策定検討会」報告書，2014．
10) 葛谷雅文：高齢者低栄養の評価とその対策．日老医誌，**47**:430-432, 2010．
11) Detsky AS, Baker JP, et al:Evaluating the accuracy of nutritional assessment techniques applied to hospitalized patients: methodology and comparisons, *JPEN J Parenter enteral nutr*, **8**:153-159, 1984.
12) Guigoz Y: The Mini Nutritional Assessment(MNA)review of the literature--What does it tell us？, *Nutr Health Aging*, **10** 466-485; discussion 466-487, 2006.
13) Kuzuya M, Kanda S, et al: Evaluation of Mini-Nutritional Assessment for Japanese frail elderly. *Nutrition*, **21**:498-503,2005.
14) S Izawa, M Kuzuya, et al: The nutritional status of frail elderly with care needs according to the mini-nutritional assessment. *Clin Nutr*, **25**:962-967, 2006.
15) ネスレヘルスサイエンス日本，MNAの特徴．
16) 愛知県版栄養改善プログラム，http://www.ahv.pref.aichi.jp/kaigo/pdf/eiyou.pdf, 2013.（アクセス　2014年11月19日）

6 認知機能・心理検査とフレイル

堤本広大

Q&A summary

Q. フレイルと認知機能は関連しているのですか？
フレイルと認知機能は相互に関係しており，フレイルであることが将来の認知機能低下を引き起こし，反対に認知機能が低下していることがフレイルを引き起こすとされています．

Q. どんな認知機能検査が適切ですか？
一般的に加齢の影響を受けやすいといわれている全般的な認知機能検査にはじまり，記憶・注意機能・遂行機能・言語機能などを中心とした認知機能検査が適切です．

Q. フレイルと気分障害（うつ）は関連しているのですか？
認知機能と同様に，フレイルと気分障害の間には相互関係があるとされています．そのため，心理検査も認知機能検査同様に実施することが適切です．

1. フレイルと認知機能

　フレイルは，「高齢期に様々な要因が関与して生じ，多臓器にわたり生理的予備能が低下するためストレスに対する脆弱性が増し，障害発生・施設入所・死亡などのイベントが生じやすい病態」と理解されています[1]．そのため，フレイル高齢者を評価するにあたって，身体機能や日常生活活動について重点がおかれます．しかし，近年では認知機能と身体機能との密接な関係性が明らかとなってきており，それに伴い，フレイル高齢者に対する認知機能評価の必要性も示されてきています．横断研究・縦断研究問わず，フレイルと認知機能低下との関係は，相互関係が生じているという報告がなされており，本稿ではそれらの研究を紹介します．

　Three City Studyにおける横断研究の報告では，健常高齢者では認知機能障害の併存率は10％であったのに対して，フレイル高齢者のうち22％が併存していたと報告しています[2]．また，Armstrongら[3]は，23,952名のホームケアを受けている高齢者を対象にして，フレイルと認知症の関係を検証しており，CGAに基づいたフレイル評価で最も虚弱であると判定された人のうち，40％の高齢者において認知症が併存しており，一方でフレイルの程度が一番軽度だった人は，11％の併存率であったと報告しています．また，縦断研究においてもフレイルと認知機能低下との関係はいくつか報告されています．

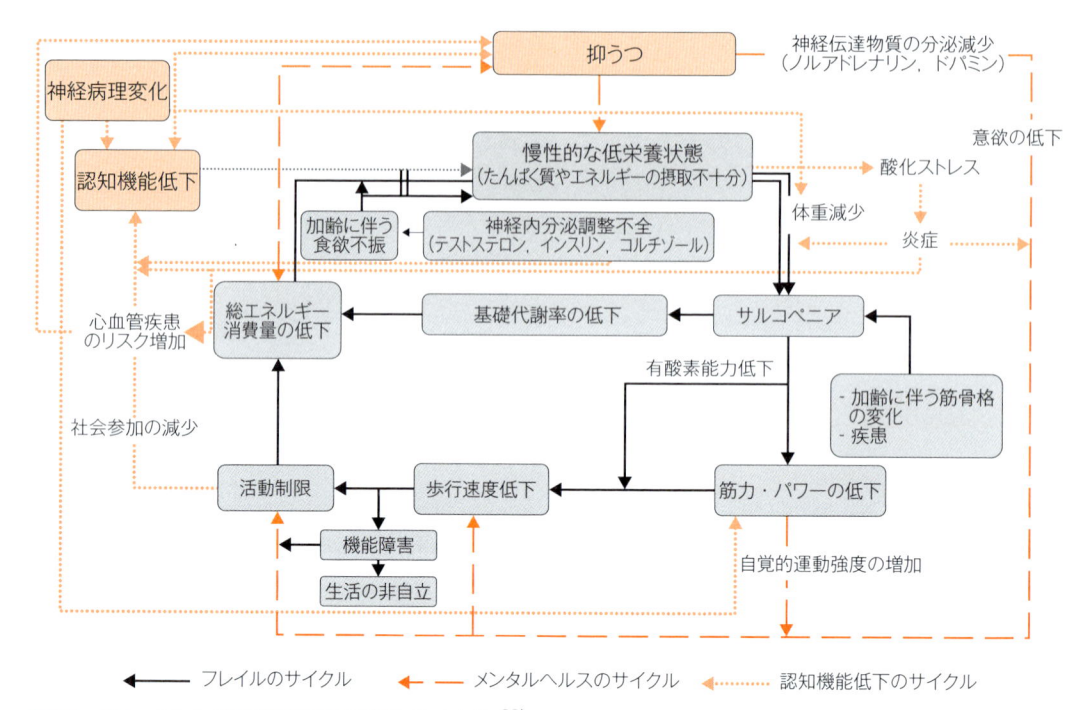

図1 フレイルと認知機能障害の発生サイクル[28]

　Auyeung[4]らは，フレイルの定義は前述した2つの操作的定義のどちらにも基づいていませんが，握力が低下した高齢者をフレイル高齢者として4年間の縦断調査を実施しました．結果，2,737名の研究対象者のうち，フレイルと判定された高齢者において，Mini-Mental State Examination（MMSE）スコアの有意な低下が認められました．同様にSamper-Ternentら[5]は，1,370名の地域在住高齢者を対象にして，Friedらの定義に基づいてフレイルを分類し，10年間の縦断研究を実施しました．結果，健常高齢者と比較して，フレイル高齢者において10年後の全般的な認知機能が低下していました．

　また，縦断研究においては，フレイルが認知機能低下の発生リスクを上昇させているという報告とは反対に，認知機能低下がフレイルの発症を予測するという縦断研究もいくつか報告されています．Arandaら[6]は，963名の地域在住高齢者を対象にベースラインにおけるMMSEスコアを調査しました．2年後の追跡調査時において，ベースライン時のMMSEスコアが有意に関連しており，スコアが高い人ほどフレイルを発症しにくいということが示されました．またRajiら[7]は，942名の高齢者を対象にして10年間の縦断調査を実施しました．結果，MMSEスコアがベースラインにおいて低値を示した人は，フレイルの発症リスクが高いことがわかりました．

　このように，フレイルと認知機能低下は相互に関係していることが多くの研究報告からも明らかとなってきており，フレイル高齢者における評価として身体機能の評価だけではなく，認知機能の評価も重要であると考えられます（図1）．

2. 認知機能および認知機能検査とは

　認知機能とは，"cognitive function"の訳語であり，知的能力全般のことを指して用いられる用語です．広範にわたる脳機能に関連した言葉であり，Gazzanigaら[8]は，感覚系システム，戦略と計画-運動系システム，注意，記憶，言語，思考と心的イメージ，情動，意識とともに，覚醒，集中，知能，実行などを認知機能としてあげています．つまり認知機能は，視覚や聴覚などの感覚器によって，外部からの情報を知覚し，認識するだけでなく，処理・判断から運動器を中心として効果器により表出するまでの過程が含まれています．認知機能の評価にあたっては，一般に外的あるいは内的に与えられた刺激と，脳内で処理・判断した結果，表出された運動や行為との関係から，脳内でどのような出来事が起こったかを推測するという形で行われています．そのため，この過程には情報入力の受容器や運動機能にかかわる効果器の働きも含んでいることを理解しておく必要があります[9]．認知機能を評価する際には，用いた評価や検査法がどのような認知的領域をみているかを明らかにするとともに，感覚系の入力（末梢の感覚受容器など）や運動器（骨格筋など）が評価結果に影響を与えていないかどうかに注意が必要です．効果的な認知症予防のための運動介入を実施するためには，認知機能に関する背景の知識と神経心理学的評価方法の理解が不可欠です．

3. 領域別の認知機能

(1) 記憶

　記憶とは，視覚や聴覚などを通じて入力された情報を符号化し，貯蔵し，検索（想起・再生）する複雑な過程を含む機能です．記銘とは，外部の刺激がもつ情報を，人間の内部の記憶に取り込める形に変換することであり，貯蔵とは文字通り記銘されたことが保たれることを指します．記憶は，検索し，想起することができて初めて有用なものとなります[10]．記憶の分類に関しては様々なものが報告されていますが，大きく分類すると短期記憶と長期記憶に分類されます．短期記憶とは，容量に限度があり，数秒から数分の短期間保持される記憶です．容量には個人差があり，その容量の差がある課題での個人のパフォーマンスに影響を与えているといわれています．長期記憶とは，長期間保持される記憶であり，原則的には永続的であり，進行中の認知活動の必要に応じて利用されます．長期記憶は，想起意識を伴う顕在記憶（エピソード記憶，意味記憶）と，想起意識を伴わず，ある行動や判断をするときに用いる潜在記憶（プライミング記憶，手続き記憶）の2つに分けられます．ほかの記憶に対して，エピソード記憶はとくに加齢変化の影響を受けやすく，記憶の検査はおもにこの領域の検査が中心となります．エピソード記憶検査としては，改訂版ウェクスラー記憶検査[11]や三宅式記銘力検査などがあげられます．

(2) 注意機能

　注意機能とは，外界からの様々な刺激のうち，必要とされる特定の刺激を選択し，それに集中する能力と定義されます[12]．日常の様々な場面で注意機能は，その他の認知機能の基盤ともいえる重要な役割を果たします．注意機能は，大きく全般性注意と方向性注意

の2つに分類され，全般性注意には大きく3つの要素があります．それぞれ，注意の選択機能，覚度ないしは注意の維持機能（vigilance, alertness, sustained attention），注意による制御とされます．注意の選択機能は，多くの刺激のなかから1つの刺激にのみ反応する能力です．注意機能のうちでもとくに加齢変化に敏感であり，前頭葉機能の変化に伴って低下が生じやすいものとされています[13]．注意の維持機能は，ある一定時間において注意を維持する能力に関係しています．覚度は刺激に対する感度・反応性で意識状態に関係します．覚度に問題があると，注意が散漫となり，精神活動が活発でなくなります．一方，持続性注意は，ある一定の時間経過のなかで，特定の対象に注意の強度を維持する能力のことを指します．注意の制御のうち，注意の転換は，ある対象に向けている注意を中断し，ほかのより重要な情報に注意を転換する能力のことです．これに対して，分配性注意は2つ以上の刺激に同時に注意を向けてその量を配分する能力のことを指し，歩きながら会話する，というような複数の課題の同時進行を可能にする能力であり，分配性注意は加齢変化が生じやすいものとされています[14]．注意機能の評価としては，Dual task walking（分配性注意）[15]，Flanker task（注意の選択機能），Trail-Making Test Part A（注意の維持機能）[16] などがあげられ，注意機能のなかでも領域別に評価を実施する必要性があります．

（3）遂行機能

遂行機能とは，目標を設定しそれを達成するための計画を立て，さらには必要に応じて修正を加えながら，効率的にその計画を実行する能力であり，思考や行動を制御する広範な認知機能として捉えられています[17]．遂行機能の大きな特徴として，認知的階層構造のなかでより上位のレベルに位置づけられるシステムであり，記憶・知覚・言語などの要素的認知機能を統合ないし，制御することにより働くことがあります．支配領域は前頭前野に集約されており，遂行機能の加齢に伴う低下は前頭葉仮説と一致するものといえます[18]．遂行機能のうち，とくに加齢に敏感で，実際の生活活動に影響が大きい要素としてワーキングメモリーがあります．これは，ワーキングメモリーが単なる貯蔵ではなく，情報処理を要求するために認知的資源への要求が大きいためであると考えられ，課題の複雑性が増すほど加齢の影響が明確になりやすくなります．加齢に伴う注意の制御や抑制機能の低下によって，干渉刺激によって目的とする情報の保持・処理が阻害され，ワーキングメモリーのパフォーマンスが低下するという経路が考えられています．遂行機能の検査としては，Trail-Making Test Part B[16]，Symbol Digit Modality Test（処理速度）[19]，Digit Span（ワーキングメモリー）などがあげられ，遂行機能のなかでも領域別に評価を実施する必要性があります．

（4）言語機能

言語とは，広義には感覚，知覚，認知，思考，記憶の表象などを言語記号として，発信・表出・記号化し，受信・理解・解読するために，いくつかの過程をもつ交信行動の総称で，狭義には，交信のための道具としての言語体系そのものをいいます．一般的に言語機能そのものは正常加齢によって変化しにくいとされていますが，言語に関連して高齢者で問題となりやすいのは，意味記憶の喪失よりむしろ想起の困難さによって生じます[20]．ものの名前を呼称する能力（naming ability）は加齢に伴って緩やかに低下することが知られていますが，これについても意味記憶の喪失より，単語の検索・想起の問題が大きいと考

えられています[21]．とくに，言語流暢性は加齢変化に敏感ですが，言語の特異的な能力低下というより，前頭葉における想起戦略に問題が生じているものと考えられています[22]．言語機能の評価としては，Controlled Oral Word Association Test[16]（言語流暢性・語連想），Rey Auditory Verbal Learning Test（言語性記憶機能）[16] などがあげられます．

4. NCGG-FAT について

　この節では，フレイル高齢者を含め，高齢者に使用される認知機能検査について紹介します．国立長寿医療研究センターでは，タブレット型 PC を用いた National Center for Geriatrics and Gerontology functional assessment tool（NCGG-FAT）を開発して，従来は臨床心理士，言語聴覚士などの専門家でないと実施が困難であった認知心理学検査と同様の検査をどのような人であっても実施できるようにしました．NCGG-FAT の構成要素は，記憶，注意・遂行（実行）機能，処理速度，視空間認知などの多面的な認知機能検査が実施可能です（表）．

(1) NCGG-FAT の検査内容—記憶

　記憶課題として，単語記憶（word list memory）と物語記憶（story memory）の課題が含まれます．単語記憶は，即時再認課題と遅延再生課題，物語記憶は即時再認課題と遅延再認課題で構成されています．

　単語記憶では，画面に提示される 10 個の単語をなるべく多く覚えてもらいます．即時再認課題（word list memory-I）は 3 回繰り返して実施し，3 回の平均正解個数を算出します．即時再認課題終了後に一定時間を空けて，遅延再生課題（word list memory-II）を実施します．遅延再生課題では，10 個の単語を思い出して書きだしてもらい，正答数を得点とします．

　物語記憶では，ヘッドフォンを装着して約 1 分間の短い物語を聞き，物語に関する質問に対して 4 つの選択肢から内容に合致していると思われる回答を選択します．即時再認課題（story memory-I）では 10 題の質問が提示され，その正答数が得点となります．即時再認課題が終了し，一定時間を空けた後に再度同様の質問を提示します．この遅延再認課題（story memory-II）も同様に正答数が得点となります．

表　NCGG-FAT の構成要素[29]

検査領域	NCGG-FAT	外的基準	得点範囲（単位）
記憶	物語記憶（story memory）	WMS-R Logical Memory	0〜10（点）
	単語記憶（word list memory）	subtest of ADAS-cog	0〜10（点）
注意・遂行（実行）機能	タブレット式 TMT（Part-A & Part-B）	TMT（原版）	（秒）
処理速度	Symbol Digit Substitution Test	Digit Symbol-Coding subtest of the WAIS-III	正答数（個）
視空間認知	図形認識	Block Design subtest of the WAIS-III	0〜9（点）

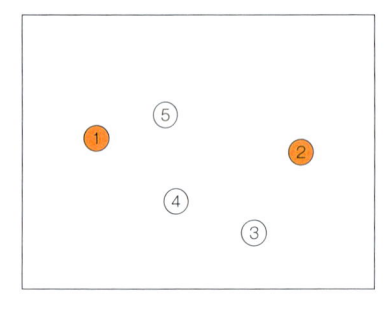

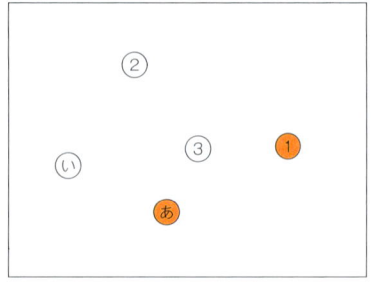

図2 NCGG-FAT TMT の練習画面[29]

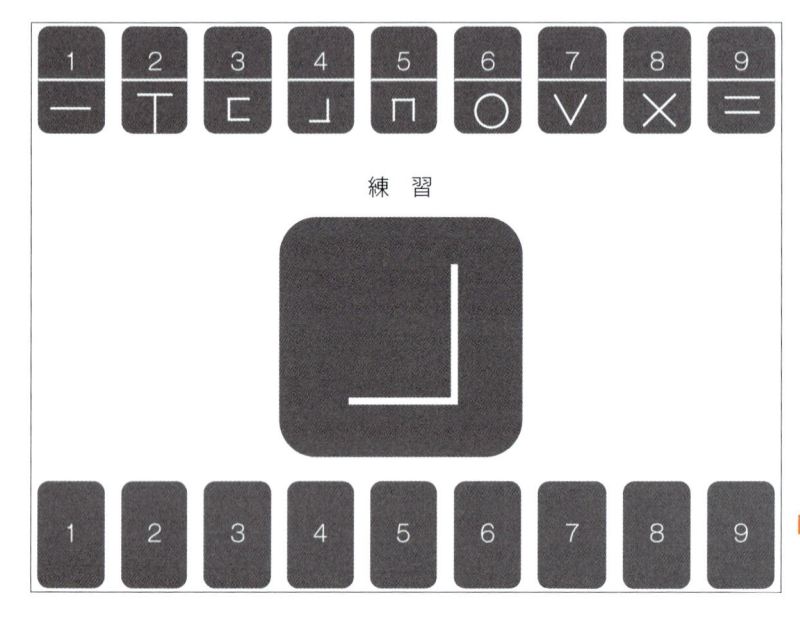

図3 NCGG-FAT SDST の練習画面[29]

（2）NCGG-FAT の検査内容―注意・遂行（実行）機能

注意・遂行（実行）機能として，タッチパネル式の Trail Making Test が含まれます．Trail Making Test Part A および Trail Making Test Part B はともに，なるべくはやく課題を完遂するように教示し，課題完遂までの時間（秒）が記録されます．短い時間で達成できるほど，良好な成績であることを示します（図2）．

（3）NCGG-FAT の検査内容―処理速度

タブレット式の Symbol Digit Substitution Task（SDST）が情報処理能力の評価に用いられます．この検査では，画面の上段に符号と数字の組み合わせが9組表示されており，制限時間90秒のうちで，なるべく多く回答できるように教示します（図3）．

（4）NCGG-FAT の検査内容―視空間認知

視空間認知を検査する図形認識課題では，画面の中央に表示された図形と同じ図形を画面の下段に提示された3つの図形のなかから選ぶ課題です．立体的な図形なども含まれ，全9つの課題で構成され，正答数が多いほど良好な成績となります．

（5）NCGG-FAT の信頼性と妥当性

NCGG-FAT に含まれる各検査は，妥当性を調べるために，物語記憶にはウェクスラー記憶検査（論理的記憶）[11]，単語記憶には Alzheimer's Disease Assessment Scale―

cognitive subscale（ADAS-cog）[23]の単語記憶課題，タブレット式TMTにはオリジナルの方法に準じたTMT[16]，タブレット式SDSTにはウェクスラー成人知能検査のDigit Symbol-Coding Subtest[19]，図形認識課題にはウェクスラー成人知能検査の積木模様検査[19]を外的基準となる検査に設定しました．

　結果，NCGG-FATを構成するいずれの検査も外的基準とした検査との有意な相関関係（r＝0.50〜0.84）を認めました．また，信頼性を確認したところ，各検査における級内相関係数は0.76〜0.94であり，いずれの検査についても良好な再検査信頼性を確認することができました[24]．

5. フレイルと心理検査

　フレイル高齢者が陥りやすい気分障害としてはうつ/うつ傾向があげられ，認知機能と同様に，フレイルとうつ/うつ傾向の間には相互の関係があるといわれています．フレイルとうつ/うつ傾向の関係をまとめたシステマティックレビューにおいては，横断研究においては相互関係において一貫した報告がなされている一方で，縦断研究においては統一された見解がないことが示されており，今後も縦断研究が必要であるとされています．また，相互関係においても見解は一貫していませんが，フレイルがうつ／うつ傾向の強力な予測因子であることにおいては，横断研究・縦断研究ともに一貫しており，フレイル高齢者における心理面の評価の必要性があるといえます．フレイル高齢者における心理検査（うつ傾向）としては，一般的に高齢者のうつ傾向を評価します．15-item Geriatric Depression Scale[25]やCenter for Epidemiologic Studies Depression Scale（CES-D）[26]が適しています．また，近年ではフレイル高齢者の要素の一つである易疲労性についても単独で評価できるFunctional Ability Scaleの下位項目であるMobility Tired Scale[27]が作成されていますが，まだ日本語訳されていないため注意が必要です．

文献

1) Fried LP, Ferrucci L, et al:Untangling the concepts of disability, frailty, and comorbidity: implications for improved targeting and care. *J Gerontol A Biol Sci Med Sci*, **59**:255-263, 2004.
2) Avila-Funes JA, Amieva H, et al:Cognitive impairment improves the predictive validity of the phenotype of frailty for adverse health outcomes: the three-city study. *J Am Geriatr Soc*, **57**:453-461, 2009.
3) Armstrong JJ, Stolee P, et al:Examining three frailty conceptualizations in their ability to predict negative outcomes for home-care clients. *Age Ageing*, **39**:755-758, 2010.
4) Auyeung TW, Lee JS, et al:Physical frailty predicts future cognitive decline - a four-year prospective study in 2737 cognitively normal older adults. *J nutr Health Aging*, **15**:690-694, 2011.
5) Samper-Ternent R, Al Snih S, et al:Relationship between frailty and cognitive decline in older Mexican Americans. *J Am Geriatr Soc*, **56**:1845-1852, 2008.
6) Aranda MP, Ray LA, et al:The protective effect of neighborhood composition on increasing frailty among older Mexican Americans: a barrio advantage? *J Aging Health*, **23**:1189-1217, 2011.
7) Raji MA, Al Snih S, et al:Cognitive status and future risk of frailty in older Mexican Americans. *J Gerontol A Biol Sci Med Sci*, **65**:1228-1234, 2010.
8) Gazzaniga MS:The Cognitive Neurosciences. A Bradford Book. Cambridge, Massachusetts, London: The MIT Press; 1995.
9) 山内俊雄：認知機能とは何か．精神医学, **44**:818-820, 2002.
10) Strauss E, Sherman E, et al:A Compendium of Neuropsychological Tests: Administration, Norms, and Commentary. 3rd ed. Oxford: Oxford University Press; 2006.
11) Wechsler D:Wechsler Memory Scale-Revised Manual. San Antonio, Texas: The Psychological Corporation; 1987.
12) 河村　満：認知症：神経心理学的アプローチ．中山書店．2012.
13) Barr RA, Giambra LM:Age-related decrement in auditory selective attention. *Psychol Aging*, **5**:597-599, 1990.
14) Kray J, Li KZ, et al:Age-related changes in task-switching components: the role of task uncertainty. *Brain Cogn*, **49**:363-381, 2002.
15) Lundin-Olsson L, Nyberg L, et al:" Stops walking when talking" as a predictor of falls in elderly people. *Lancet* **349**:617, 1997.
16) Lezak M:Neuropsychological assessment. 4th ed ed. New York: Oxford University Press; 2004.
17) Lezak A:The problem of assessing executive functions.

Int J Psychol, **17**:281-285, 1982.
18) Drag LL, Bieliauskas LA:Contemporary review 2009: cognitive aging. *J Geriatr Psychiatry Neurol* **23**:75-93, 2010.
19) Wechsler D:Wechsler Adult Intelligence Scale-Revised. New York: Psychological Corporation; 1981.
20) Caruso AJ, McClowry MT, et al:Age-related effects on speech fluency. *Semin Speech Lang* **18**:171-9; quiz 9-80, 1997.
21) Barresi BA, Nicholas M, et al:Semantic degradation and lexical access in age-related naming failures. *Aging Neuropsychol C*, **7**:169-178, 2000.
22) Rodriguez-Aranda C, Martinussen M:Age-related differences in performance of phonemic verbal fluency measured by Controlled Oral Word Association Task (COWAT): a meta-analytic study. *Dev Neuropsychol*, **30**:697-717, 2006.
23) Graham DP, Cully JA, et al:The Alzheimer's Disease Assessment Scale-Cognitive subscale: normative data for older adult controls. *Alzheimer Dis Assoc Disord* **18**:236-240, 2004.
24) Makizako H, Shimada H, et al:Evaluation of multidimensional neurocognitive function using a tablet personal computer: test-retest reliability and validity in community-dwelling older adults. *Geriatr Gerontol Int*, **13**:860-866, 2013.
25) Yesavage JA:Geriatric Depression Scale. *Psychopharmacol Bull*, **24**:709-711, 1988.
26) Weissman MM, Sholomskas D, et al:Assessing depressive symptoms in five psychiatric populations: a validation study. *Am J epidemiology*, **106**:203-214, 1977.
27) Avlund K, Holstein BE:Functional ability among elderly people in three service settings: the discriminatory power of a new functional ability scale. *Eur J Epidemiol*, **14**:783-790, 1998.
28) Robertson DA, Savva GM, et al:Frailty and cognitive impairment--a review of the evidence and causal mechanisms. *Ageing Res Rev*, **12**:840-851, 2013.
29) 鈴木隆雄（監），島田裕之（編）：基礎からわかる軽度認知障害（MCI）-効果的な認知症予防を目指して，医学書院，2015.

7 知的・社会活動検査とフレイル

大久保善郎

Q&A summary

Q. 高齢者の知的活動の状況を評価することにはどのような意味があるのですか？
高齢期における知的活動の活発さを評価することは，現在の認知機能や将来の認知症リスクについての手がかりとなり，行動変容を促すことができます．

Q. 高齢者の社会活動はなぜフレイルと関連するのですか？
社会活動に伴う社会的ネットワークや社会的サポートの向上が高齢者の心理面に好影響を及ぼすこと，社会交流が盛んなほど社会的によく思われる（≒健康的な）生活習慣を保ちやすいことがあげられます．

Q. 知的・社会活動の状況を客観的に評価することはできるのですか？
簡単な質問紙を用いることにより，数値として活動状況を把握することができます．

1. 知的活動とフレイル

　フレイルには，身体的フレイル，精神的フレイル，社会的フレイルがあります[1]．知的活動に取り組むことで最も予防効果が期待できる部分は精神的フレイルでしょう．精神的フレイルの中核的要素として軽度認知障害（mild cognitive impairment：MCI）があげられます．記憶能力の低下が加速し始めてから，実際に認知症と診断されるまでには約7〜10年の期間があると言われており[2,3]，MCIまたはそれ以前から早期の対策が求められます．

　近年，様々な読書や音楽演奏など知的活動が認知症予防に有効であることを示唆する研究成果が報告されています．Verghesesらは，469名の高齢者を約5年間追跡した結果[2]，文章を読むこと，楽器の演奏，ボードゲーム（チェスなど）の知的活動がそれぞれ単独で認知症発症リスク低下と関連することを報告しました（図1）．また，身体活動のなかではダンスのみが認知症発症リスク低下と関連していましたが，ダンスはリズミカルな非日常的な動作の習得という点で，楽器の演奏に類似した知的活動の側面があるものと考えられます．また，知的活動性が低いことが数年後のIADL障害やADL障害のリスクを高めるという報告もされています[4]．

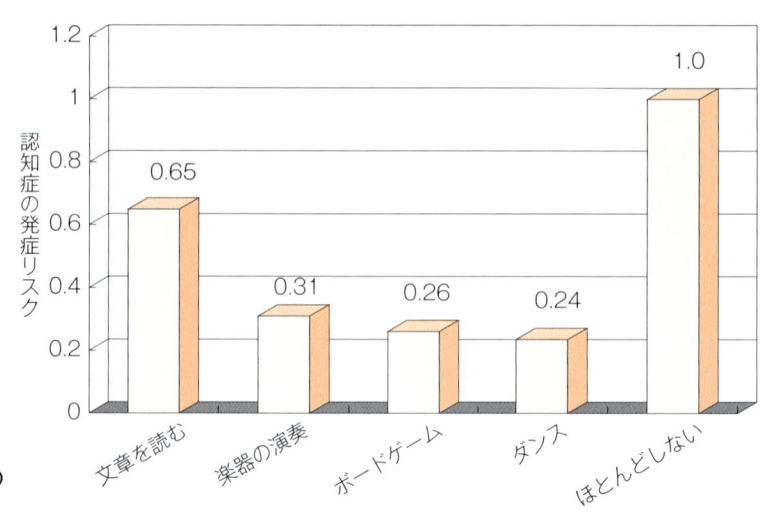

図1 知的活動と認知症の発症リスク[2]

表1 老研式活動能力指標

分類	項目	配点 1	配点 0
手段的自立	1 バスや電車を使って一人で外出ができますか	はい	いいえ
	2 日用品の買い物ができますか	はい	いいえ
	3 自分で食事の用意ができますか	はい	いいえ
	4 請求書の支払ができますか	はい	いいえ
	5 銀行預金，郵便貯金の出し入れが自分でできますか	はい	いいえ
知的能動性	6 年金などの書類が書けますか	はい	いいえ
	7 新聞などを読んでいますか	はい	いいえ
	8 本や雑誌を読んでいますか	はい	いいえ
	9 健康についての記事や番組に関心がありますか	はい	いいえ
社会的役割	10 友達の家を訪ねることがありますか	はい	いいえ
	11 家族や友達の相談にのることがありますか	はい	いいえ
	12 病人を見舞うことができますか	はい	いいえ
	13 若い人に自分から話しかけることがありますか	はい	いいえ

2. 知的活動の検査

(1) 老研式活動能力指標

　老研式活動能力指標は，1987年に古谷野らにより開発されました（表1）．書類の記入，新聞，雑誌や本を読むこと，健康についての記事や番組への関心という「知的能動性」の評価項目が含まれています．老研式活動能力指標では，「手段的自立」，「知的能動性」，「社会的役割」の3つの高次生活能力を，13項目の質問により評価します．質問には，「できますか」と能力を問う項目と，「ことがありますか」という実行状況を問う項目があります．そのため，実行状況の質問に対しては，やろうとすればできる場合であっても「いいえ」という回答になることもあります．評価は「はい」という回答を1点として，分類ごとの小計と全13項目の合計点を算出します．藤原らの研究では，各分類の満点に満たない場合を障害として，知的能動性や社会的役割の障害がある場合，その後8年間に

表2　フロリダ認知活動スケール[5]

項目／選択肢	1度もない	1年以上ない	月1回未満	月1〜4回	月5回以上	毎日
1　囲碁・将棋，トランプ等の知的ゲームをする A	0	0	1	2	3	4
2　麻雀等のスキルと運のボードゲームをする	0	0	1	2	3	4
3　クロスワードパズルや折句を解く A	0	0	1	2	3	4
4　テレビを見る／ラジオを聴く B	0	0	1	2	3	4
5　音楽を聴く B	0	0	1	2	3	4
6　ガーデニングをする	0	0	1	2	3	4
7　新聞（ニュース）を読む B	0	0	1	2	3	4
8　本／記事を読む AB	0	0	1	2	3	4
9　手紙を書く A	0	0	1	2	3	4
10　電話する／訪問する A	0	0	1	2	3	4
11　美術品やクラフトを創作する A	0	0	1	2	3	4
12　美術品やクラフトのキットを用いる A	0	0	1	2	3	4
13　複雑な日曜大工をする	0	0	1	2	3	4
14　簡単な日曜大工をする	0	0	1	2	3	4
15　新しいレシピで料理を作る A	0	0	1	2	3	4
16　慣れた料理を作る AB	0	0	1	2	3	4
17　議論をする	0	0	1	2	3	4
18　授業を受ける	0	0	1	2	3	4
19　投資を管理する	0	0	1	2	3	4
20　日常的な会計をする	0	0	1	2	3	4
21　慣れない場所を歩く／運転する A	0	0	1	2	3	4
22　慣れた場所を歩く／運転する B	0	0	1	2	3	4
23　社交的な集会（老人会等）に参加する	0	0	1	2	3	4
24　教会／宗教活動に参加する A	0	0	1	2	3	4
25　買い物をする B	0	0	1	2	3	4

A：高負荷認知活動，B：高頻度認知活動

手段的自立障害を発生するリスクが約1.4倍となることが報告されています[4]．

（2）フロリダ認知活動スケール

　フロリダ認知活動スケール（The Florida Cognitive Activities Scale：FCAS）は，2005年にSchinkaらによって開発されました（表2）[5]．25の質問項目について，活動状況を「1度もない・1年以上ない（0点）」から「毎日（4点）」の5段階で回答します．FCASの評価には，合計点（0〜100点）に加えて「高負荷認知活動」，「高頻度認知活動」，「メンテナンス指数」の下位尺度を求めることができます．高負荷認知活動は，新しいレシピで料理を作るなど新たな学習が求められる認知的負荷の高い活動で，Aの項目の合計を算出します（0〜40点）．高頻度認知活動は，慣れた料理を作るなど日常生活で頻繁に行われる認知的活動で，Bの項目の合計を算出します（0〜32点）．メンテナンス指数は，以前と比較したときの活動の保持具合を示す指標で，現在行っている活動数（1〜4と回答した数）を行ったことのある活動数（25−「一度もない」に回答した数）で割ります（0〜1点）．図2に，米国高齢者における，普通，物忘れあり，MCI，アルツハ

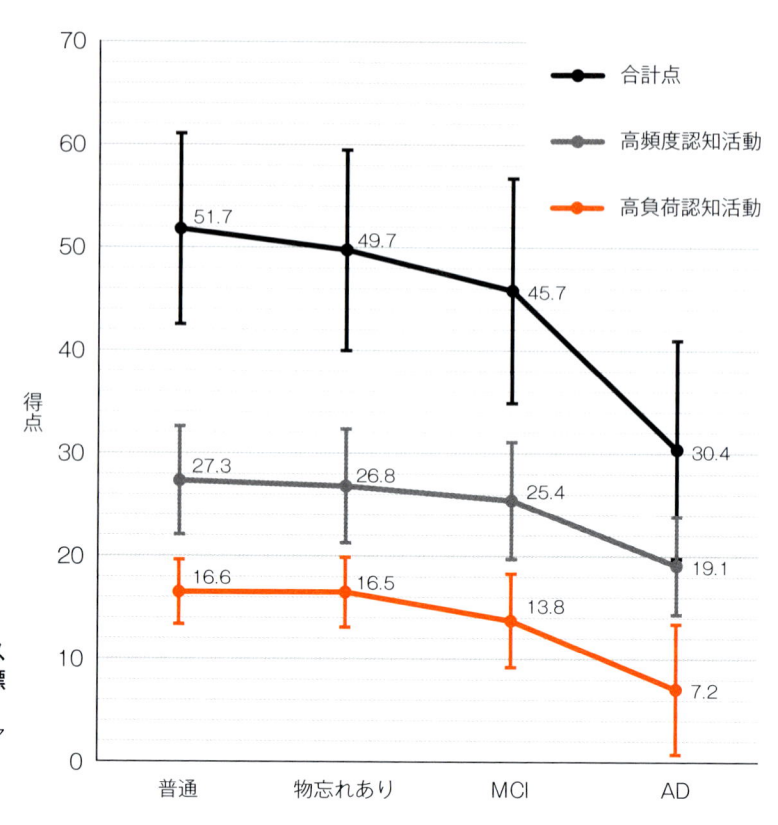

図2 フロリダ認知活動スケールの平均値と標準偏差
MCI：軽度認知障害，AD：アルツハイマー病患者
(Schinka[6] らより作図)

イマー病患者の平均値と標準偏差を参考値として示します．標準偏差の間であればその集団の一般的な値です．メンテナンス指数については，0.8点であれば2割の活動が減少していることを示します．また，複数回にわたり評価することで活動状況の変化を確認することも可能です．

FCASは世界的にみて数少ない知的活動の評価法であり，認知機能や記憶検査，抑うつ，海馬萎縮との関連があり，妥当性と信頼性が確認されています．欠けている知的活動の実行を促すことで教育効果も期待できるでしょう．一方で，認知症との因果関係が証明されたわけではないことや日本での検討がされていないことに注意が必要です．

3. 社会活動（関係）とフレイル（疾患への脆弱性）

社会関係が質的・量的に低いことは，循環器疾患の発症と悪化，心筋梗塞の再発，アテローム（粥腫）発生，自律神経系の障害，高血圧，癌，外傷からの回復遅延など，様々な健康障害を引き起こしやすくなることが報告されています[7]．動物実験でも，1匹だけで飼育された孤独なマウスは，5匹一緒に生活しているマウスよりも心筋梗塞に対する脆弱性が高い（細胞死や炎症が多い）ことが報告されています[8]．ヒトを対象とした研究においても，社会的に孤立した人は，そうでない人よりも脳卒中後1年間の死亡率が高いことが報告されています．緊張や怒りという感情が心拍数を上昇させることは誰もが経験的に知っていますが，孤独感や抑うつ，不安などのネガティブな感情も，自律神経系の亢進

いきいき社会活動チェック表　　あなたも挑戦　　【男性用】

あなたの家庭の外での、人とふれあう活動が、同年代の人と比べて、活発であるかどうかを判定することができます。

<やり方>
①下のいろいろな日常の活動について、「時々またはいつもしている」または「していない」のどちらかに〇をつけてください。
②それぞれの分野ごとに、「時々またはいつもしている」の〇の数を数えて合計点数を出してください。
③右のいきいき社会活動判定表で、あなたの年齢、点数の色を見て判定します。
　社会活動の種類によって、4側面での判定ができます。
　個人的活動から仕事までやってみましょう。

<判定表の書き方>
①あなたの年齢に〇をつけ縦の線をなぞりましょう。
②合計点数に〇をつけ横の線をなぞりましょう。
③両方の線の交わった点のあるまわりの色が、あなたの活発度です。

個人活動

日常の活動	時々またはいつもしている	していない
近所つきあい	1	0
生活用品や食料品の買い物（近所での買い物）	1	0
デパートでの買い物	1	0
近くの友人・友達・親戚を訪問	1	0
遠方の友人・友達・親戚を訪問	1	0
国内旅行	1	0
外国旅行	1	0
お寺まいり（神社仏閣へのおまいり）	1	0
スポーツや運動	1	0
レクリエーション活動	1	0

個人活動　合計 [　　] 点

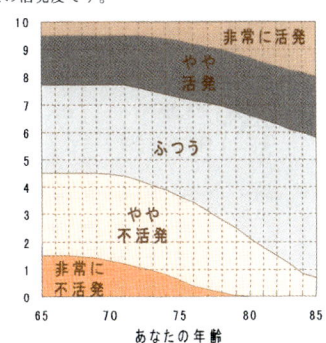

社会参加・奉仕活動

日常の活動	時々またはいつもしている	していない
地域行事（お祭り・盆踊りなど）への参加	1	0
町内会や自治会活動	1	0
老人会（老人クラブ）活動	1	0
趣味の会など仲間うちの活動	1	0
奉仕（ボランティア）活動	1	0
特技や経験を他人に伝える活動	1	0

社会参加・奉仕活動　合計 [　　] 点

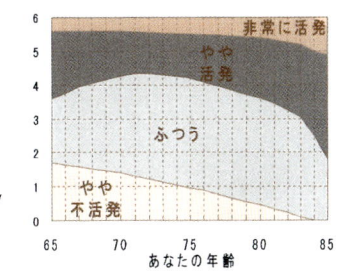

学習活動

日常の活動	時々またはいつもしている	していない
老人学級・老人大学への参加	1	0
カルチャーセンターでの学習活動	1	0
市民講座・各種研修会・講演会への参加	1	0
シルバー人材（能力活用）センター活動	1	0

学習活動　合計 [　　] 点

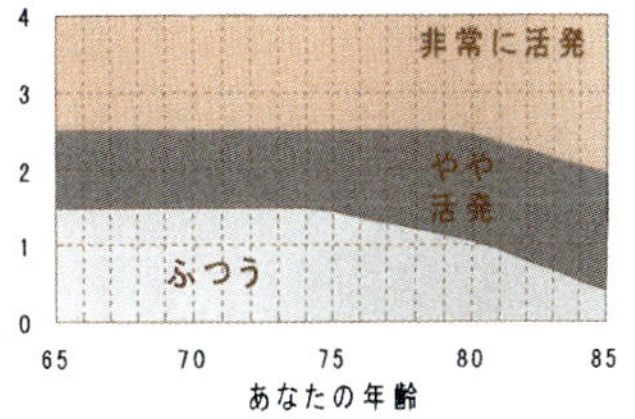

仕事

活動	あり	なし
収入のある仕事についていますか	1	0

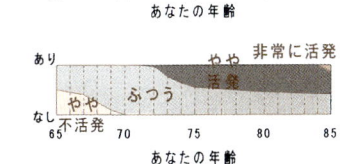

<判定結果の見方>
やや活発・非常に活発の方：あなたの社会活動は、同年代の人より活発です。
ふつうの方：あなたの社会活動は、同年代の人と同じくらいの活発さです。
やや不活発・非常に不活発の方：あなたの社会活動は、同年代の人より不活発です。

　個人活動、社会参加・奉仕活動、学習活動、仕事の4つの分野で、活発な分野はますますのばし、**不活発な分野は少し意識して参加するようにしてみましょう。** なお、持病のある方は、主治医に相談して無理をし過ぎないようにしましょう。

図3　いきいき社会活動チェック表（男性表）
女性用は「いきいき社会活動チェック表：利用の手引き」[16] を参照

日本語版 LSNS-6

家族　ここでは，家族や親戚などについて考えます．
1. 少なくとも月に1回，会ったり話をしたりする家族や親戚は何人いますか？
   0＝いない　1＝1人　2＝2人　3＝3，4人　4＝5～8人　5＝9人以上
2. あなたが，個人的なことでも話すことができるくらい気楽に感じられる家族や親戚は何人いますか？
   0＝いない　1＝1人　2＝2人　3＝3，4人　4＝5～8人　5＝9人以上
3. あなたが，助けを求めることができるくらい親しく感じられる家族や親戚は何人いますか？
   0＝いない　1＝1人　2＝2人　3＝3，4人　4＝5～8人　5＝9人以上

友人関係　ここでは，近くに住んでいる人を含むあなたの友人全体について考えます．
4. 少なくとも月に1回，会ったり話をしたりする友人は何人いますか？
   0＝いない　1＝1人　2＝2人　3＝3，4人　4＝5～8人　5＝9人以上
5. あなたが，個人的なことでも話すことができるくらい気楽に感じられる友人は何人いますか？
   0＝いない　1＝1人　2＝2人　3＝3，4人　4＝5～8人　5＝9人以上
6. あなたが，助けを求めることができるくらい親しく感じられる友人は何人いますか？
   0＝いない　1＝1人　2＝2人　3＝3，4人　4＝5～8人　5＝9人以上

LSNS-6の総得点は，これらの6項目の各点数を均等に加算して求めます．総得点の範囲は0点～30点です．

図4 Lubben Social Network Scale 短縮版（LSNS-6）[18]

による血圧や心拍の上昇，ストレスホルモン（副腎皮質刺激ホルモン，コルチゾール）の増加などにより血小板活性を高めます[9]．血小板活性が高まると，血液が凝集して血管内に粥状（アテローム性）の隆起（プラーク）や血栓を形成しやすい状況になります．プラークから遊離した血栓が血管を通り，心臓の冠状動脈で詰まると心筋梗塞や狭心症，脳の血管で詰まると脳血管疾患が発症するというメカニズムが考えられています[9]．

社会関係の希薄さと疾患への脆弱性の関係には，行動学的な要因も関連しています．社会的に孤立した人は，喫煙，身体的不活動や座位中心の生活，過度の飲酒や食事，医師の処方に対するコンプライアンスの低さなど非健康的な生活習慣を有することもあります[9-11]．良好な社会関係のなかで生活している人は，そうでない人よりも，社会的によいと思われる（≒健康的な）生活スタイルを保持しやすいこともあるでしょう．

4. 社会活動の検査

(1) いきいき社会活動チェック表

いきいき社会活動チェック表（以下，チェック表）は，高齢者自身が自分の社会活動の活発さを自己判定し，自己の社会活動の活発さを高める契機となるように開発されたものです（図3）[12]．チェック表は，①社会活動の動機づけ，②閉じこもり高齢者の発見，③地域や集団特性の評価に利用が可能です．チェック表は，社会活動を「家庭外での対人活動」と定義し，「個人活動」，「社会参加・奉仕活動」，「学習活動」，「仕事」の4領域の社会活動について活動頻度を自己記入します．評価には，単純に項目数を数えた絶対評価と，同年代の高齢者と比較した際の相対評価を，二次元に組み合わせた簡便なグラフに書き込みます（図3）．相対評価の基準は各年齢階級のパーセンタイル値によって，非常に不活発（＜5％），やや不活発（5％～25％），ふつう（25％～75％），やや活発（75％～95％），非常に活発（95％＜）に分けられており，自分の相対的な活発さを直感的かつ

客観的に確認することができます．また，自分の活発さが低いと感じた際に，チェックできなかった項目のなかから自分にできそうな社会活動を探すことができます．なお，チェック表の再現性や妥当性については 5,201 名の高齢者を対象とした 2 度の調査によりある程度確認されています[13]．また，チェック表を用いた研究では社会活動が多い高齢者ほど QOL が高いこと[14]，交通機能の充実した市街地に居住する高齢者ほど社会活動性が高いこと[15]が報告されています．

(2) Lubben Social Network Scale 短縮版（LSNS-6）

LSNS は，高齢者のソーシャルネットワーク尺度として，1988 年に Lubben ら[17]により開発されました．LSNS-6 はその短縮版で，高い実用性のある社会的孤独のスクリーニング尺度として国際的に広く使用されており，2011 年に栗本ら[18]により和訳されました．LSNS-6 の質問項目は，家族ネットワークに関する 3 項目，友人などの非家族ネットワークに関する 3 項目の計 6 項目について，それぞれ 6 件法でネットワークの人数を回答します．LSNS-6 では単なる人数ではなく，高齢者にとって特に重要な情緒的・手段的なサポートが期待できるネットワークのサイズ（接触頻度を含む）を評価します．得点範囲は 0 〜 30 点で，得点が高いほうがソーシャルネットワークは大きく，12 点未満は社会的孤立を意味するとされています．また，LSNS-6 は抑うつや自殺の危険性と関連することも報告されています[18]．

文献

1) 鳥羽研二：高齢者のフレイルとは（特集 高齢者のフレイル（虚弱）とリハビリテーション）．*MB medical reha*, **170**:1-5, 2014.
2) Verghese J, Lipton RB, et al:Leisure activities and the risk of dementia in the elderly. *NEJM*, **348(25)**:2508-2516, 2003.
3) Elias MF, Beiser A, et al:The preclinical phase of alzheimer disease: A 22-year prospective study of the Framingham Cohort. *Archives of neurology*, **57(6)**:808-813, 2000.
4) Fujiwara Y, Shinkai S, et al:Longitudinal changes in higher-level functional capacity of an older population living in a Japanese urban community. *Archives of gerontology and geriatrics*, **36(2)**:141-153, 2003.
5) Schinka JA, McBride A, et al:Florida Cognitive Activities Scale. initial development and validation. *J Int Neuropsychol Soc*, **11(1)**:108-116, 2005.
6) Schinka JA, Raj A, et al:Cross-validation of the Florida Cognitive Activities Scale (FCAS) in an Alzheimer's disease research center sample. *J Geriatr Psychiatry Neurol*, **23(1)**:9-14, 2010.
7) Umberson D, Montez JK:Social relationships and health: a flashpoint for health policy. *J Health Soc Behav*, **51**:54-66, 2010.
8) DeVries AC, Joh HD, et al:Social stress exacerbates stroke outcome by suppressing Bcl-2 expression. *PNAS*, **98(20)**:11824-11828, 2001.
9) Everson-Rose SA, Lewis TT:Psychosocial factors and cardiovascular diseases. *Annu Rev Public Health*, **26**:469-500, 2005.
10) Anda RF, Williamson DF, et al:Depression and the dynamics of smoking. A national perspective. *JAMA*, **264(12)**:1541-1545, 1990.
11) Lobstein DD, Mosbacher BJ, et al:Depression as a powerful discriminator between physically active and sedentary middle-aged men. *J Psychosom Res*, **27(1)**:69-76, 1983.
12) 尾島 俊，柴崎 智・他：いきいき社会活動チェック表の開発．公衆衛生, **62(12)**:894-899, 1998.
13) 橋本 修，青木 利・他：高齢者における社会活動状況の指標の開発．日公衛誌, **44(10)**:760-768, 1997.
14) 森下 路，川崎 涼・他：後期高齢女性の QOL と居住歴・生活・健康状態との関連．保健学研究, **19(2)**:31-41, 2007.
15) 高橋 美，柴崎 智・他：老人クラブ会員の社会活動レベルの現状．日公衛誌, **50(10)**:970-979, 2003.
16) 大野良之：いきいき社会活動チェック表．利用の手引き，1998.
17) Lubben J:Assessing social networks among elderly populations. *Family & community health*, **11(3)**:42-52, 1988.
18) 栗本 鮎，栗田 主・他：日本語版 Lubben Social Network Scale 短縮版 (LSNS-6) の作成と信頼性および妥当性の検討．日老医誌, **48(2)**:149-157, 2011.

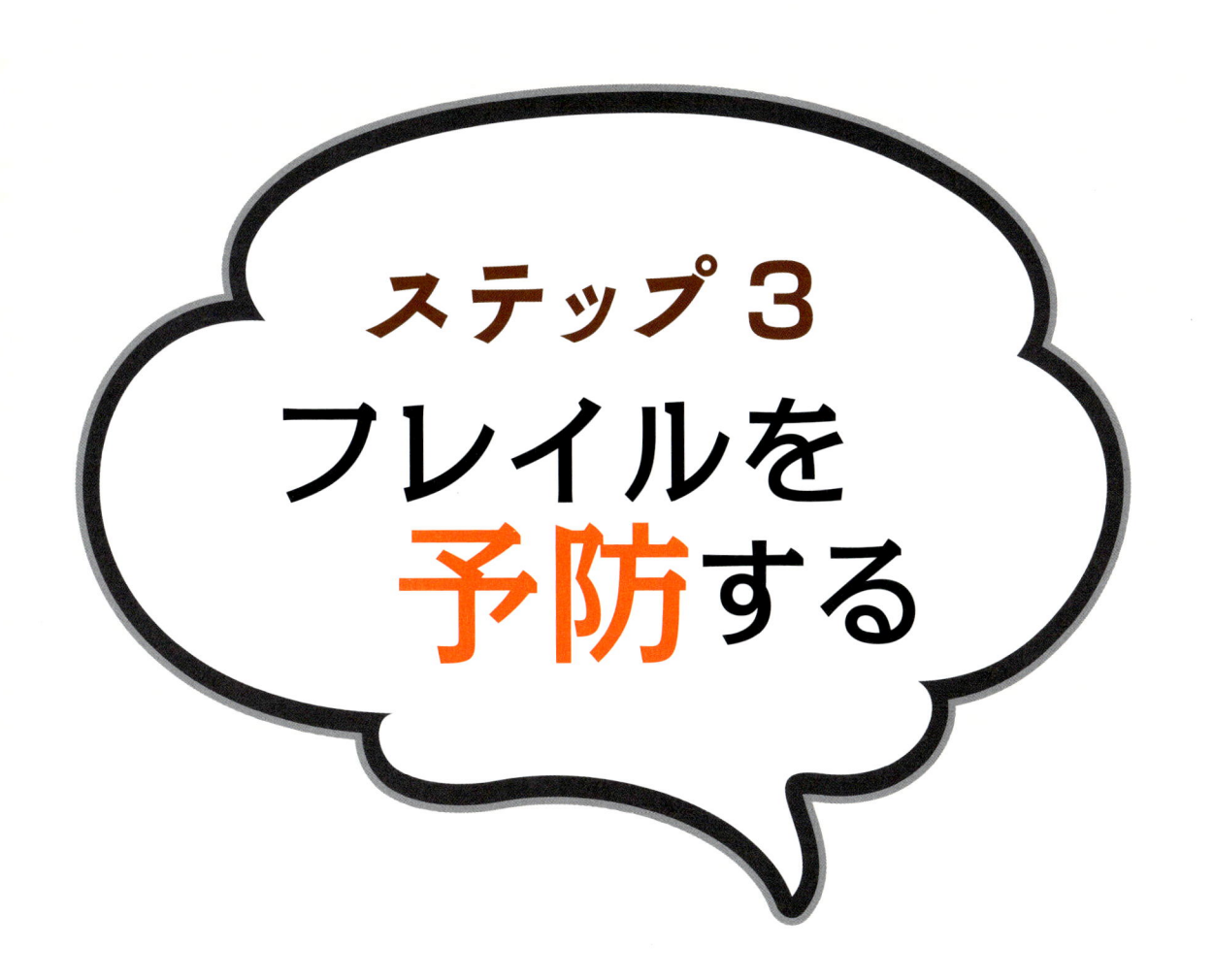

ステップ3
フレイルを予防する

1 筋量・筋力向上によるフレイル予防

山田　実

Q&A summary

Q. フレイルの予防・改善に最も効果的な介入は何ですか？
　運動です．とくに筋力を強化するようなレジスタンストレーニングが効果的といえます．

Q. レジスタンストレーニング以外に有用な介入方法はありますか？
　ウォーキングやサイクリングといった，簡便かつ継続できる運動も効果的です．

はじめに

　フレイルは身体的，精神的，それに社会的な3つの側面によって構成されています．一般的には，身体的フレイルを指してフレイルと定義される場合が多く，フレイルのスクリーニングとして有名なFriedらが作成したものも，比較的身体的フレイルに偏った内容となっています[1]．そして，このフレイルの有病率は加齢とともに増加するといわれており，80歳以上では約30％もの方がフレイルに該当するといわれています[1]．本稿では，フレイル（おもに身体的フレイル）の予防・改善に向けた運動介入の効果について解説をします．

1. フレイル予防・改善のための筋力トレーニング

　一般的に，フレイルの予防として運動介入が有用であると考えられています．ここでは，対象者の選定にフレイルの基準が記載してあり，かつ介入として筋力トレーニングが含まれている論文のレビューを行いました（表1）．

　採用したのは17論文です[2〜18]．介入期間は短いもので8週となっており2論文，次いで10週のものが5論文，12週のものが7論文，20週のものが2論文，そして最も長かったものが50週で1論文でした．介入時間は60分程度のものが最も多く，ほぼ40〜90分程度となっていました．介入頻度は週に2〜3回に設定しているものが多く，比較的高頻度で実施していました．総実施回数は最も少ないもので10回，24〜36回に設定しているものが多く，最も回数が多かった論文は150回となっていました．

　アウトカムの一つに筋力の指標を含めていた論文は12あり，うち11論文（92％）で筋力増強効果を認めていました．同様にアウトカムに移動能力を含めていた論文は13あ

表1：フレイルに対する運動介入の効果

文献番号	著者	対象者	年齢	対象者数	介入時間	介入頻度	介入期間	介入内容	アウトカム 筋力	アウトカム 移動能力	アウトカム ADL
2	Baum EE 2003	施設入所者 65歳以上 何らかの疾病を有する	介入群：88（75-96） コントロール群：88（78-99）	介入群：11 コントロール群：9	60分	週に3回	50週	筋力トレーニング	―	○	
3	Binder EF 2005	78歳以上 運動機能低下 IADL低下	介入群：83±3 コントロール群：83±4	介入群：n＝53 コントロール群：n＝38	90分	週に3回	12週	漸増抵抗運動	○	―	
4	Boshuizen HC 2005	下肢筋力低下者	高頻度群：80.0±6.7 低頻度群：79.3±7.0 コントロール群：77.2±6.5	高頻度群：n＝24 低頻度群：n＝26 コントロール群：n＝22	40分	高頻度群：週に2回 低頻度群：週に1回	10週	下肢の筋力トレーニング	高頻度○ 低頻度○	高頻度○ 低頻度○	
5	Doner T 2007	施設入所者 75歳以上	介入群：86.7±6.1 コントロール群：86.9±5.7	介入群：15 コントロール群：15	50分	週に3回	10週	筋力トレーニング，バランストレーニング	○	―	×
6	Faber MJ 2006	Friedの基準でpre-frailおよびfrail	歩行トレーニング群：85.4±5.9 バランストレーニング群：84.4±6.4 コントロール群：84.9±5.9	歩行トレーニング群：n＝66 バランストレーニング群：n＝80 コントロール群：n＝92	60分	週に2回 ＊最初の4週間は週に1回	20週	機能手的歩行訓練 バランストレーニング	―	○	○
7	Gine-Garriga M 2010	80歳以上 身体的フレイル者（歩行能力低下もしくは下肢筋力低下者）	介入群：83.9±2.3 コントロール群：84.1±3.0	介入群：n＝22 コントロール群：n＝19	45分	週に2回	12週	レジスタンストレーニング，バランストレーニング	○	○	○
8	Hauer K 2003	75歳以上 転倒による外傷経験 整形外科的疾患を有する女性	介入群：82.2±4.1 コントロール群：82.1±4.8	介入群：n＝31 コントロール群：n＝26	―	週に3回	12週	高強度の漸増抵抗運動	○	○	×
9	Latbam NK 2003	65歳以上 一つ以上の健康障害 ADLの制限 最近の転倒経験	介入群：80（79-81） コントロール群：78（77-80）	介入群：n＝120 コントロール群：n＝123		週に3回	10週	ホームエクササイズ レジスタンストレーニング（1RMの60-80%）	×	×	―
10	Meuleman JR 2000	60歳以上 ADLに制限を有する	介入群：74.1（60-90） コントロール群：76.9（60-97）	介入群：26 コントロール群：32	―	週に5回 ＊レジスタンストレーニングを週に3回 有酸素運動を週に2回	8週	●レジスタンストレーニング 等速性運動 ●有酸素運動 上肢エルゴメーターと踏み台昇降運動	○	―	―
11	Pollock R 2012	過去1年に2回以上の転倒歴もしくは過去1年に1回転倒経験＋TUG＞15秒	介入群：80.0±1.3 コントロール群：82.2±1.3	介入群：n＝38 コントロール群：n＝26	65分	週に3回	8週	全身振動運動 ＊レジスタンストレーニング，バランストレーニングは両群ともに実施	―	○	―
12	Rosendahl E 2006	65歳以上 ADLに何らかのサポートが必要 MMSE≧10	エクササイズ＋プロテイン群：85.0±6.7 エクササイズ群：85.5±5.5 プロテイン群：82.9±6.4 コントロール群：85.6±7.0	エクササイズ＋プロテイン群：n＝46 エクササイズ群：n＝45 プロテイン群：n＝50 コントロール群：n＝50	40分	週に5回	12週	●エクササイズ 高強度の機能的エクササイズ（筋力，バランス，歩行） ●プロテイン 15.7gのプロテイン摂取	エクササイズ：○	エクササイズ：○	
13	Rydwik E 2008	75歳以上 5%の体重減少もしくはBMI≦20 低い身体活動	トレーニング群：83.5±3.7 栄養カウンセリング群：83.1±4.5 トレーニング＋栄養カウンセリング群：83.1±4.0 コントロール群：82.9±4.0	トレーニング群：n＝25 栄養カウンセリング群：n＝23 トレーニング＋栄養カウンセリング群：n＝25 コントロール群：n＝23	60分	週に2回	12週	●トレーニング 有酸素運動 レジスタンストレーニング（1RMの60-80%） ●栄養カウンセリング	トレーニング群：○ 栄養カウンセリング群：× トレーニング＋栄養カウンセリング群：○ コントロール群：×	トレーニング群：○ 栄養カウンセリング群：× トレーニング＋栄養カウンセリング群：× コントロール群：×	―

○：介入効果あり，×：介入効果なし，―：測定していない

（次頁つづく）

ステップ3

1. 筋量・筋力向上によるフレイル予防

表1 つづき

14	Seymmes O 2004	施設入所者 70歳以上	高強度群：83.3±2.8 中強度群：80.7±2.3 コントロール群：80.3±2.0	高強度群：8 中強度群：6 コントロール群：8	—	週に3回	10週	●高強度群 1RMの80%の負荷 ●中強度群 1RMの40%の負荷	—	○	×
15	Timonen L 2002	75歳以上 女性 移動能力低下者	介入群：82.6±3.7 コントロール群：83.5±4.1	介入群：n=34 コントロール群：n=34	90分	週に2回	10週	漸増抵抗運動	○	○	—
16	Venturelli M 2010	65歳以上 ADLに制限を有する MMSE：15-25	介入群：83.3±6.7 コントロール群：84.1±5.8	介入群：15 コントロール群：15	45分	週に3回	12週	レジスタンストレーニング（1RMの50%）	○	—	○
17	Vestergaard C 2008	75歳以上 非活動的 歩行・運動機能低下者	介入群：81.0±3.3 コントロール群：82.7±3.8	介入群：n=25 コントロール群：n=28	26分	週に3回	20週	筋力トレーニング、バランストレーニング	○	○	—
18	Zech A 2012	65-94歳 Friedの基準でpre-frail	ストレングストレーニング群：77.8±6.1 パワートレーニング群：77.4±6.2 コントロール群：75.9±7.8	ストレングストレーニング群：n=23 パワートレーニング群：n=24 コントロール群：n=22	60分	週に2回	12週	●ストレングストレーニング群 平均的な速度で動かす筋力トレーニング ●パワートレーニング群 素早く動かす筋力トレーニング	ストレングストレーニング群：○ パワートレーニング群：○		

○：介入効果あり，×：介入効果なし，—：測定していない

り，うち11論文（85%）で移動能力の向上効果を認めていました．また，バランス能力の指標を測定していた論文は10あり，うち7論文（70%）でバランス能力向上効果を認めていました．そして，フレイルの指標として最も重要な日常生活活動（activity of daily living：ADL）を調査していたものは6論文であり，うち3論文（50%）でADLの改善効果が認められています．何らかの筋力評価を行い，かつADLのアセスメントを行っていた論文は4論文あり，いずれも筋力増強効果は認めていますが，ADLの改善に至ったのは2論文（50%）でした．これらのことより，現時点ではフレイルな高齢者に対して筋力トレーニングを行い，筋力増強が得られることで移動能力およびバランス能力は改善するといえそうですが，ADLに関しては必ずしも改善するとは言い切れない結果となりました．

以上より，フレイルな高齢者に対する運動介入のあり方を考えると，①筋力トレーニングは積極的に取り入れるべき，②1回の介入時間は60分，③介入頻度は週に2～3回，④介入期間は12週間以上とすることが推奨されます．

2. フレイル予防・改善のためには高負荷なトレーニングが必要か

　フレイルに限定せず，高齢者を対象にレジスタンストレーニングの効果を検証したコクランのシステマティックレビューによれば[19]，レジスタンストレーニングには種々の身体的，精神的アウトカムに対してポジティブな効果があることが認められています．また，ここでは負荷量の検証も行われており，やはり高強度で実施したほうがアウトカムによりポジティブな効果を示すことが報告されています．しかしながら，健常な高齢者とフレイルな高齢者とでは，同じ運動を行っても身体にかかる負担は異なり，80歳以上の高齢者では3METsの運動であっても高強度運動に相当することが報告されています[20]．筆者らは比較的虚弱な集団に対して，さらにTimed Up and Go Test（TUG）>13.5秒，≦13.5秒で2群に分類して，同様の運動介入を実施したところ（週2回，1回あたり

60分間，50週，主にレジスタンストレーニング），両群ともに骨格筋量は増加するものの，より身体機能の向上効果が顕著だったのはTUG>13.5秒のよりフレイルな集団でした[21]．また，Seymmesらはフレイルな高齢者を対象に，10週間における中強度運動群（1RMの40%）および高強度運動群（1RMの80%）の効果を比較したところ，筋力や身体機能は両群ともに改善し，筋力は高強度運動群でより改善度が高かったが，パフォーマンスに関しては両群間の効果に差は認められなかったことを報告しています[14]．強度とは異なりますが，Zechらはフレイルな高齢者を対象に，12週間におけるストレングストレーニング群（一定速度で動かす）とパワートレーニング群（素早く動かす）の効果を比較し，いずれも同様に身体機能は向上しましたが，両群間の効果に差は認められなかったと報告しています[18]．このようなことから，フレイルな高齢者に対しては，必ずしも高強度でトレーニングを実施する必要はなく，比較的低負荷な運動でも十分に効果が得られる可能性が示唆されています．

3. フレイル予防・改善のためのウォーキングプログラム

　前述のように，80歳以上の高齢者では3METsの運動であっても高強度に相当することから，ウォーキングを主体としたトレーニングプログラムでも身体機能を向上させるような効果がある可能性があります．Talbotらは高齢膝関節症患者を対象に，1日あたりの歩数を4週間ごとに10%ずつ増加させるといったプログラムを12週間実施したところ，1日あたりの歩数は3,519歩から4,337歩に約23%増加し，筋力や歩行能力の改善に至ったことを報告しています（標準化効果量は0.2〜0.3程度）[23]．同様に，筆者らは要支援・要介護認定を受けたフレイルな高齢者に対して，1日あたりの歩数を4週間ごとに10%ずつ増加させるといったプログラムを24週間実施したところ，1日あたりの歩数は2,031歩から3,726歩に約83%増加し，下肢骨格筋量の増加や歩行能力の改善に至ったことを報告しました（標準化効果量は0.2〜0.3程度）[24]．このように，日々の活動量を増加させるといった非常にシンプルな介入であっても，身体機能低下を認める高齢者やフレイルな高齢者に対しては身体機能向上に際して有用なプログラムとなる可能性があります．

　なお，このウォーキングプログラムのようなシンプルな介入は，教室型の運動介入とは異なり，大規模に実施できるという可能性を秘めています．はじめに述べたように，80歳以上の約30%はフレイルな高齢者とされており，プレフレイルの状態まで含めると極めて多くの高齢者に対して予防介入を行う必要があります．レジスタンストレーニングが身体機能向上に及ぼす効果の標準化効果量は概ね"1.0"前後であり，このようなトレーニングの効果にはかなわないものの，大規模に実施できる可能性を考えるとウォーキングプログラムも効果的な取り組みになると考えられます．

　このような背景を受け，筆者らは運動（身体活動）以外にも食事と睡眠に対しても意識を向け，ライフスタイルを改善させることで介護予防（フレイル予防）を実現させることを目的に，地方自治体と連携を図りながら実際の介護予防事業の一つとしてウォーキングプログラムを導入しています．これらはすべて遠隔地で管理し，月に1度の頻度で歩数，食事，睡眠などの健康記録用紙（図1）を管理センターに郵送にて送付し，管理者は集計

年

月

健康記録用紙

お名前:

記録用紙の書き方

1日 5,456歩
多い ふつう 少ない
満足 不満
8 時間

	日	月	火	水	木	金	土
歩数	日 歩	日 歩	日 歩	日 歩	日 歩	日 歩	日 歩
食事	多い ふつう 少ない	多い ふつう 少ない	多い ふつう 少ない	多い ふつう 少ない	多い ふつう 少ない	多い ふつう 少ない	多い ふつう 少ない
睡眠	満足 不満 時間	満足 不満 時間	満足 不満 時間	満足 不満 時間	満足 不満 時間	満足 不満 時間	満足 不満 時間
メモ							
歩数	日 歩	日 歩	日 歩	日 歩	日 歩	日 歩	日 歩
食事	多い ふつう 少ない	多い ふつう 少ない	多い ふつう 少ない	多い ふつう 少ない	多い ふつう 少ない	多い ふつう 少ない	多い ふつう 少ない
睡眠	満足 不満 時間	満足 不満 時間	満足 不満 時間	満足 不満 時間	満足 不満 時間	満足 不満 時間	満足 不満 時間
メモ							
歩数	日 歩	日 歩	日 歩	日 歩	日 歩	日 歩	日 歩
食事	多い ふつう 少ない	多い ふつう 少ない	多い ふつう 少ない	多い ふつう 少ない	多い ふつう 少ない	多い ふつう 少ない	多い ふつう 少ない
睡眠	満足 不満 時間	満足 不満 時間	満足 不満 時間	満足 不満 時間	満足 不満 時間	満足 不満 時間	満足 不満 時間
メモ							
歩数	日 歩	日 歩	日 歩	日 歩	日 歩	日 歩	日 歩
食事	多い ふつう 少ない	多い ふつう 少ない	多い ふつう 少ない	多い ふつう 少ない	多い ふつう 少ない	多い ふつう 少ない	多い ふつう 少ない
睡眠	満足 不満 時間	満足 不満 時間	満足 不満 時間	満足 不満 時間	満足 不満 時間	満足 不満 時間	満足 不満 時間
メモ							
歩数	日 歩	日 歩	日 歩	日 歩	日 歩	日 歩	日 歩
食事	多い ふつう 少ない	多い ふつう 少ない	多い ふつう 少ない	多い ふつう 少ない	多い ふつう 少ない	多い ふつう 少ない	多い ふつう 少ない
睡眠	満足 不満 時間	満足 不満 時間	満足 不満 時間	満足 不満 時間	満足 不満 時間	満足 不満 時間	満足 不満 時間
メモ							
歩数	日 歩	日 歩	日 歩	日 歩	日 歩	日 歩	日 歩
食事	多い ふつう 少ない	多い ふつう 少ない	多い ふつう 少ない	多い ふつう 少ない	多い ふつう 少ない	多い ふつう 少ない	多い ふつう 少ない
睡眠	満足 不満 時間	満足 不満 時間	満足 不満 時間	満足 不満 時間	満足 不満 時間	満足 不満 時間	満足 不満 時間
メモ							

	日	月	火
歩数	日 歩	日 歩	日 歩
食事	多い ふつう 少ない	多い ふつう 少ない	多い ふつう 少ない
睡眠	満足 不満 時間	満足 不満 時間	満足 不満 時間
メモ			

図 1　**ウォーキングプログラムの記録用紙**

A3 サイズのカレンダー式になっており，1 段目に歩数，2 段目に食事量，3 段目に睡眠（質と時間），そして 4 段目にメモという構成になっています．高齢者の多くは，メモ欄や余白部分に様々な要望やコメントを記載しているため，フィードバック時にはこれらのコメントにも対応するようにします．

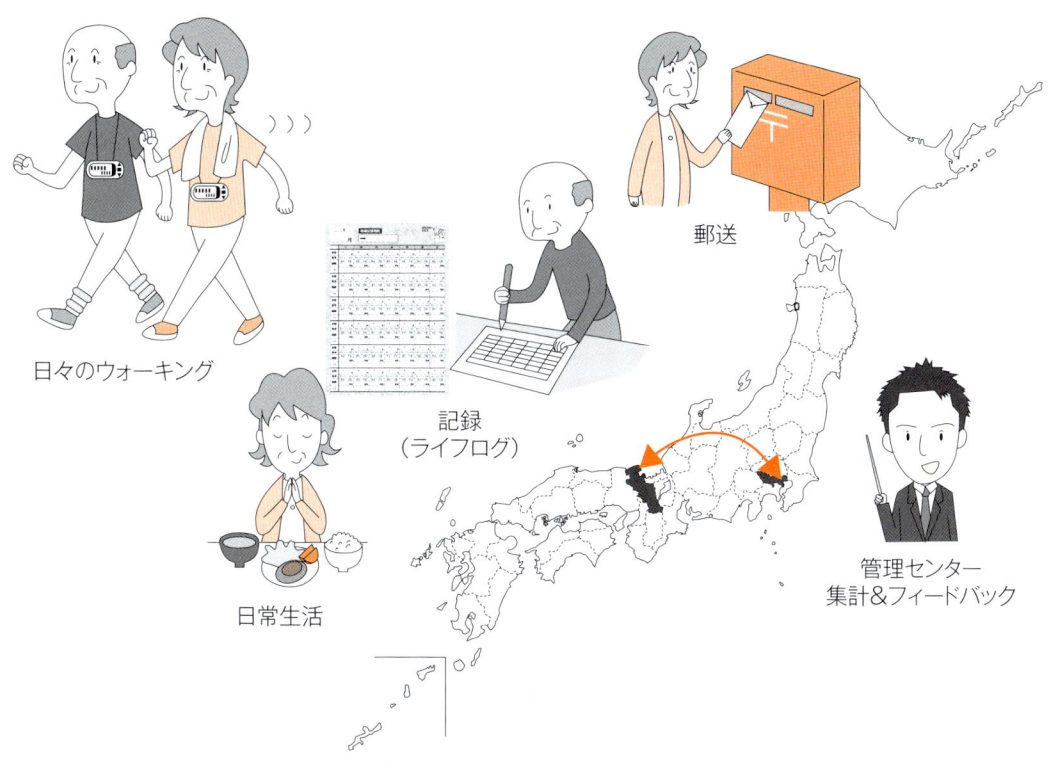

図2　遠隔式の通信型ウォーキングプログラムのイメージ
高齢者は日々のウォーキングや食事，睡眠といった日常生活を記録し，それを郵送にて管理センターへ送付します．管理センターでは，これらの結果を集計し，フィードバック用紙を作成して再び高齢者のもとへ郵送します．これらの通信を6か月間繰り返します．

して目標値を定めたフィードバック用紙を郵送にて返却します（図2）．このやりとりを6か月間実施するというプログラムです．このような内容であれば，集団で行う教室型運動介入よりも比較的気軽に参加することが可能なようで，参加を呼びかけた高齢者の約50%は参加の意思を示してくれています．また，監視レベルは非常に低いにもかかわらず，アドヒアランスは高く維持でき，脱落者も少ないといった特徴も有しています．

なお，この通信型介入の記録用紙にもあるように，高齢者に対する身体機能向上を目指した場合には，運動だけでなく栄養，睡眠といった項目にも注意する必要があります．フレイルな状態にある高齢者では，エネルギー摂取量が少なく，運動による筋たんぱくの同化を促進することが困難な状態にあることが多いです．種々のコホート研究によっても，たんぱく質摂取量が少ない高齢者ほど将来的なフレイルを惹起しやすいことが明らかとなっており[25, 26]，フレイル予防には運動に加えて積極的にたんぱく質を摂取すべきと考えます．実際，運動とたんぱく質摂取を組み合わせたコンビネーション介入は，運動単独の介入に比較して身体機能向上効果に優れていることも明らかになっています[27, 28]．

おわりに

　　フレイルの予防に対する運動介入の効果を中心に解説しました．本稿で示したように運動介入の身体機能に対する直接的な効果は，いうまでもなく強力なものですが，運動の効

果はそれだけに留まるものではありません．地域で運動する高齢者が増えれば，その方々に牽引されるように二次的，三次的に運動する高齢者が増加し，結果的にその地域全体の底上げにつながると考えられます．われわれには運動介入の直接的効果をさらに追究するとともに，波及効果にも意識を向けながら，フレイル予防の町づくりに貢献することが求められると思います．

文献

1) Fried LP, Tangen CM, et al:Cardiovascular Health Study Collaborative Research Group:Frailty in older adults: evidence for a phenotype. *J Gerontol A Biol Sci Med Sci*, **56**(3):M146-156, 2001.
2) Baum EE, Jarjoura D, et al:Effectiveness of a group exercise program in a long-term care facility: a randomized pilot trial. *J Am Med Dir Assoc*, **4**(2):74-80, 2003.
3) Binder EF, Yarasheski KE, et al:Effects of progressive resistance training on body composition in frail older adults: results of a randomized, controlled trial. *J Gerontol A Biol Sci Med Sci*, **60**(11):1425-1431, 2005.
4) Boshuizen HC, Stemmerik L, et al:The effects of physical therapists' guidance on improvement in a strength-training program for the frail elderly. *J Aging Phys Act*, **13**(1):5-22, 2005.
5) Dorner T, Kranz A, et al:The effect of structured strength and balance training on cognitive function in frail, cognitive impaired elderly long-term care residents. *Aging Clin Exp Res*, **19**(5):400-405, 2007.
6) Faber MJ, Bosscher RJ, et al:Effects of exercise programs on falls and mobility in frail and pre-frail older adults: A multicenter randomized controlled trial. *Arch Phys Med Rehabil*, **87**(7):885-896, 2006.
7) Giné-Garriga M, Guerra M, et al:The effect of functional circuit training on physical frailty in frail older adults: a randomized controlled trial. *J Aging Phys Act*, **18**(4):401-424, 2010.
8) Hauer K, Pfisterer et al:Two years later: a prospective long-term follow-up of a training intervention in geriatric patients with a history of severe falls. *Arch Phys Med Rehabil*, **84**(10):1426-1432, 2003.
9) Latham NK, Anderson CS, et al:Fitness Collaborative Group. A randomized, controlled trial of quadriceps resistance exercise and vitamin D in frail older people: the Frailty Interventions Trial in Elderly Subjects (FITNESS). *J Am Geriatr Soc*, **51**(3):291-299, 2003.
10) Meuleman JR, Brechue WF, et al:Exercise training in the debilitated aged: strength and functional outcomes. *Arch Phys Med Rehabil*, **81**(3):312-318, 2008.
11) Pollock RD, Martin FC, et al:Whole-body vibration in addition to strength and balance exercise for falls-related functional mobility of frail older adults: a single-blind randomized controlled trial. *Clin Rehabil*, **26**(10):915-923. doi: 10.1177/0269215511435688. Epub 2012 Feb 9, 2012.
12) Rosendahl E, Lindelöf N, et al:High-intensity functional exercise program and protein-enriched energy supplement for older persons dependent in activities of daily living: a randomised controlled trial. *Aust J Physiother*, **52**(2):105-113, 2006.
13) Rydwik E, Lammes E, et al:Effects of a physical and nutritional intervention program for frail elderly people over age 75. A randomized controlled pilot treatment trial. *Aging Clin Exp Res*, **20**(2):159-170, 2008.
14) Seynnes O, Fiatarone Singh MA, et al:Physiological and functional responses to low-moderate versus high-intensity progressive resistance training in frail elders. *J Gerontol A Biol Sci Med Sci*, **59**(5):503-509, 2004.
15) Timonen L, Rantanen T, et al:A randomized controlled trial of rehabilitation after hospitalization in frail older women: effects on strength, balance and mobility. *Scand J Med Sci Sports*, **12**(3):186-192, 2002.
16) Venturelli M, Lanza M, et al:Positive effects of physical training in activity of daily living-dependent older adults. *Exp Aging Res*, **36**(2):190-205, doi: 10.1080/03610731003613771, 2010.
17) Vestergaard S, Kronborg C, et al:Home-based video exercise intervention for community-dwelling frail older women: a randomized controlled trial. *Aging Clin Exp Res*, **20**(5):479-486, 2008.
18) Zech A, Drey M, et al:Residual effects of muscle strength and muscle power training and detraining on physical function in community-dwelling prefrail older adults: a randomized controlled trial. *BMC Geriatr*, **12**:68. doi: 10.1186/1471-2318-12-68, 2012.
19) Liu CJ, Latham NK:Progressive resistance strength training for improving physical function in older adults. *Cochrane Database Syst Rev*, (3):CD002759. doi: 10.1002/14651858.CD002759.pub2, 2009.
20) American College of Sports Medicine Position Stand:The recommended quantity and quality of exercise for developing and maintaining cardiorespiratory and muscular fitness, and flexibility in healthy adults. *Med Sci Sports Exerc*, **30**(6):975-991, 1998.
21) Yamada M, Arai H, et al:Effect of resistance training on physical performance and fear of falling in elderly with different levels of physical well-being. *Age Ageing*, **40**(5):637-641. doi: 10.1093/ageing/afr068. Epub 2011 Jul 4, 2011.
22) Seynnes O, Fiatarone Singh MA, et al:Physiological and functional responses to low-moderate versus high-intensity progressive resistance training in frail elders. *J Gerontol A Biol Sci Med Sci*, **59**(5):503-209, 2004.
23) Talbot LA, Gaines JM, et al:A home-based pedometer-driven walking program to increase physical activity in older adults with osteoarthritis of the knee: a preliminary study. *J Am Geriatr Soc*, **51**(3):387-392, 2003.
24) Yamada M, Mori S, et al:Pedometer-based behavioral change program can improve dependency in sedentary older adults: a randomized controlled trial. *J Frailty Aging* **1**: 39-44, 2012.
25) Bartali B, Frongillo EA, et al:Low nutrient intake is an essential component of frailty in older persons. *J Gerontol A Biol Sci Med Sci*, **61**(6):589-593, 2006.
26) Beasley JM, LaCroix AZ, et al:Protein intake and incident frailty in the Women's Health Initiative observational study. *J Am Geriatr Soc*, **58**(6):1063-1071, 2010.
27) Kim HK, Suzuki T, et al:Effects of exercise and amino acid supplementation on body composition and physical function in community-dwelling elderly Japanese sarcopenic women: a randomized controlled trial. *J Am Geriatr Soc*, **60**(1):16-23, 2012.
28) Kim H, Suzuki T, et al:Effects of exercise and tea catechins on muscle mass, strength and walking ability in community-dwelling elderly Japanese sarcopenic women: a randomized controlled trial. *Geriatr Gerontol Int*, **13**(2):458-465, 2013.

2 歩行機能向上によるフレイル予防

永井宏達

Q&A summary

Q. なぜ歩行機能が大事なのですか？
歩行機能が低下すると，活動性が低下し，閉じこもり，認知機能低下，うつ状態など，負の連鎖を引き起こすからです．余命に関係するバイタルサインとも考えられています．

Q. 歩行機能を高めるためにはどのようなトレーニングを行えば良いですか？
筋力トレーニングだけでも歩行能力を高める効果はあります．また，バランストレーニング，ウォーキングなどの有酸素運動なども効果的です．

はじめに

身体的フレイル（Physical frailty）の評価として最も広く知られている基準としては，①体重減少，②筋力低下（握力低下），③疲労感，④歩行速度の低下，⑤身体活動の低下の5項目があげられています[1]．本稿で取り上げる歩行能力は，これらのフレイルの評価基準のなかにも組み込まれており，高齢者の虚弱性を鋭敏に反映する指標です．歩行速度や歩行距離の低下を起点として，活動性の低下が生じ，それに伴う閉じこもり，認知機能低下，うつ状態など，様々な負の連鎖が生じる可能性があります．高齢者の歩行機能は，ただ単に下肢の機能を表しているものではありません[2]．そういった意味でも，歩行機能をいかに保つか，またフレイル状態に陥ってしまった場合でも，いかにその機能を向上させるか，ということが非常に重要になってきます．本稿では，高齢者の歩行機能を向上させるためのトレーニング方法について，文献的な情報を交えながら紹介し，フレイルを予防・改善する方法について概説します．

1. 高齢者の歩行機能の重要性

歩行機能がどれほど重要な指標であるかを示した最も有名な研究の一つに，Studenskiらが実施した歩行速度と平均余命の研究があります[3]．この研究では，約35,000人の高齢者を平均約12年間追跡し，歩行速度によって余命が予測できるかどうかを調べています．研究期間中に，約17,000人の方が亡くなりました．結果，歩行速度が0.1m/s上がるごとに，死亡のリスクが10％下がることがわかりました．具体的には，男性では，

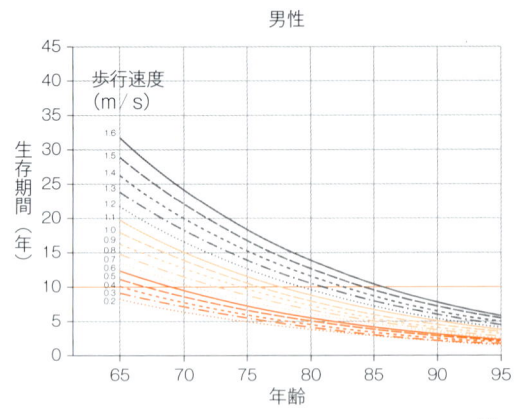

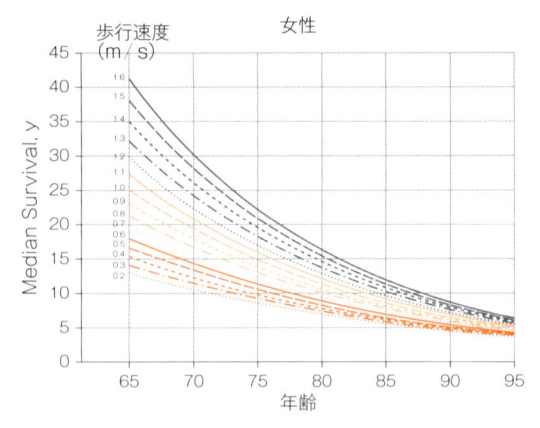

図1 年齢と歩行速度による生存期間の予測値[3]

表1 歩行指標によるフレイルの判定基準[1,4,5]

	評価尺度名	歩行距離	性別	身長	時間	速度(m/s)
Fried, et al	Cardiovascular Health Study Frailty Screeing Scale	15フィート(4.57m)	男性	173cm以下	7秒以上	0.65
				174cm以上	6秒以上	0.76
			女性	159cm以下	7秒以上	0.65
				160cm以上	6秒以上	0.76
Subra J, et al	Gerontopole Frailty Screening Tool	4m			4秒以上	1.00
Abellan G, et al	The FRAIL Scale	1ブロック以上歩けない				

85歳における5年生存可能性は歩行速度0.2m/sでは30％でしたが，1.6m/sでは88％，また75歳における10年生存可能性はそれぞれの条件で18％から86％にまで異なっていました（図1）．どの性別でも年齢でも，歩行速度が速いほど余命年数が高くなっていました．筆者らは，歩行速度が生存予測につながる原因として，歩行がエネルギーや動きのコントロール，体重の支持を要し，さらには心臓・肺・循環系・神経系・筋骨格系を含む多様な器官系の働きを要するからであり，歩行速度が落ちることは，器官の損傷とエネルギー負担が大きいことを反映しているからと述べています．つまり，歩行速度が低下することは，健康や生命活動になんらかの障害が生じている指標となります．近年では，歩行速度は新たな"バイタルサイン"であるという考え方になりつつあります[2]．こういった意味でも，高齢者の機能の指標として，まずは歩行機能を評価することが重要視されています．

歩行機能に関して，フレイルの基準値として用いられている値を紹介します（表1）[1,4,5]．最も知られているのは，Friedらが提唱している指標であり，男女別，また身長別の数値が設定されています[1]．いずれの値も0.8m/sよりも遅い値となっています．またSubraらが提唱している指標では1.0m/sとなっており，Friedらのそれよりも厳しい基準値となっています[4]．歩行速度ではなく，歩行距離（歩行持久性）を基準に設けている報告では，1ブロック歩行可能かどうかが基準となっています[5]．

表2 加齢に伴う歩行様式の変化[6, 7]

時間－距離因子	運動学的因子	運動力学的因子
・歩行速度の低下 ・歩隔の増大 ・ケイデンスの低下 ・歩幅の減少 ・両脚支持期の増大 ・遊脚期の短縮 ・歩行変動の増大	・接地期の足関節背屈角度低下 ・蹴り出し期の足関節底屈角度の減少 ・蹴り出し期の股関節伸展角度の低下 ・上肢の振りの減少 ・股関節，膝関節の屈曲角度の減少 ・体幹回旋の減少	・蹴り出し期の前方推進力の減少 ・接地期の衝撃吸収の減少

2. 高齢者の歩行様式の特徴

　歩行に関するフレイルの判定では，歩行速度，歩行距離が着目されますが，加齢に伴う歩行の変化はそれだけではありません．代表的な歩行様式の変化について表2に紹介します[6, 7]．歩行を3つのカテゴリー（時間－距離因子，運動学的因子，運動力学的因子）に分類して整理すると，高齢者の歩行の特徴がみえてきます．時間－距離因子とは，ストップウォッチやメジャーで測定可能な項目であり，歩行速度の低下以外に歩隔や歩幅，ケイデンスなどが減少します．これらは歩行速度の低下と密接に関連します．また，歩行の際のステップのタイミングのバラつきが増大することも知られています．つまり，一定のリズムで歩行することが困難になるのです．このバラつきの増大は，転倒リスクの増大に関係していることが報告されています[8, 9]．また，運動学的因子の変化としては，足関節背屈角度の低下をはじめ，全体的に関節運動が小さくなってきます．運動力学的因子の変化としては，蹴り出しの際の前方推進力が低下します．この推進力の低下は歩行速度の低下に直結します．

　目に見えない変化としては，高齢者では歩行時の筋の使い方が変わります．具体的には，主動作筋と拮抗筋の同時収縮が増大することが筆者らの研究で明らかになっています[10]．この同時収縮の増大は，歩行におけるエネルギー消費量の増大を招くことから，効率の悪い歩き方ということになります[11]．

　上記に述べたような歩行パラメータの変化は，一見すると良くないもののように思われますが，場合によってはそうする必要があるとも考えられます．たとえば，歩隔を広げたり，歩幅を減少させることは，歩行バランスの安定化につながりますし，同時収縮の増大は関節の安定化に貢献します．これらのことから，高齢者は自身の身体機能に応じた歩行戦略を選択しているとも考えられるのです．フレイルを予防，改善する意味では，そのベースとなる身体機能を増大させ，そこから歩行機能の向上を目指していく必要があります．

3. 高齢者の歩行と二重課題能力

　歩行様式の変化以外の特徴として，何らかの副次課題を課した場合（二重課題条件）に，歩行が遅くなる現象があります．歩行途中に話しかけられたり，考え事などの認知課題が加わった際にその現象が出現します．実際の日常生活では，床面がフラットで，かつ外的刺激（二重課題）が全くない環境で歩行を行うことは稀であり，障害物があったり，考え

事をしたりしながら歩行を実施しています．歩行のみに注意を向けるのではなく，その他の課題にも注意を向けながら動作を遂行する能力が求められます．この二重課題能力の低下は，転倒リスクの増大につながることも多くの研究で報告されています[12-15]．

4. 一般高齢者の歩行能力を向上させるための運動介入

（1）筋力トレーニングによる歩行機能改善

　高齢者に対する代表的な運動介入として，筋力トレーニングがあります．では筋力トレーニングを行えば，歩行能力は向上するのでしょうか．Liuらが行ったシステマティックレビューによると，対象となった24研究，1,179名で筋力トレーニングを実施した群と対照群で比較したところ，介入群において歩行速度が0.08m/sec向上していたことが報告されています（加重平均の差：0.08m/sec，95％信頼区：0.04〜0.12）[16]．つまり，歩行の練習を行わずとも，筋力トレーニングを行うだけで，歩行機能を改善させることは可能ということになります．

（2）バランス，歩行練習，機能的トレーングを組み合わせた複合的運動介入

　高齢者に運動介入を実施する場合は，筋力トレーニングのみでなく，バランスや歩行練習，機能的トレーニング（椅子からの立ち上がりなど）を組み合わせたプログラムも効果的です．Howeらのレビューによると，対象となった4研究，156人に対して，複合的な運動介入を実施したところ，介入群において有意に歩行速度が向上していたことが報告されています（標準化平均差：0.43，95％信頼区：0.11〜0.75）[17]．論文間で測定単位が異なっていたため，実際の改善した速度の量は明らかではありませんが，中等度以上の効果量が得られています．ただし，その運動介入効果は長期的に持続するわけではないため，継続的に運動を実施していく必要性を示唆しています[17]．

　複数の種類のトレーニングを高齢者に処方した場合，歩行機能のみでなく，転倒予防に

ゆっくり歩行　3分
（最大酸素摂取量40％程度）

速い歩行　3分
（最大酸素摂取量70％以上）

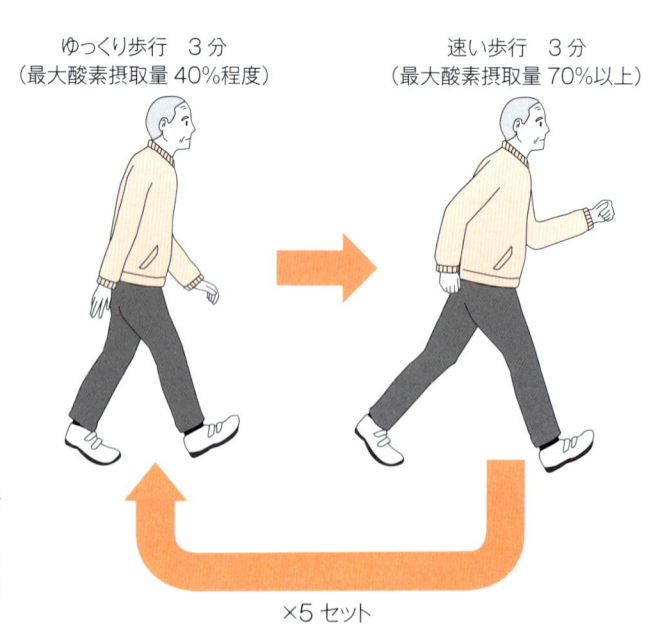

×5セット

図2　高強度インターバル歩行トレーニング[19]
上記の運動を週4回以上実施することで，持久力や下肢筋力を強化することができる

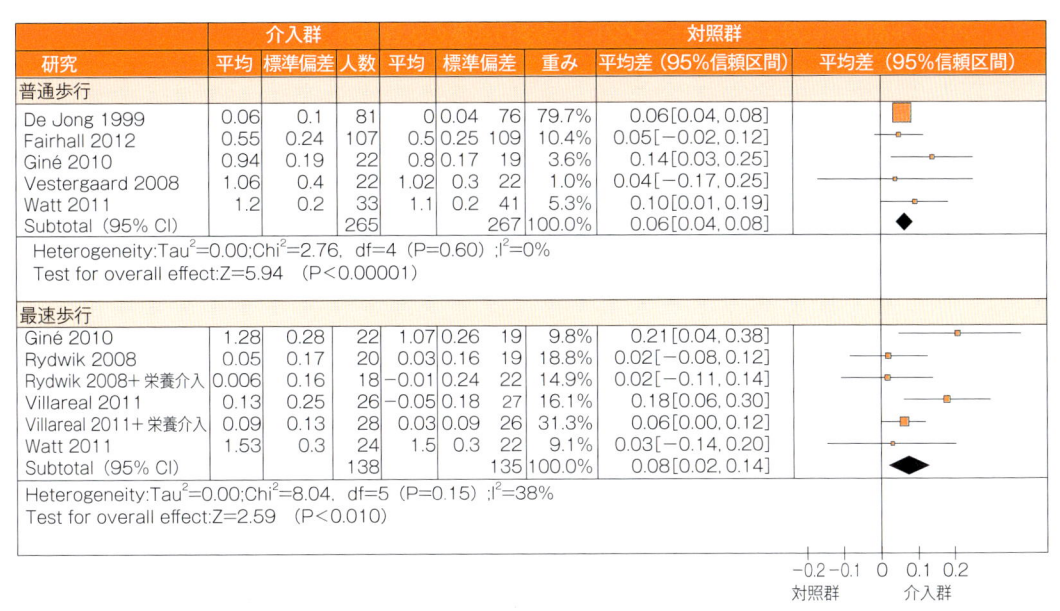

	介入群			対照群				
研究	平均	標準偏差	人数	平均	標準偏差	人数	重み	平均差（95%信頼区間）
普通歩行								
De Jong 1999	0.06	0.1	81	0	0.04	76	79.7%	0.06 [0.04, 0.08]
Fairhall 2012	0.55	0.24	107	0.5	0.25	109	10.4%	0.05 [−0.02, 0.12]
Giné 2010	0.94	0.19	22	0.8	0.17	19	3.6%	0.14 [0.03, 0.25]
Vestergaard 2008	1.06	0.4	22	1.02	0.3	22	1.0%	0.04 [−0.17, 0.25]
Watt 2011	1.2	0.2	33	1.1	0.2	41	5.3%	0.10 [0.01, 0.19]
Subtotal（95% CI）			265			267	100.0%	0.06 [0.04, 0.08]
Heterogeneity: Tau²=0.00; Chi²=2.76, df=4 (P=0.60); I²=0%								
Test for overall effect: Z=5.94 (P<0.00001)								
最速歩行								
Giné 2010	1.28	0.28	22	1.07	0.26	19	9.8%	0.21 [0.04, 0.38]
Rydwik 2008	0.05	0.17	20	0.03	0.16	19	18.8%	0.02 [−0.08, 0.12]
Rydwik 2008＋栄養介入	0.006	0.16	18	−0.01	0.24	22	14.9%	0.02 [−0.11, 0.14]
Villareal 2011	0.13	0.25	26	−0.05	0.18	27	16.1%	0.18 [0.06, 0.30]
Villareal 2011＋栄養介入	0.09	0.13	28	0.03	0.09	26	31.3%	0.06 [0.00, 0.12]
Watt 2011	1.53	0.3	24	1.5	0.3	22	9.1%	0.03 [−0.14, 0.20]
Subtotal（95% CI）			138			135	100.0%	0.08 [0.02, 0.14]
Heterogeneity: Tau²=0.00; Chi²=8.04, df=5 (P=0.15); I²=38%								
Test for overall effect: Z=2.59 (P<0.010)								

図3　フレイル高齢者に対する運動介入による歩行速度の変化[20]

つながることも明らかになっており，フレイルを予防する意味でも効果的な介入であるといえます[18].

(3) 持久力向上のための運動介入

高齢者の持久力を向上させる方法として，速歩のような強度の高い運動を取り入れる方法があります．Nemotoらは3分間のゆっくり歩行（最大酸素摂取量40％程度）と，3分間の早歩き（最大酸素摂取量70％以上）を1回につき5セット以上繰り返す高強度インターバルウォーキングを週4日以上行うことで，最大酸素摂取量や下肢筋力の向上を報告しています[19]（図2）．特別な機器を必要とせず，1人でも手軽に実施することができます．

5. フレイルな高齢者の歩行能力を向上させるための運動介入

前述したように，歩行機能は単純に下肢の能力を表すものではなく，より多因子による影響を受けてその機能が決定されます．そのため，歩行機能を向上させるためには，包括的，かつ複合的な運動が効果的であるといえます．ここでは，運動介入によるフレイル高齢者の歩行機能への効果について，文献的レビューを元に解説を行います．Gine-Garrigaらは，すでにフレイル状態になってしまった地域在住高齢者に対して，運動介入が運動機能の改善に効果があるかどうかをシステマティックレビューによるメタアナリシスを用いて調査しています[20]．ここでは，フレイルの選定基準が明記されている報告のみが採用されています．そのうち，アウトカムに歩行速度が評価されていた論文について，詳細を表3に示します．これらの報告を元に求められたメタアナリシスの結果を図3に示します．いつも通りのスピードで歩く普通歩行速度は，全体として0.06m/sec向上しています（95%信頼区間：0.04〜0.08）．また，できるだけ速く歩く最速歩行では0.08m/

表3 フレイル高齢者に対するトレーニングによる歩行速度の改善効果[20]

歩行様式	著者（年）	人数（人）	フレイルの基準	介入内容	介入時間	介入頻度	介入期間	歩行速度改善の効果量
普通歩行	De Jong (1999)	72	・介護サービスが必要 ・70歳以上 ・運動習慣がない ・体重減少	ゴムチューブを用いた下肢の筋力トレーニング	45分	2回/週	17週	d＝0.26
	Frairhall (2012)	241	・70歳以上で，CHSフレイルスケールの5項目のうち3項目以上に該当	家庭での筋力トレーニング，バランストレーニング，持久力トレーニング必要に応じて，栄養指導，精神科医による面談，慢性疾患の管理プログラムや薬剤調整	45〜60分	3〜5回/週	12か月	d＝0.20
	Gine (2010)	51	・歩行速度が1.0m/s未満 ・椅子からの連続立ち上がり可能回数が5回未満	施設でのサーキットトレーニング ・バランス ・下肢筋力トレーニング	45分	2回/週	12週	d＝0.79
	Vestergaard (2008)	63	・歩行補助具，もしくは介助なしでは外出困難 ・mobility-tiredness scaleで3点未満	家庭での柔軟性，バランス，ゴムバンドを使用した筋力トレーニング，有酸素運動	26分	3回/週	5カ月	d＝0.12
	Watt (2011)	74	・IADLスコア＜3/5 ・腰背部，下肢に50歳以降に整形外科的疾患の診断がなされている	・家庭での股関節伸展ストレッチ ・週2回のリハビリテーションスタッフによるチェック	8分	7回/週	10週	d＝0.51
最速歩行	Gine (2010)	51	・歩行速度が1.0m/s未満 ・椅子からの連続立ち上がり可能回数が5回未満	施設でのサーキットトレーニング ・バランス ・下肢筋力トレーニング	45分	2回/週	6か月	d＝0.79
	Rydwik (2008)	96	・1年間で意図しない体重の低下（＞5％），もしくはBMI＜20kg/m² ・Physical Activity LevelのグレードがLow	・インストラクターによるグループトレーニング（有酸素運動，筋力トレーニング，バランストレーニング）12週間 ・その後，家庭でのトレーニング（バランストレーニング，筋力トレーニング，ウォーキング）6か月 ・食事療法と運動を組み合わせる群も設定	60分	2回/週	約9か月	d＝0.13（運動のみ） d＝0.08（運動＋食事療法）
	Villareal (2011)	107	以下の項目の2つに該当 ・modified PPTが18〜32 ・最大酸素摂取量が11〜18 ml/kg/min ・2つのIADLが実施困難	理学療法士によるグループトレーニング ・有酸素運動 ・筋力トレーニング ・柔軟性トレーニング ・バランストレーニング 食事療法と運動を組み合わせる群も設定	90分	3回/週	12か月	d＝0.85（運動のみ） d＝0.54（運動＋食事療法）
	Watt (2011)	74	・IADLスコア＜3/5 ・腰背部，下肢に50歳以降に整形外科的疾患の診断がなされている	・家庭での股関節伸展ストレッチ ・週2回のリハビリテーションスタッフによるチェック	8分	7回/週	10週	d＝0.10

Gine-Garrigaらの報告より引用改変して作成

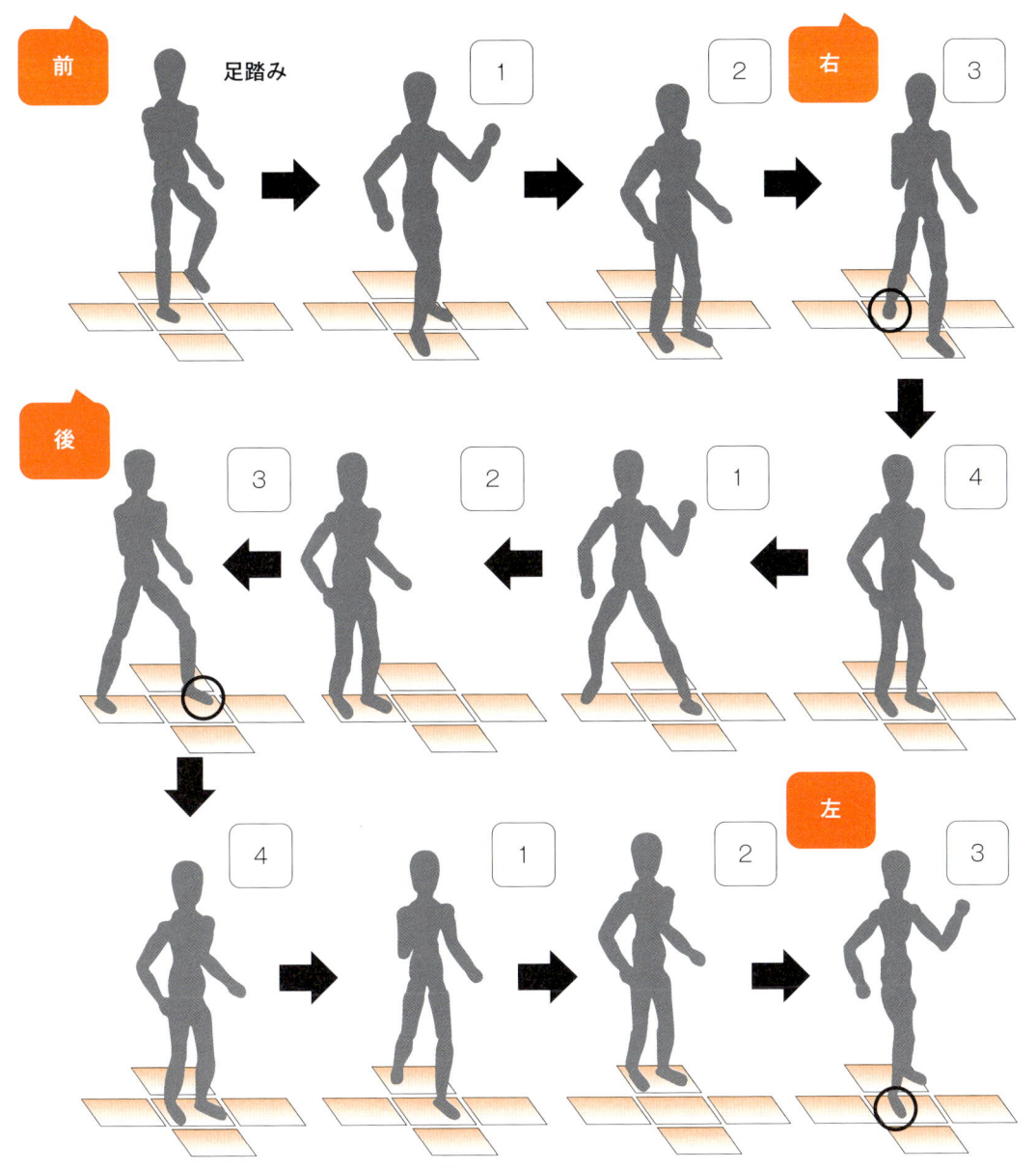

図4 リズミックステッピングエクササイズ
リズムに合わせて足踏みを行い，支持された方向に移動し，中央のマスに戻る．中央のマスに片足が戻ったタイミング（図中の〇）で，次の移動方向の支持が出される．

secの速度向上が得られています（95％信頼区間：0.04〜0.08）．これらの結果から，たとえ一度フレイル状態に陥ってしまったとしても，そこから歩行機能を向上させることは可能であることがわかります．

6. 二重課題能力改善に着目した運動介入

前述した二重課題能力を強化するための運動介入として，筆者らが開発したリズミック

ステッピングエクササイズがあります[21]．このエクササイズは60〜120beat/minのテンポで足踏みを行いながら，図4に示すように指示された方向にステップを行うものです．図に示した床のマス目は仮想であり，実際に設置する必要はありません．最初は1分程度の運動から開始し，慣れれば時間を増やしていきます．このエクササイズでは，足踏み運動と前後左右へのステッピング運動の運動課題的要素に加え，指示を聞くための注意力，短期記憶など認知課題的要素を同時に求められる多重課題運動です．前後左右の代わりに番号を振り，番号で指示を加えたり，指示された方向とは逆にステップを踏むなどの課題を設定することで認知的課題の難易度を自由に変更することができます．このエクササイズを週1回の頻度で半年間実施すると，二重課題能力の改善に加え，転倒に対する恐怖感も減少することが確認されています．

文献

1) Fried LP, Tangen CM, et al: Frailty in older adults: evidence for a phenotype. *J Gerontol A Biol Sci Med Sci*, **56**:M146-56, 2001.
2) Cesari M:Role of gait speed in the assessment of older patients. *JAMA*, **305**:93-94, 2011.
3) Studenski S, Perera S, et al: Gait speed and survival in older adults. *JAMA*, **305**:50-58, 2011.
4) Subra J, Gillette-Guyonnet S, et al: The integration of frailty into clinical practice: preliminary results from the Gerontopole. *J Nutr Health Aging*, **16**:714-720, 2012.
5) Abellan Van Kan G, Rolland YM, et al: toward a clinical definition. *J Am Med Dir Assoc*, **9**:71-72, 2008.
6) Murray MP, Kory RC, et al:Walking patterns in healthy old men. *J Gerontol*, **24**:169-178, 1969.
7) Nutt JG, Marsden CD, et al:Human walking and higher-level gait disorders, particularly in the elderly. *Neurology*, **43**:268-279, 1993.
8) Hausdorff JM, Edelberg HK, et al: Increased gait unsteadiness in community-dwelling elderly fallers. *Arch Phys Med Rehabil*, **78**:278-283, 1997.
9) Maki, BE:Gait changes in older adults: predictors of falls or indicators of fear. *J Am Geriatr Soc*, **45**:313-320, 1997.
10) Nagai K, Yamada M, et al: Differences in muscle coactivation during postural control between healthy older and young adults. *Arch Gerontol Geriatr*, **53**:338-343, 2011.
11) Mian OS, Thom, JM et al: Metabolic cost, mechanical work, and efficiency during walking in young and older men. *Acta Physiol (Oxf)*, **186**:127-139, 2006.
12) Lundin-Olsson L, Nyberg L, et al: "Stops walking when talking" as a predictor of falls in elderly people. *Lancet*, **349**:617, 1997.
13) Beauchet O, Allali G, et al: Does change in gait while counting backward predict the occurrence of a first fall in older adults?. *Gerontology*, **54**:217-223, 2008.
14) Toulotte C, Thevenon A, et al: Identification of healthy elderly fallers and non-fallers by gait analysis under dual-task conditions. *Clin Rehabil*, **20**:269-76, 2006.
15) Faulkner KA, Redfern MS, et al:Multitasking: association between poorer performance and a history of recurrent falls. *J Am Geriatr Soc*, **55**:570-576, 2007.
16) Liu CJ, Latham NK:Progressive resistance strength training for improving physical function in older adults. *Cochrane Database Syst Rev*, CD002759, 2009.
17) Howe TE, Rochester L, et al: Exercise for improving balance in older people. *Cochrane Database Syst Rev*, CD004963, 2007.
18) Gillespie LD, Robertson MC, et al:Interventions for preventing falls in older people living in the community. *Cochrane Database Syst Rev*, **9**:CD007146, 2012.
19) Nemoto K, Gen-No H, et al: Effects of high-intensity interval walking training on physical fitness and blood pressure in middle-aged and older people. *Mayo Clin Proc*, **82**:803-811, 2007.
20) Gine-Garriga M, Roque-Figuls M, et al: A Physical exercise interventions for improving performance-based measures of physical function in community-dwelling, frail older adults: a systematic review and meta-analysis. *Arch Phys Med Rehabil*, **95**:753-769 e3, 2014.
21) Yamada M, Tanaka B, et al: Rhythmic stepping exercise under cognitive conditions improves fall risk factors in community-dwelling older adults: Preliminary results of a cluster-randomized controlled trial: *Aging Ment Health*, **15**:647-53, 2011.

3 身体活動向上による フレイル予防

原田和弘

Q&A summary

Q. 身体活動とフレイル予防とは，どのような関係ですか？
フレイルの定義はいくつかありますが，そのなかでも Fried らの定義[1]が有名です．この定義によると，日常の身体活動量の低下は，フレイルの構成要素の一つです．そのため，日常の身体活動量を高めることは，フレイルの予防と直結しています．

Q. 高齢者の日常の身体活動量を高めるためには，どのような行動に注目するとよいですか？
ウォーキングは，場所や時間を選ばず，特別な知識や用具がなくても，また1人でも実施可能であり，高齢者の実施率の高い行動です．そのため，高齢者の日常の身体活動量を高めるためには，ウォーキングを促す支援は効果的な手段の一つと考えられます．

Q. ウォーキングの実施を促すためには，具体的にどのような支援が有効ですか？
これまでの研究では，具体策を提示するなどを通じて意思決定を促し，日々のウォーキングの実施状況を自分でモニタリングすることなどが効果的であると示唆されています．また，歩数計の装着を促すことも効果的であると考えられています．

1. 日常の身体活動がフレイル予防に果たす役割

(1) 日常の身体活動とフレイル発生との関係

本稿では，まず前半に，日常の身体活動がフレイル予防に果たす役割について概説します．フレイル対策において，日常の身体活動が重要であることは明らかです．身体活動とは，一般的に，運動（体力の維持・向上を目的として計画的・意図的に実施される行動）によって体を動かすことに加えて，家事，作業，通勤通学などの生活活動で体を動かすことを含めた概念を示します．一方，フレイルの定義はいくつかありますが，そのなかでも Fried らの定義[1]が有名です．この定義によると，日常の身体活動量の低下は，フレイルの構成要素の一つです．そのため，日常の身体活動量を高めることは，フレイルの発生予防やフレイルの改善と直結しています．

実際，最近の疫学研究で，身体活動を行っている人のほうが，その後フレイルになりにくいことが報告され始めています．その具体例として，本稿では Savela ら[2]の研究を紹介します．Savela ら[2]は，Helsinki Businessman Study のデータを用いて，日常の身体活動を実施している人のほうが，その後，フレイルになりにくいかどうかを検証しています．具体的には，中年期（平均 47.5 歳）の男性 514 名を，身体活動量が少ない群（87

図1 中年期の身体活動量が高齢期のフレイル発生に及ぼす影響[2]

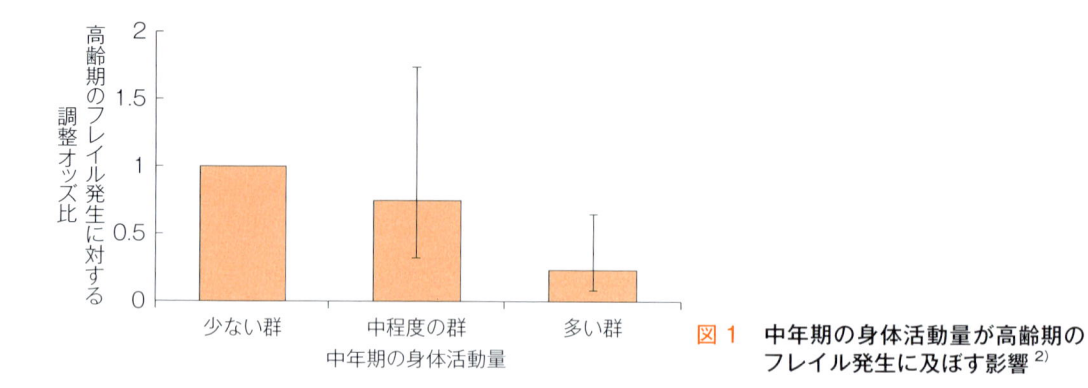

名），中程度の群（256名），多い群（171名）の3つの群に分け，26年後にフレイルになっていたかどうかを調べています．

その結果，中年期の身体活動量が少ない群では16％（14名），中年期の身体活動量が中程度の群では10％（26名）の人が26年後にフレイルになっている一方，中年期の身体活動量が多い群では5％（8名）の人のみがフレイルになっていたことを明らかにしています．また，年齢，体格指数，喫煙，血圧，飲酒，性別，および併存疾病の影響を補正したロジスティック回帰分析の結果，中年期の身体活動量が多いほど，統計学的に意味のある差で，高齢期にフレイルになりにくいことを示しています（図1）[2]．

(2) 日常の身体活動とフレイルの構成要素との関係

これまで，日常の身体活動の実施とフレイルの構成要素との関係性も検証されてきています．Friedら[1]の定義では，体重の減少，筋力低下，疲労感，歩行速度の低下，身体活動の低下が，フレイルの構成要素としてあげられています．これらの各構成要素の予防・改善に対して，日常の身体活動の実施が有効であることが，先行研究で直接的または間接的に示されています．

たとえば，フレイルの構成要素のうち，筋力と歩行速度の低下に関して，Changら[3]は，中年期において日常の身体活動量が多い人のほうが，高齢期に下肢筋力や歩行速度などが低下しにくいかどうかを検証しています．具体的には，4,753名の中年の身体活動量を評価し，平均25年後の下肢筋力（膝伸展筋力），生活機能（Timed Up and Go Test），および歩行機能（6分間歩行テスト）との関連性を分析しています．その結果，中年期の身体活動量が多い人ほど，高齢期にこれらの能力が低下しにくいことが明らかとされています[3]．

また，日常の身体活動と体重減少との関連性については，たとえばわが国における中之条研究で検証されています[4]．この研究では，群馬県中之条町に住む高齢者468名を対象に，5年間継続した活動量計による日常身体活動量の評価と，その間，1年ごとに除脂肪体重（体重から体脂肪を除いた値）の測定を行っています．分析の結果，日常の身体活動（歩数，中強度以上の身体活動時間）が多い人のほうが，除脂肪体重が減少しにくいことが示されています[4]．

一方，フレイルの構成要素のうち，疲労感に関しては，直接的に日常の身体活動との関連性を検証した研究は少ないですが，疲労感に近い心理的概念である「抑うつ」は，これ

まで多くの研究で身体活動との関連性が報告されています．抑うつの評価尺度の項目のなかには，倦怠感に関する項目が含まれている場合が多く，他稿で紹介されているように，その項目でフレイルの疲労感を判定することもあります．日常の身体活動の実施と抑うつ発生との関連について，これまで行われてきた前向きコホート研究をシステマティックレビューした論文では[5]，レビューの対象となった 30 編の研究のうち，25 編の研究で，身体活動を実践している人のほうが抑うつ状態になりにくいことが確認されています．そのため，日常の身体活動を行っている人のほうが，疲労感をもちにくいことが考えられます．

2. 日常生活における身体活動向上の実践法

(1) 高齢者の身体活動の実施状況と実施されている身体活動の種類

まず，わが国の高齢者における身体活動の実施状況を紹介します．図 2 は，国民健康・栄養調査[6]における過去 10 年間（2003 年～ 2012 年）の 70 歳以上の歩数の推移をまとめたものです．図 2 に示したように，実施年によって多少の前後はあるものの，過去 10 年間，70 歳以上の歩数は，概ね横ばいで推移しているのが現状です．そのため，高齢者のフレイル予防を推進していくためには，高齢者の日常の身体活動量を高めていくことが重要な課題であるといえます．

高齢者の日常の身体活動を高めるうえでは，様々な身体活動の種類のなかでも，「ウォーキング」に注目することが有効かもしれません．ウォーキングは，場所や時間を選ばず，特別な知識や用具がなくても，また 1 人でも実施可能です．実際，内閣府が実施した平成 25 年体力・スポーツに関する世論調査[7]でも，ウォーキングに注目することの有効性が示唆されています．図 3 は，70 歳以上の人が行っているスポーツ・運動の種類をまとめたものです．過去 1 年間における 70 歳以上の人の実施率（少なくとも 1 年に 1 回以上）が最も高かった運動・スポーツ種目は「ウォーキング」（56.4％の人が実施）であり，ほかの運動・スポーツ種目（例：2 位の体操は 22.4％の人が過去 1 年間に実施）と比較しても，実施者の割合は顕著です．したがって，高齢者の日常の身体活動量を高めるには，ウォーキングを習慣的に行うような支援が効果的であると考えられます．

(2) 身体活動を支援する行動変容技法：ウォーキング・自転車促進の例

次に，前述したウォーキングの促進を例として，日常の身体活動の実施を促すための行動変容技法に関する研究論文[8]を紹介します．一般的に，身体活動のような健康行動を支援する方策を考えるうえでは，行動科学の考え方に基づいて開発された，行動変容技法を活用することが有効であると考えられています．また，これまで開発されてきた行動変容技法の整理・体系化も進んでいます[9,10]．Bird ら[8]は，具体的にどのような種類の行動変容技法が，ウォーキングや自転車（サイクリング）の促進に有効であるかについてシステマティック・レビューを行っています．

具体的には，Bird ら[8]は，Abraham & Michie[9]による行動変容技法 26 種類の分類に従って，これまで刊行されてきた，成人に対するウォーキングまたは自転車の促進を促す介入研究では，どのような行動変容技法が使用されているのかについて整理しています．1990 年から 2011 年までに刊行された 46 編の介入研究のうち，Bird ら[8]がまとめた

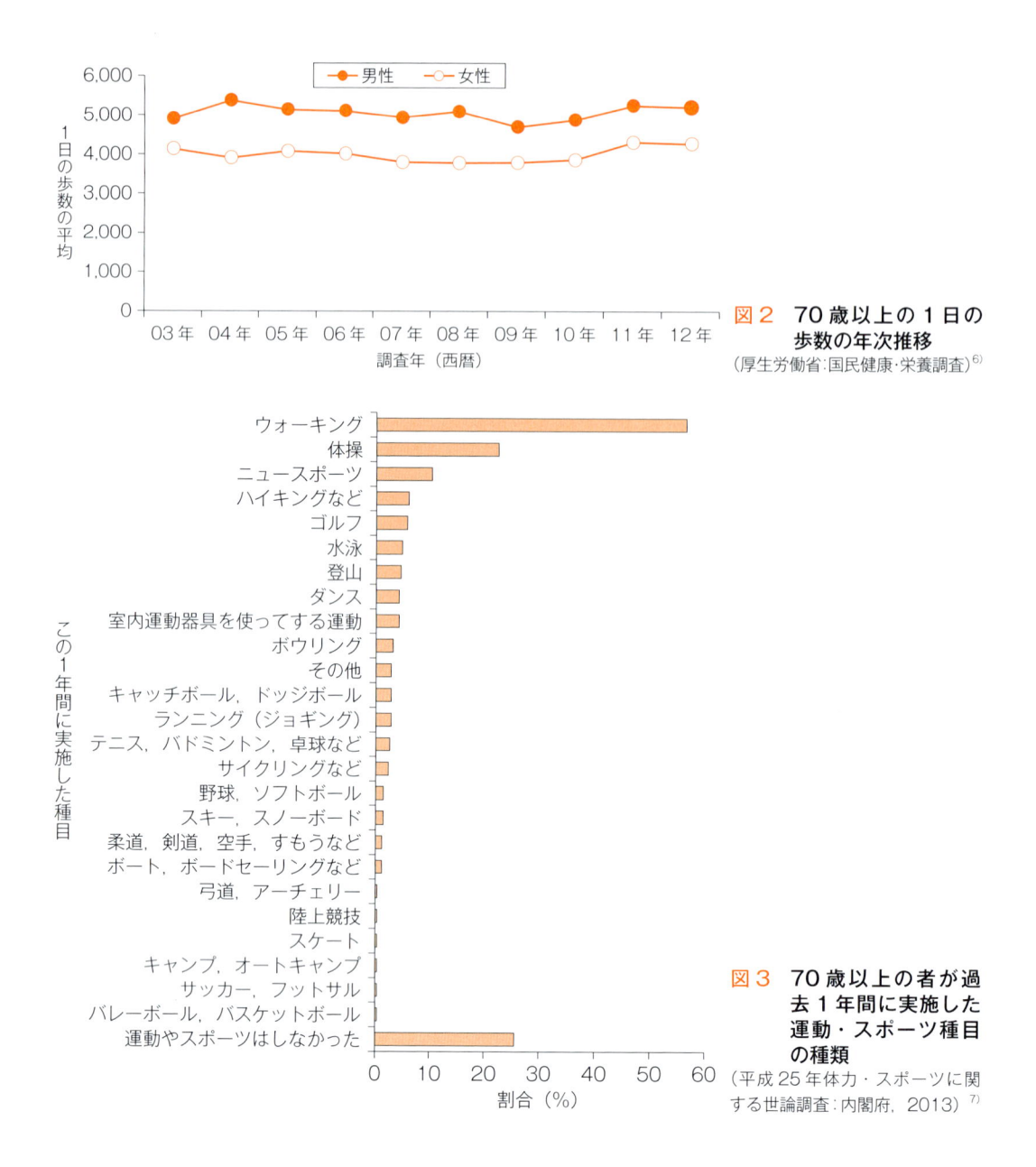

図2 70歳以上の1日の歩数の年次推移
（厚生労働省：国民健康・栄養調査）[6]

図3 70歳以上の者が過去1年間に実施した運動・スポーツ種目の種類
（平成25年体力・スポーツに関する世論調査：内閣府，2013）[7]

　ウォーキングまたは自転車の促進に成功した21編の介入で使用されている行動変容技法を**表1**に示しました．促進に成功した介入で最も頻繁に用いられていた技法は，prompt intention formation（具体策を提示するなど，ウォーキングや自転車を行う意思決定を支援すること）と，prompt self-monitoring of behavior（ウォーキングや自転車の実施状況を自分でモニタリングすること）でした．また，これら2つの技法に加えて，provide information on consequences（ウォーキングや自転車を行うことによって得られる結果などの情報を提供すること），provide general encouragement（褒めたり励ましたりすること），provide instruction（ウォーキングや自転車の実施方法について指導すること），および，prompt specific goal setting（ウォーキングや自転車を行う目標を設定する）という技法も，半数以上の介入で用いられていました．

表1 ウォーキングまたは自転車の促進に成功した介入で用いられている行動変容技法[8]

技法（説明）	介入数
Prompt intention formation（具体策を提示するなど意思決定を支援する）	13
Prompt self-monitoring of behavior（実施状況を自分でモニタリングする）	13
Provide information on consequences（行動による結果などの情報を提供する）	11
Provide general encouragement（褒めたり励ましたりする）	11
Provide instruction（実施方法について指導する）	10
Prompt specific goal setting（実施に関する目標を設定する）	10
Provide information about behavior-health link（行動と健康と関連性の情報を提供する）	8
Prompt barrier identification（実施を妨げる要因を同定し，乗り越える方策を考える）	8
Set graded tasks（行動の難易度を徐々に上げていく）	7
Provide feedback on performance（実施状況に関する結果をフィードバックする）	7
Plan social support or social change（周りの人からの支援を求める）	7
Teach to use prompts/cues（行動を始める目印を使用するように教示する）	6
Provide opportunity for social comparison（ほかの人と実施状況を比較する）	6
Relapse prevention（逆戻りしそうな状況を想定し，その対策を立てる）	4
Prompt review of behavioral goals（設定した目標を振り返る）	3
Provide contingent reward（実施状況に応じて報酬等を付与する）	3
Use follow-up prompts（介入期間終了後にコンタクトをとる）	3
Agree on behavioral contract（行動を実施することへの了承を契約する）	1
Prompt practice（練習を行う）	1

対象介入数は計21編

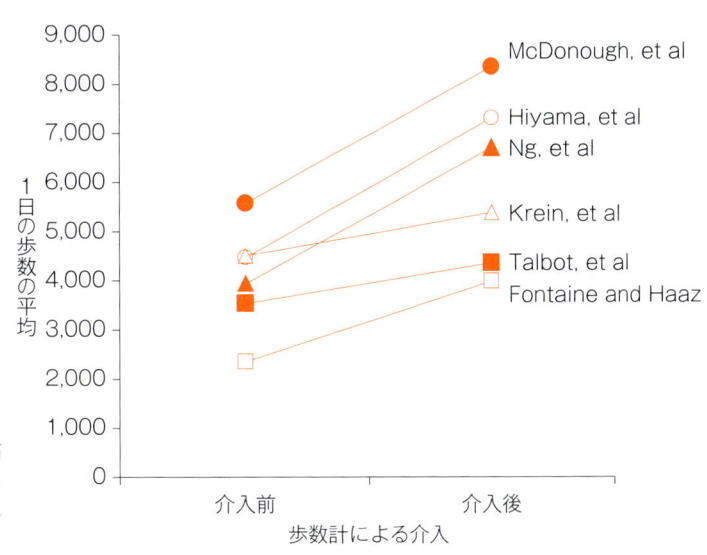

図4 歩数計の使用が筋骨格系の疾患をもつ人の身体活動に及ぼす影響[12]

Birdら[8]では，高齢者に限定せず成人全体を対象としている点には留意が必要ですが，Birdら[8]に従うと，高齢者のウォーキング実施を支援するには，ウォーキングがもたらす効果やウォーキングの実施法を伝え，意思決定と目標設定を促し，日々の実施状況を自分でモニタリングしてもらい，褒めたり励ましたりすることが効果的であると予想されます．

(3) 歩数計を使用した身体活動の促進効果

　Birdら[8]が提示した行動変容技法のうち，prompt self-monitoring of behavior や，prompt specific goal setting を行うには，歩数計を活用することが有効であると考えられます．今日では，安価で歩数計が入手可能で，携帯電話にも歩数計機能が内蔵されており，歩数のモニタリングや目標設定に便利な環境が整っています．

　また，歩数計の使用効果について，成人を対象とした介入研究のメタ分析により，歩数計の使用による歩数の増加効果はすでに確認されています[11]．同様に，高齢者を中心とした，筋骨格系の疾患をもつ人に対しても，歩行計の使用によって歩数を増やすことが可能であることが示されています[11]．本節では，最後に，Mansiら[12]の研究成果について紹介します．

　Mansiら[12]は，1987年から2013年までに刊行された，筋骨格系の疾患をもつ患者（40～82歳）を対象とした7編の歩数計による介入の効果を分析対象としています．なお，筋骨格系疾患の内訳は，変形性膝関節症を対象とした介入が4編，慢性腰痛を対象とした介入が2編，線維筋痛症を対象とした介入が1編です．これらの介入では，歩数計を配布し，目標設定やフィードバックなどを組み合わせたプログラムが提供されています．これらの介入による歩数の変化は，図4[12]に示した通りです（歩数の把握が事後評価のみであった1編の研究を除く）．図4の通り，いずれの介入においても，歩数が増加傾向にあることが確認されています．また，これらの介入をまとめると，歩数計を用いた介入により，平均で1日1,950歩の歩数の増加が認められることになります．さらに，4編の介入では，疼痛の有意な緩和も確認されています．

　成人全体を対象とした成果[11]や，前述の筋骨格系の疾患をもつ患者を対象とした成果[12]に従えば，高齢者全般に対しても，歩数計の装着を促すことで，日常の身体活動を促進できると考えられます．

　今後は，本稿で紹介した情報を起点に，日常の身体活動の促進を通じたフレイル予防に関する取り組みがさらに進んでいくことが期待されます．

文献

1) Fried LP, Tangen CM, et al:Frailty in older adults: evidence for a phenotype. *J Gerontol A Biol Sci Med Sci*, **56(3)**:M146-156, 2001.
2) Savela SL, Koistien P, et al:Leisure-time physical activity in midlife is related to old age frailty. *J Gerontol A Biol Sci Med Sci*, **68(11)**:M1433-1438, 2013.
3) Chang M, Saczynski JS, et al:Midlife physical activity preserves lower extremity function in older adults: age gene/environment susceptibility-Reykjavik study. *J Am Geriatr Soc*, **61(2)**:237-242, 2013.
4) Shephard RJ, Park H, et al:Objectively measured physical activity and progressive loss of lean tissue in older Japanese adults: longitudinal data from the Nakanojo study. *J Am Geriatr Soc*, **61(11)**:1887-1893,2013.
5) Mammen G, Faulkner G:Physical activity and the prevention of depression: a systematic review of prospective studies. *Am J Prev Med*, **45(5)**:649-657, 2013.
6) 厚生労働省:国民健康・栄養調査．http://www.mhlw.go.jp/bunya/kenkou/kenkou_eiyou_chousa.html（2015年7月14日アクセス）
7) 内閣府:体力・スポーツに関する世論調査（平成25年1月調査）.http://www.mext.go.jp/b_menu/toukei/chousa04/sports/1338692.htm（2015年7月14日アクセス）
8) Bird EL, Baker G, et al:Behavior change techniques used to promote walking and cycling: a systematic review. *Health Psychol*, **32(8)**:829-838, 2013.
9) Abraham C, Michie S:A taxonomy of behavior change techniques used in interventions. *Health Psychol*, **27(3)**:379-387, 2008.
10) Michie S, Richardson M, et al:The behavior change technique taxonomy(v1)of 93 hierarchically clustered techniques: building an international consensus for the reporting of behavior change interventions. *Ann Behav Med*, **46(1)**:81-95, 2013.
11) Bravata DM, Smith-Spangler C, et al:Using pedometers to increase physical activity and improve health: a systematic review. *JAMA*, **298(19)**:2296-2304, 2007.
12) Mansi et al:A systematic review of studies using pedometers as an intervention for musculoskeletal diseases. *BMC Musculoskeletal Disorders*, **15**:231, 2014.

4 栄養によるフレイル予防

甲田道子

Q&A summary

Q. フレイル予防に関係する栄養素は何ですか？

健康保持にはあらゆる栄養素が関係していますが，とくにたんぱく質とビタミンDの不足に注意する必要があります．また，炭水化物や脂質も適量摂取して食事量（エネルギー摂取量）を確保することも重要で，体重減少や筋肉減少を防ぎ，たんぱく質利用効率を高めることができます．

Q. 予防のためにはどのような食事をしたらよいですか？

低栄養状態を回避することが一番です．欠食をしないで，1日に3回はきちんとした食事をすることが望まれます．主食（ご飯やパン，麺など），主菜（肉や魚，卵，大豆製品など），副菜（野菜料理）をそろえるとバランスのとれた食事となります．また，カルシウムの供給源となる牛乳・乳製品と，ビタミンCや食物繊維の豊富な果物を加えることによって，食事は充実した内容になります．食の細い人では間食も積極的に取り入れる工夫が必要です．また，食事改善に運動実践を併用することによってフレイル予防効果は高まります．

Q. 食欲のない時はどうしたらよいですか？

まずは食べられる物や好きな物を，少しずつでも食べることが大切です．栄養補助食品を利用するのも妙案です．エネルギーやたんぱく質，ビタミン，ミネラルが強化されている商品が市販されています．また，脱水しないように水分補給も忘れないよう気を付ける必要があります．

はじめに

日本は超高齢社会に突入しました．要介護者が増加している現状を考えると，フレイル予防が重要な課題であることは容易に理解できます．予防のためには，食事や栄養での対策が運動と並んで極めて重要となります．

1. フレイルと栄養の関係

健康の保持にはあらゆる栄養素（水，たんぱく質，炭水化物，脂質，無機質，ビタミン）が必要で，一つでも不足すると体調を良好に保つことは困難です．そのなかでもフレイルと関連する栄養素として，たんぱく質，ビタミンD，抗酸化ビタミン（ビタミンEやC），

表1 食事摂取基準 2015年版[5]

			70歳以上 男性	70歳以上 女性	50〜69歳 男性	50〜69歳 女性
参照体重		kg	60	49.5	65.3	53
推定エネルギー必要量	身体活動Ⅰ（低い）	kcal	1,850	1,500	2,100	1,650
	身体活動Ⅱ（ふつう）	kcal	2,200	1,750	2,450	1,900
	身体活動Ⅲ（高い）	kcal	2,500	2,000	2,800	2,200
たんぱく質	推奨量	g	60	50	60	50
ビタミンD	目安量	μg	5.5	5.5	5.5	5.5
カルシウム	推奨量	mg	700	650	700	650

葉酸があげられています[1-4]．また，フレイルの人では体重の増減に関係するエネルギー摂取量（食事量）が少ないことも報告されています[1]．日本人の食事摂取基準（2015年版）のたんぱく質とカルシウムの推奨量およびビタミンDの目安量をみてみると，70歳以上であっても50〜69歳と同量を摂取することが望ましいことがわかります（表1）[5]．

（1）たんぱく質

　フレイル予防においてたんぱく質摂取の重要性は多くの研究によって報告されています．オランダの研究によると，70歳代男女において除脂肪量（筋肉など体脂肪以外の組織重量）の減少量はたんぱく質摂取量（調査開始時）と関係していて，たんぱく質を多く摂取した群（1.2g/体重kg/日，平均91g/日）では，少ない群（0.8g/体重kg/日，平均56g/日）よりも3年後までの除脂肪量の減少を40％抑えることができました[6]．65歳以上の日本人女性を対象とした調査では，フレイルのリスクの低い群はたんぱく質を70g/日以上摂取していました[7]．食事摂取基準（2015年版）の推奨量（表1）[5]の50g/日よりも多くとる必要があるかもしれないと考察しています．骨格筋萎縮を予防するには，1日に摂取するたんぱく質の量は体重kgあたり1.0〜1.5g/日程度必要だという意見もあります[8]．

　介入研究をみてみると，Kimらはフレイルの高齢者にたんぱく質（25g/日）とエネルギー（400kcal）が補給できるサプリメントを12週間摂取させたところ，フレイルの進行を遅らせることができたと報告しています[9]．しかし，食事介入や運動介入を単独で行うよりも，両方を併用したほうがフレイル予防に効果があるという報告が多いようです[10]．72〜98歳の男女において，サプリメント（エネルギー360kcal，大豆たんぱく質17％，炭水化物60％，脂質23％）の摂取と並行してレジスタンス運動を実施した群では，筋力が開始時よりも100％以上増強しましたが，サプリメントだけの群では変化はみられませんでした[11]．75歳以上の日本人女性でも同様に，アミノ酸サプリメント摂取と運動併用群で脚の筋肉量が増加しています（図1）[12]．また，若者でのデータですが，筋力トレーニング後にたんぱく質と炭水化物を摂取したほうが，運動前に摂取するよりも筋たんぱく合成は高かったという結果が得られています[13,14]．生活に運動をとり入れている人では，空腹状態での運動は避け，運動後1時間くらいのうちに食事もしくは軽食をとるとよいと考えられます．

　たんぱく質の利用効率はエネルギー摂取量に左右されます．これは，エネルギー摂取量が少ないと，たんぱく質が分解されてエネルギーとして使われてしまうことを意味します．したがって，たんぱく質の利用効率を高めるという点からも，炭水化物や脂質を適量摂取

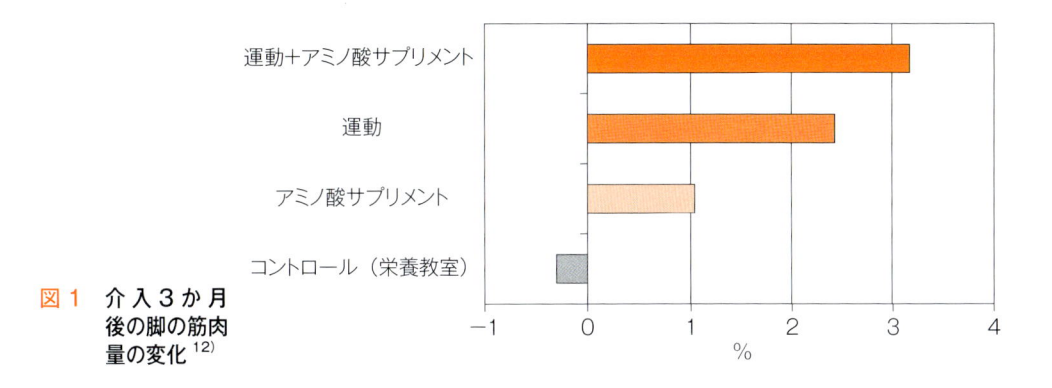

図1 介入3か月後の脚の筋肉量の変化[12]

して，エネルギー摂取量（食事量）が少なくならないようにすることも肝要です．

②ビタミンDとカルシウム

　ビタミンDはカルシウムの吸収を促し，骨形成に重要な役割を果たしています．米国の高齢女性の調査では血中の25-ヒドロキシビタミンD濃度（ビタミンD量の指標）が50～75nmol/Lの範囲ではフレイルのリスクが低くなりました[15]．しかし，50nmol/L未満ではフレイル，筋力の減少，転倒や骨折のリスクが高くなったと報告されています[16-18]．日本人高齢女性でもこの濃度の低い人（21ng/ml（52.5nmol/L）以下）のほうが転倒の頻度は高くなっています[4]．ビタミンDのサプリメント摂取によって筋力が増加し，転倒や骨折のリスクが改善したという結果もあります[19]．しかし，ビタミンDが不足していない場合は，サプリメントで多量に摂取しても効果はみられないようです[20]．「骨粗鬆症の予防と治療ガイドライン」では，骨粗鬆症治療には1日の摂取量を400～800IU（10～20μg）にするように推奨しています[21]．これは日本人の食事摂取基準（表1）の推奨量[5]よりも高い数字です．また，ビタミンDは紫外線によっても皮膚で産生されます．骨粗鬆症財団は，1日に夏なら木陰で30分，冬なら手や顔に1時間程度日に当たるように勧めています[22]．

　カルシウムは日本人にとって不足しやすい栄養素の一つです．体内では99％は骨や歯に存在し，残りは血液などの組織にあります．筋収縮や神経伝達などに関与しているため，カルシウムの血中濃度は狭い範囲で一定に保たれています．もし食事からカルシウムが入ってこないで血中濃度が低下すると，骨からカルシウムが溶け出て補給されます．日本人中高年者を対象とした大規模調査によると，カルシウム摂取量の少ない女性で脊椎骨折の発生が高くなっています[23]．

2. 高齢者の特徴

　欧米の調査では，肥満もフレイルの要因の一つになっています[24, 25]．しかし，BMIが30kg/m²以上の肥満者の少ない日本では，フレイル予防には肥満解消よりも低栄養に陥らないようにすることが第一だと考えられます．表2は低栄養の要因です[26]．一人暮らしでは食事を整えるのが面倒になり，偏食や欠食に陥りやすくなります．食欲不振から低栄養につながることも危惧されます．食欲不振の原因は，不安や孤独感などの精神面，味覚や咀嚼機能の低下など様々です．食欲がないときは食べられる物や好きな物を少しずつ

表2 高齢者低栄養の要因 [26]

社会的要因	貧困 独居 介護不足 孤独感 栄養に関する知識不足
精神的心理的要因	認知機能障害 うつ 窒息の恐怖
疾病要因	臓器不全 炎症・悪性腫瘍 薬剤効果 歯科的,咀嚼の問題,嚥下障害 身体障害 疼痛
加齢の関与	臭覚,味覚障害 食欲不振（中枢神経系の関与）

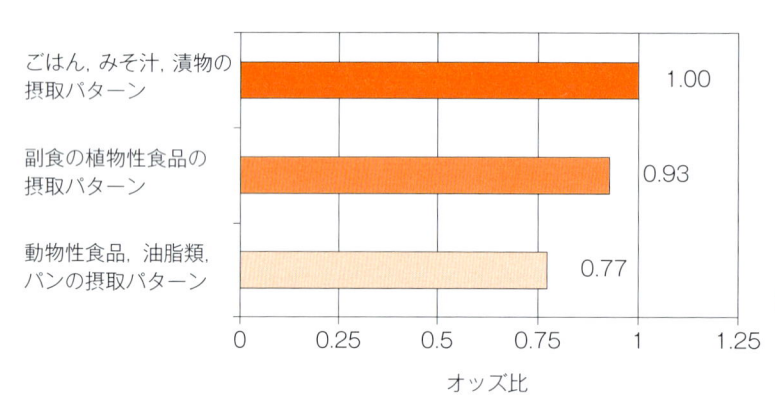

図2 高次生活機能「知的能動性」の変化と食品摂取頻度パターンの関連 [28, 29]

- ごはん,みそ汁,漬物の摂取パターン: 1.00
- 副食の植物性食品の摂取パターン: 0.93
- 動物性食品,油脂類,パンの摂取パターン: 0.77

（オッズ比）

でも食べることが大切です．市販されているエネルギーやたんぱく質，ビタミン，ミネラルが強化されている栄養補助食品も有効です[9]．同時に水分を補給することも大切です．脱水や熱中症予防にもなります．1回の食事量が少ない人では，3回の食事だけでなく間食をとり入れる工夫も必要です．咀嚼機能の低下や唾液の減少は，歯の欠損や義歯が合わないことでも起こります．定期的に歯科を受診することも大事なことです．

3. 食生活改善の具体的方法

　たんぱく質の構成成分であるアミノ酸のなかでも，ロイシンが筋蛋白質同化作用において重要な役割を果たしていることもわかってきました[27]．このロイシンは肉,魚,乳製品,豆類に豊富に含まれています．また，ビタミンDは魚やきのこ類に，カルシウムは牛乳・乳製品や小魚，海藻，豆腐，緑黄色野菜に多く含まれています．それらの食品を高頻度に食事に取り入れると，余暇活動や創作などの能力低下の危険率が低下するという結果が出ています．「ごはん・味噌汁・漬物」を高頻度に摂取するよりも，「野菜・芋・大豆製品などの植物性食品」のほうが，さらに「肉類・牛乳・卵・油脂類」のほうが危険率は低くなりました（図2）[28, 29]．

表3 低栄養を予防し老化を遅らせるための食生活指針[29]

1. 3食のバランスをよくとり，欠食は絶対さける
2. 油脂類の摂取が不足しないように注意する
3. 動物性たんぱく質を充分に摂取する
4. 肉と魚の摂取は1：1程度の割合とする
5. 肉は，さまざまな種類を摂取し，偏らないようにする
6. 牛乳は，毎日200ml以上飲むようにする
7. 野菜は，緑黄色野菜，根菜類など豊富な種類を毎日食べる．火を通して十分摂取する
8. 食欲がないときには，特におかずを先に食べ，ごはんを残す
9. 食材の調理法や保存法を習熟する
10. 酢，香辛料，香り野菜を十分にとり入れる
11. 調味料をじょうずに使い，おいしく食べる
12. 和風，中華，洋風とさまざまな料理をとり入れる
13. 会食の機会を豊富につくる
14. 噛む力を維持するために，義歯は定期的に点検を受ける
15. 健康情報を積極的にとり入れる

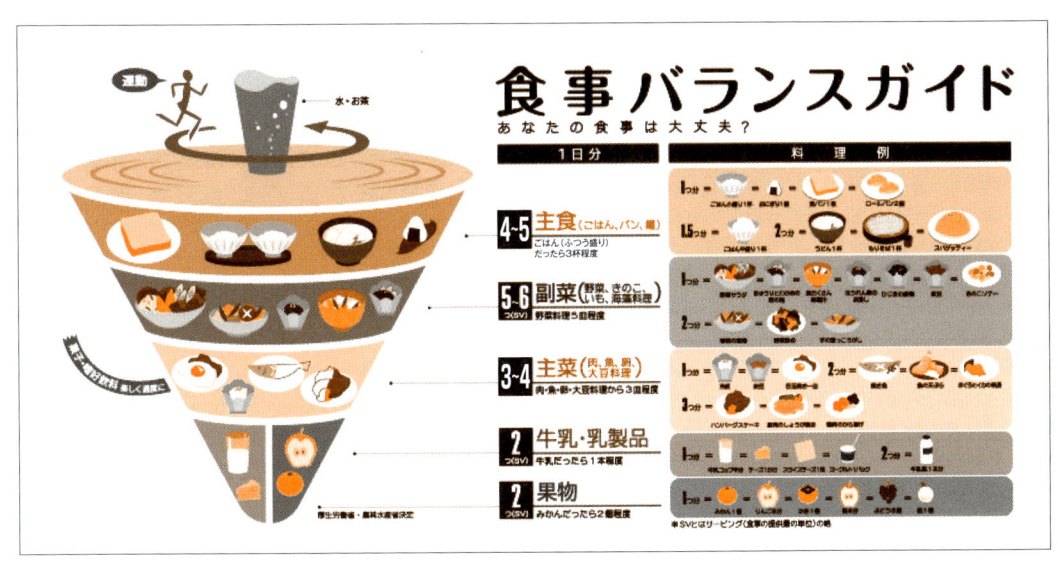

図3 食事バランスガイド[30]
70歳以上女性，身体活動レベルⅠの70歳以上の男性の目安量

　バランスのよい食事にするために参考となる指標はいろいろあります．熊谷らは「低栄養を予防し老化を遅らせるための食生活指針」を紹介しています（表3）[29]．厚生労働省と農林水産省の食事バランスガイドは，1日に「何を」「どれだけ」食べたらよいのかの目安を表しています（図3）[30]．コマの形をしていて，上から「主食」「副菜」「主菜」「牛乳・乳製品」「果物」が並んでいます．上部ほど量的に多く食べると食事のバランスがとれます．偏食するとバランスが崩れ，コマは倒れてしまいます．食品の特徴別に分類した指標には3色食品群，6つの食品群などがあります．表4に4つの食品群での各食品の摂取目安量を示しました[31]．第1群は「牛乳・乳製品，卵」，第2群は「魚介，肉，豆・豆製品」，第3群は「野菜，芋，果物」，第4群は「穀類，油脂，菓子等」です．各食品の80kcalに相当する重量を1点として活用することもできます．なお，米100gはご飯に換算すると約230gになります．70歳以上女性で身体活動レベルⅠの人では，朝昼

表4 4つの食品群の性別・身体活動レベル別食品構成（70歳以上）[31]

	4つの食品群	第1群	第2群	第3群	第4群
男性	身体活動レベルⅠ（低い）	乳・乳製品 250, 卵 50 }300	魚介・肉 120, 豆・豆製品 80 }200	野菜 350, 芋 100, 果物 200 }650	穀類 240, 油類 15, 砂糖 10 }265
男性	身体活動レベルⅡ（ふつう）	乳・乳製品 250, 卵 50 }300	魚介・肉 120, 豆・豆製品 80 }200	野菜 350, 芋 100, 果物 200 }650	穀類 320, 油類 20, 砂糖 10 }350
男性	身体活動レベルⅢ（高い）	乳・乳製品 250, 卵 50 }300	魚介・肉 120, 豆・豆製品 100 }220	野菜 350, 芋 100, 果物 200 }650	穀類 380, 油類 25, 砂糖 10 }415
女性	身体活動レベルⅠ（低い）	乳・乳製品 250, 卵 50 }300	魚介・肉 80, 豆・豆製品 80 }160	野菜 350, 芋 100, 果物 200 }650	穀類 180, 油類 15, 砂糖 5 }200
女性	身体活動レベルⅡ（ふつう）	乳・乳製品 250, 卵 50 }300	魚介・肉 100, 豆・豆製品 80 }180	野菜 350, 芋 100, 果物 200 }650	穀類 220, 油類 15, 砂糖 10 }245
女性	身体活動レベルⅢ（高い）	乳・乳製品 250, 卵 50 }300	魚介・肉 100, 豆・豆製品 100 }200	野菜 350, 芋 100, 果物 200 }650	穀類 270, 油類 20, 砂糖 10 }300

1) 野菜はきのこ，海藻を含む．野菜の1/3以上は緑黄色野菜でとることとする．
2) エネルギー量は「日本人の食事摂取基準（2015年版）」の参考表・推定エネルギー必要量の95％の割合で構成してある．
　各人の必要量に応じて適宜調整すること．
3) 食品構成は「日本食品標準成分表2010」で計算．

　夕食ともご飯だと仮定すると1食は約130g（茶碗に1杯）になります．また肉の部位や魚の種類，穀類が米かパンか麺かなどによって含まれる栄養素量はいくらか変動します．
　欠食をしないで1日3回は食事をして，食事量を確保することも重要です．体重が減少しない量が適正です．筋肉量を増やしたい人は，食事量を現在よりも増やす必要があります．誰かといっしょに食事をする共食の機会を作ることも大切です．食事は栄養素を補給するための単なる手段ではありません．家族や友人と会話を交わし楽しく食事をすることによって，食事への満足度も高まります[32]．また，人や社会とつながりをもつことになり，社会的孤立を防止することにもなります．

4. 注意点

　フレイル予防には，低栄養にならないようにバランスのとれた食事を心がけ，たんぱく質やビタミンDが十分に摂取されているかどうかに留意する必要があります．しかし，腎機能が低下した高齢者でたんぱく質を制限している場合は，治療を優先させます．また，医薬品と食品の飲み合わせにも注意します[33]．お酒といっしょに薬を服用するのは危険だということはよく知られています．食品のなかには，このように薬と相互作用を示すものがあります．グレープフルーツ（ジュースも）は高血圧治療薬（カルシウム拮抗薬）の降圧作用を増強させます．ビタミンKが多く含まれる納豆や緑黄色野菜は，血栓を作らないようにする薬（ワルファリン）の抗血液凝固機能を低下させます．骨粗鬆症治療薬ではカルシウムやマグネシウムによって効果が減退することがありますので，それらが多く

含まれている牛乳は2〜3時間あけてから飲むことが勧められます．薬を服用している人は，薬剤師や医師の指示を守り，説明書をよく読むことが大切です．

文献

1) Bartali B, Frongillo EA, et al:Low nutrient intake is an essential component of frailty in older persons. *J Gerontol A Biol Sci Med Sci*, **61**(6):589-593, 2006.
2) Ble A, Cherubini A, et al:Lower plasma vitamin E levels are associated with the frailty syndrome: the InCHIANTI study. *J Gerontol A Biol Sci Med Sci*,**61**(3):278-283, 2006.
3) Shardell M, Hicks GE, et al:Association of low vitamin D levels with the frailty syndrome in men and women. *J Gerontol A Biol Sci Med Sci*, **64**(1):69-75, 2009.
4) Suzuki T, Kwon J, et al:Low serum 25-hydroxyvitamin D levels associated with falls among Japanese community-dwelling elderly. *J Bone Miner Res*, **23**(8):1309-1317, 2008.
5) 厚生労働省:「日本人の食事摂取基準（2015年版）策定検討会」報告書:http://www.mhlw.go.jp/stf/shingi/0000041824.html
6) Houston DK, Nicklas BJ, et al:Health ABC Study. Dietary protein intake is associated with lean mass change in older, community-dwelling adults: the Health, Aging, and Body Composition (Health ABC) Study. *Am J Clin Nutr*, **87**(1):150-155, 2008.
7) Kobayashi S, Asakura K, et al:Three-generation Study of Women on Diets and Health Study Group. High protein intake is associated with low prevalence of frailty among old Japanese women: a multicenter cross-sectional study. *Nutr J*, **12**:164, 2013.
8) 葛谷雅文:虚弱（フレイル）の原因としての低栄養とその対策．高齢者のフレイル（虚弱）とリハビリテーション．*Monthly Book Medical Reha*, **170**:126-130, 2014.
9) Kim CO, Lee KR:Preventive effect of protein-energy supplementation on the functional decline of frail older adults with low socioeconomic status: a community-based randomized controlled study. *J Gerontol A Biol Sci Med Sci*, **68**(3):309-316, 2013.
10) Drummond MJ, Dreyer HC, et al:Nutritional and contractile regulation of human skeletal muscle protein synthesis and mTORC1 signaling. *J Appl Physiol (1985)*, **106**(4):1374-1384, 2009.
11) Fiatarone MA, O'Neill EF, et al:Exercise training and nutritional supplementation for physical frailty in very elderly people. *N Engl J Med*, **330**(25):1769-1775, 1994.
12) Kim HK, Suzuki T, et al:Effects of exercise and amino acid supplementation on body composition and physical function in community-dwelling elderly Japanese sarcopenic women: a randomized controlled trial. *J Am Geriatr Soc*, **60**(1):16-23, 2012.
13) Dreyer HC, Drummond MJ, et al:Leucine-enriched essential amino acid and carbohydrate ingestion following resistance exercise enhances mTOR signaling and protein synthesis in human muscle. *Am J Physiol Endocrinol Metab*, **294**(2):E392-400, 2008.
14) Fujita S, Dreyer HC, et al:Essential amino acid and carbohydrate ingestion before resistance exercise does not enhance postexercise muscle protein synthesis. *J Appl Physiol (1985)*, **106**(5):1730-1739, doi: 10.1152/japplphysiol.90395.2008.
15) Ensrud KE, Ewing SK, et al:Study of Osteoporotic Fractures Research Group. Circulating 25-hydroxyvitamin D levels and frailty status in older women. *J Clin Endocrinol Metab*, **95**(12):5266-5273, 2010.
16) Gerdhem P, Ringsberg KA, et al:Association between 25-hydroxy vitamin D levels, physical activity, muscle strength and fractures in the prospective population-based OPRA Study of Elderly Women. *Osteoporos Int*, **16**(11):1425-1431, 2005.
17) Shardell M, Hicks GE, et al:Association of low vitamin D levels with the frailty syndrome in men and women. *J Gerontol A Biol Sci Med Sci*, **64**(1):69-75, 2009.
18) Smit E, Crespo CJ, et al:The effect of vitamin D and frailty on mortality among non-institutionalized US older adults. *Eur J Clin Nutr*, **66**(9):1024-1028, 2012.
19) Bischoff HA, Stahelin HB, et al:Effects of vitamin D and calcium supplementation on falls: a randomized controlled trial. *J Bone Miner Res*, **18**(2):343-351, 2003.
20) Stockton KA, Mengersen K, et al:Effect of vitamin D supplementation on muscle strength: a systematic review and meta-analysis. *Osteoporos Int*, **22**(3):859-871, 2011.
21) 骨粗鬆症の予防と治療ガイドライン作成委員会編集:骨粗鬆症の予防と治療ガイドライン2011．ライフサイエンス出版，2011, P65.
22) 公益財団法人骨粗鬆症財団:http://www.jpof.or.jp/prevention/sunbathing/
23) Nakamura K, Kurahashi N, et al:Japan Public Health Centre-based Prospective Study Group. Calcium intake and the 10-year incidence of self-reported vertebral fractures in women and men: the Japan Public Health Centre-based Prospective Study. *Br J Nutr*, **101**(2):285-294, 2009.
24) Sheehan KJ, O'Connell MD, et al:The relationship between increased body mass index and frailty on falls in community dwelling older adults. *BMC Geriatr*, **13**:132, 2013.
25) Blaum CS, Xue QL, et al:The association between obesity and the frailty syndrome in older women: the Women's Health and Aging Studies. *J Am Geriatr Soc*, **53**(6):927-934, 2005.
26) 葛谷雅文:低栄養（大内尉義編集代表），新老年学，第3版．東京大学出版，2010, pp 579-590.
27) Katsanos CS, Kobayashi H, et al:A high proportion of leucine is required for optimal stimulation of the rate of muscle protein synthesis by essential amino acids in the elderly. *Am J Physiol Endocrinol Metab*, **291**(2):E381-387, 2006.
28) 熊谷　修，柴田　博・他:地域高齢者の食品摂取パタンの生活機能「知的能動性」の変化に及ぼす影響．老年社会科学，**16**(2):146-155, 1995.
29) 財団法人東京都高齢者研究・福祉振興財団監修:栄養改善のアクティビティ．ひかりのくに, 2006.
30) 農林水産省:食事バランスガイド．http://www.maff.go.jp/j/balance_guide/
31) 香川芳子監修:バランスのよい食事ガイド．なにをどれだけ食べたらいいの，第2版．女子栄養大学出版部, 2012. 女子栄養大学出版部（食事摂取基準（2015年版）に伴う変更：http://eiyo.sub.jp/yongun1.pdf）
32) 吉田礼維子，長谷部幸子・他:農村部における在宅高齢女性の食生活および生活の満足に影響する食行動の要因．日公衛誌，**59**(3):151-160, 2012.
33) 山本勝彦，山中克己:医療・福祉介護者も知っておきたい食と薬の相互作用．幸書房, 2009.

5 認知機能向上・心理状態改善によるフレイル予防

上村一貴

Q&A summary

Q. フレイルと認知機能は関連しますか？
相互に密接に関連しています．認知機能の低下は，フレイルの危険性を高めます．

Q. 認知機能の改善のために有効な方法は何ですか？
習慣的な運動の実施が認知機能の改善に有効であることが明らかになってきています．

はじめに

フレイルと認知機能障害は，高齢者の自立した生活を阻害する老年症候群の代表的な存在であり，高い合併率や共通する発生機序など，両者の関連性は密接であるといえます．認知機能の低下が将来のフレイル発生の兆候となることから，認知機能の改善を図ることでフレイルを未然に予防できる可能性があります．本稿では，高齢者の認知機能の向上効果が注目されている運動介入に着目して文献レビューを行い，エビデンスと推奨される方法について解説します．

1. フレイルと認知機能

フレイルと認知機能障害の有症率は加齢に伴って増加し[1]，その発生率は強く関連するとされています[2]．現在までにフレイルの定義は複数報告されており，Rockwoodら[3]のCumulative Burden Indexなどの認知機能を判定基準に含むものがいくつかある一方で[4, 5]，フレイルのスクリーニングの主流となりつつあるFriedら[6]の基準には認知機能の項目は含まれていません．にもかかわらず，Friedらの判定基準を用いた多くの研究で認知機能障害あるいは低下との間に有意な関連性が認められている[7-9]背景には，基準に含まれる各項目それぞれが認知機能との関連が報告されている要素であることが影響していると考えられています[10]．

フレイルを有する高齢者では認知機能障害を有する割合が有意に高く[3, 7, 11]，かつ将来，認知機能低下や認知症を発生するリスクが高いことが報告されています[8, 9, 12]．その逆も然りで，認知機能の低下はフレイルへの移行の兆候であるとも考えられています[13]．Rajiら[14]は，ベースラインにおいて全般的認知機能障害（Mini-mental state exami-

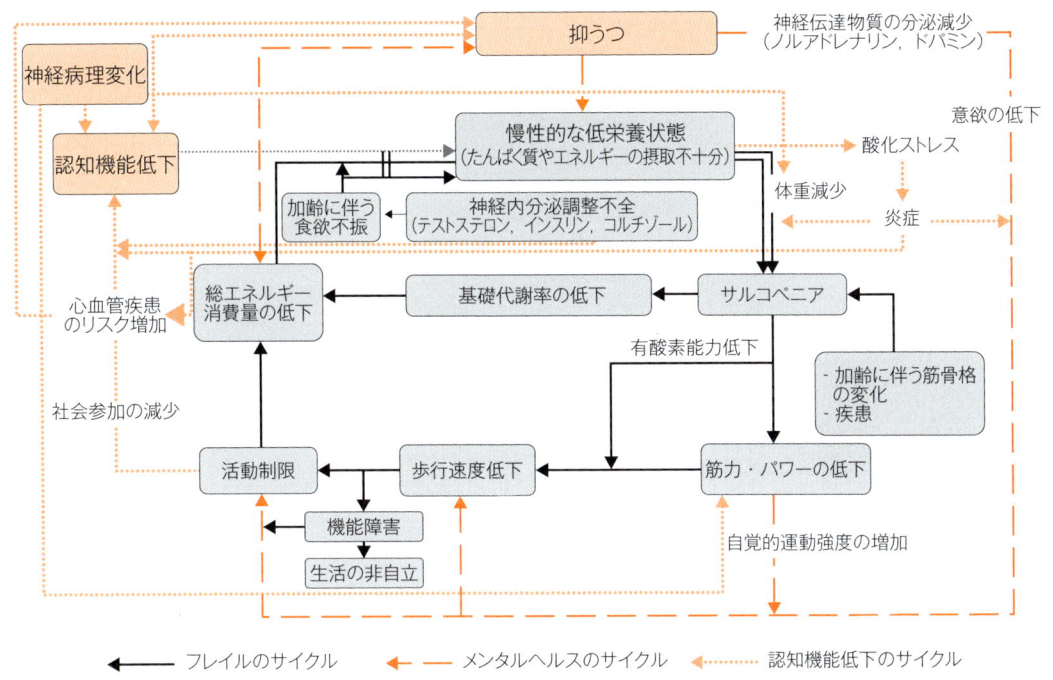

図1 フレイルのサイクルと認知機能障害の関連[10)]

nationの得点が21点以下）はその後10年間における虚弱の発生の独立した予測因子になったと報告しています．

　以上のように，フレイルと認知機能障害の関連性は疫学研究により明らかになっていますが，背景にあるメカニズムは十分に検証されていません．Buchmanら[15, 16)]は，神経原線維変化や老人斑などのアルツハイマー型認知症に特徴的な神経細胞の病理変化が虚弱の発生や重症化に関連していたと報告しています．また，テストステロンやその他の男性ホルモンの減少[17, 18)]，低栄養および酸化ストレス[19, 20)]，慢性炎症[19, 21)]，心血管疾患リスク[22, 23)]，抑うつ[24, 25)]などがフレイルと認知機能低下の発生と関連し，両者の媒介因子となりうると考えられています（図1）．

　このように，フレイルと認知機能の間には密接な関係性があり，認知機能を改善することで，フレイルの発生を予防する，あるいは進行のサイクルに歯止めをかけることができる可能性があります．近年，認知機能改善，またはその低下予防に対して身体活動量増大の促進や習慣的な運動介入の有効性に関するエビデンスが構築されつつあります．運動による介入プログラムは比較的低コストで実施でき，短期間で効果を得ることが期待できることから，認知症予防事業の中核を果たす可能性をもっているといえるでしょう．そこで，以降は論文のレビューにより，現状で明らかになっている運動介入による認知機能向上効果のエビデンスと，その結果をもとに推奨される介入方法について述べたいと思います．

2. 運動介入による認知機能向上のエビデンス

　レビュー文献の包含基準は，①60歳以上の高齢者を対象としていること，②介入内容に運動，身体活動が含まれること，③介入期間が4週間以上であること，④コントロー

表1 神経心理学的テストにおける認知機能領域の分類

神経心理学的テストにおける認知機能領域			
全般的認知機能	注意機能	遂行機能	記憶
Mini-Mental State Examination (MMSE)	Trail Making Test part A (TMT-A)	Trail Making Test part B (TMT-B)	Wechsler Memory Scale Logical Memory (WMS-LM)
Alzheimer's Disease Assessment Scale-cognitive subscale (ADAS-Cog)	Digit span	Verbal fluency test	Free and Cued Selective Reminding Test (FCSRT)
Neurobehavioral Cognitive Status Examination		Stroop Word Color task	Rivermead Behavioral Memory Test (RBMT)
		Digit-symbol test	Verbal Leaning test
		Frontal Assessment Battery (FAB)	
		Task Switch Reaction time	

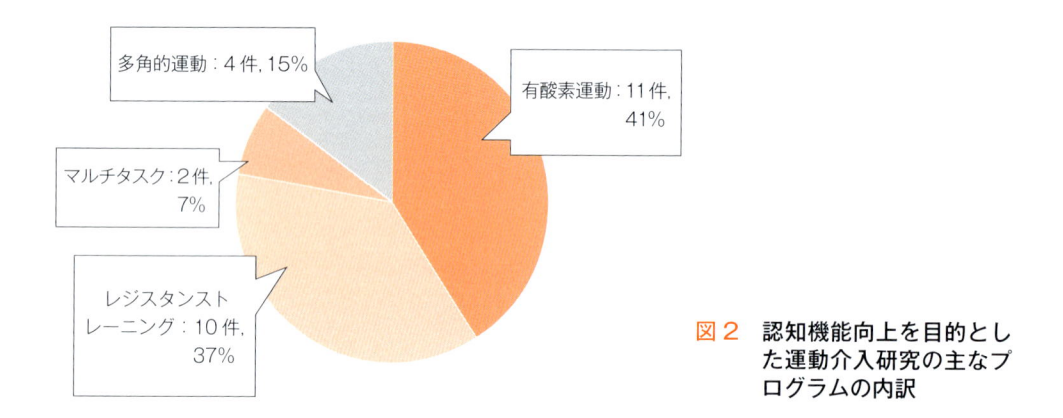

図2 認知機能向上を目的とした運動介入研究の主なプログラムの内訳

- 有酸素運動：11件，41％
- レジスタンストレーニング：10件，37％
- マルチタスク：2件，7％
- 多角的運動：4件，15％

ル群を設けたランダム化比較試験であること，④効果判定指標に神経心理学的評価を用いていること，⑤査読付の国際誌に掲載されていること，としました．

レビューに採用したのは，27件でした．効果判定のためのアウトカムである認知機能には様々な評価尺度があり，また報告により着目している認知機能のドメインも異なることが多くあります．代表的な認知機能ドメイン別にみた介入効果を検討するため，表1のように各文献で用いられた神経心理学的テストの認知機能領域を分類しました．抽出された文献より，各報告の概要を表2に記載しており，対象者の属性，介入内容（トレーニング方法，頻度，強度など）に加えて，アウトカムへの介入効果の有無を認知機能ドメイン別に示しています．運動介入の結果，何らかの認知機能に改善を認めたものは21件（78％）でした．

運動介入の内容に着目すると，大きく分けて，①有酸素運動（11件，41％），②レジスタンストレーニング（10件，37％），③マルチタスクトレーニング（2件，7％），④多角的運動（4件，15％）に分類することができました（図2）．以降は，運動プログラムの要素別に，その効果に関するエビデンスやレビューをもとに推奨される方法を紹介します．

表2 認知機能に対する運動介入の効果

著者	出版年	平均年齢（介入群）	対象者数 介入群	対象者数 対照群	期間（週）	頻度（回／週）	介入内容	運動強度	アウトカム 全般	アウトカム 注意	アウトカム 遂行	アウトカム 記憶
Lautenschlager[38]	2008	69	85	85	72	3	有酸素運動：ウォーキングなどの50分間の実施を推奨.	中強度	○	－	×	○
Muscari[30]	2009	69	60	60	46	3	有酸素運動：60分間. エルゴメーター, トレッドミルなどを使用.	70% HRR	○	－	－	－
Scherder[39]	2005	84	15	15	6	3	有酸素運動：30分. ウォーキングエクササイズ.	軽度	－	○	○	－
Emery[40]	1998	65	29	25/25	10	3	有酸素運動：45分. トレッドミル, エルゴメーターなどを使用. 講義, ストレスマネージメントのためのグループディスカッション.	－	－	×	○	－
Baker LD[27]	2010	68	23	10	42	4	有酸素運動：45〜60分. トレッドミル, エルゴメーターなどを使用.	75〜85% HRR	－	－	○ 女性のみ	－
Smiley-Oyen[28]	2008	70	38	40	40	3	有酸素運動：25〜30分. トレッドミル, エルゴメーターなどを使用.	開始：45-60%HRR 目標：65-80%HRR	－	－	○	－
Klusmann[41]	2010	74	91(80)	76(69)	24	3	有酸素運動：25〜30分. トレッドミル, エルゴメーターなどを使用. 柔軟・筋力・バランストレーニングを含む.	－	－	－	○	○
Colcombe[29]	2004	66	－	－	24	3	有酸素運動：10〜15分間継続歩行から開始し, 40〜45分間継続歩行を目指す.	開始：40-50%HRR 目標：60-70%	－	－	○	－
Maki[26]	2012	72	75	75	12	1	有酸素運動：90分. ウォーキングエクササイズ.	－	－	×	○	×
Varela[31]	2011	79	高強度群：27 低強度群：26	15	12	3	有酸素運動：30分. エルゴメーターを使用.	高強度群：60%HRR 低強度群：40%HRR	×	－	－	－
van Uffelen[42]	2008	75	77	75	52	2	有酸素運動：60分. エルゴメーターを使用.	中程度	－	－	×	×
Liu-Ambrose[43]	2010	69	52	49	52	2 or 1	レジスタンス：60分. マシンやフリーウエイトによる高強度漸増抵抗運動.	6-8RM×2セット	×	×	○	－
Liu-Ambrose[44]	2008	81	28	24	24	3	レジスタンス：家庭での筋力トレーニング（重錘）とバランストレーニング.	－	－	×	○	－

○：介入効果あり（コントロール群との有意差あり）, ×：介入効果なし, －：測定していない　　　　　　　　　　　　　　　　（次頁つづく）
HRR（Heart Rate Reserve）：予備心拍数, RM（Repetition Maximum）：最大反復回数

表2 つづき

Busse[45]	2008	70	14	17	36	2	レジスタンス：マシントレーニング．	—	—	×	—	○
Tsutsumi[33]	1997	68	高強度群：13 低強度群：14	14	12	3	レジスタンス：マシントレーニング一回の運動を6～8秒で実施し，セット間は1～2分の休憩	高強度群：75-85% 1RM×8-12回 低強度群：55-65% 1RM×12-16回	—	×	—	—
Rest[46]	2013	79	31	31	24	2	レジスタンス：マシントレーニング	開始：50% 1RM目標：70% 1RM	—	○	×	×
Lachman[47]	2006	75	102	108	24	3	レジスタンス：セラバンド	バンドの種類を変えて調整	—	—	×	—
Perrig-Chiello[48]	1998	73	23	23	8	1	レジスタンス：マシントレーニング強度：記載なし	—	—	—	×	○
Kimura[32]	2010	74	65	54	12	2	レジスタンス：マシントレーニング強度：運動負荷：1RMの60% 10回3セット	60% 1RM10回×3セット	—	—	×	—
Cassilhas[49]	2007	68	高強度群：20 中強度群：19	23	24	3	レジスタンス：マシントレーニング	中強度群：50% 1RM 高強度群：80% 1RM	—	○	—	—
Nagamatsu[50]	2012	75	28	バランス群：28 有酸素群：30	26	2	レジスタンス：マシントレーニング	—	—	×	○	○
Hars[36]	2014	75	66	68	25	1	マルチタスク：60分間．音楽に合わせた歩行トレーニング	—	×	×	○	—
Law LL[34]	2014	74	43	41	10	3	マルチタスク：ファンクショナルタスクズ・エクササイズ	—	○	○	—	○
Williamson[51]	2009	72	50	52	26	3	多角的介入：40～60分．ウォーキング，筋力，ストレッチを含む	中程度	×	—	×	×
Williams[52]	1997	60 and over	94	93	42	2	多角的介入：有酸素運動，バランス，筋力，ストレッチ，リラクゼーションを含む	—	—	○	×	—
Suzuki[53]	2013	75	50	50	40	2	多角的介入：90分間．有酸素運動，筋力・バランストレーニング，二重課題下運動を含む	HRR60%	×	×	○	×
Vaugjan[54]	2014	69	25	24	60	2	多角的介入：60分間．有酸素運動，筋力・バランストレーニングを含む	中程度	—	○	○	—

○：介入効果あり（コントロール群との有意差あり），×：介入効果なし，—：測定していない
HRR（Heart Rate Reserve）：予備心拍数，RM（Repetition Maximum）：最大反復回数

3. 有酸素運動による認知機能向上効果

　有酸素運動は，呼吸によって常に酸素を取り込み，好気的代謝によって主にエネルギーを得るため，一定時間の持続が可能な軽度または中程度の負荷の運動を指し，ジョギング，サイクリング，ウォーキング，水泳などが具体例としてあげられます．高齢者を対象とする場合には，負荷設定の適性や安全性を考慮し，ウォーキングやエルゴメーターを利用したプログラムが処方されることが多いです．

　有酸素運動を主な介入手段とした11件のうち，全般的認知機能に改善を認めたものは2件，注意機能に改善を認めたものは1件，遂行機能に改善を認めたものは7件，記憶機能に改善を認めたものは2件であり，測定したすべての認知機能に改善が認められなかったのは2件でした．有酸素運動は遂行機能の改善に有効であることが推察されますが，それ以外のドメインの認知機能を評価項目に含まない研究も多いため，解釈には注意が必要です．

　有酸素運動の方法に着目すると，エルゴメータやトレッドミルなどの機器を用いたものが7件，ウォーキングを用いたものが4件でした．期間は，6週から72週まで研究によって様々ですが，24週以上のものが7件と大半を占めていました．頻度については，9件が週3回以上と高頻度で運動教室を実施していますが，Makiら[26]は週1回の教室の実施で効果が認められたとしています．そのため，現状の知見から認知機能向上に必要な最低限の運動頻度について言及することはできません．

　運動強度について明記している論文は5編であり，いずれも予備心拍数（Heart Rate Reserve: HRR）を指標に用いていました．Bakerら[27]は75〜85％HRR，Smiley-Oyenら[28]は65〜80％HRR，Colcombeら[29]は60〜70％HRR，Muscariら[30]は70％HRRと中等度から高強度の運動強度に設定されていました．一方，Varelaら[31]は，運動の強度を2段階設定してグループを作り，高強度群には60％HRR，低強度群には40％HRRの有酸素運動を実施させたが，両群とも認知機能向上効果は認められなかったとしています．

　以上のように，採用されている報告の件数から考慮すると，有酸素運動による介入の実施方法について推奨される条件は，24週以上，週2〜3回で，中程度以上の強度（60％HRR以上）とすることが望ましいと考えられます．プログラムの内容については，ウォーキングを用いた4件の報告で，頻度や期間によらずに認知機能の向上を認めています．このことから，エルゴメータなどの機器の使用が困難な地域での介護予防事業においても，ウォーキングを主体とした有酸素運動を用いることで認知機能の向上効果を得ることができると考えられます．

4. レジスタンストレーニングによる認知機能の向上効果

　筋力強化を目的としたレジスタンストレーニングは，一般的にはウエイトトレーニングの形態をとりますが，セラバンド（ラバーバンド）やフリーウエイトによっても適切な使用により，筋のフィットネスを向上させます．

レジスタンストレーニングを主な介入手段とした10件のうち，全般的認知機能に改善を認めたものは0件，注意機能に改善を認めたものは2件，遂行機能に改善を認めたものは3件，記憶機能に改善を認めたものは3件であり，測定したすべての認知機能に改善が認められなかったものは3件でした．記憶機能を測定項目に含む4件の報告のうち，3件で有意な改善を認められていることから，記憶機能改善に対する有効性の高さが予想されます．

　レジスタンストレーニングの方法に着目すると，マシントレーニングを用いているものが8件，重錘を用いたものが1件，セラバンドを用いたものが1件でした．マシントレーニングでは，最大反復回数（Repetition Maximum:RM）により負荷の設定が適切に実施できるため，利用される頻度が高いものと考えられます．

　期間は，8～52週と様々ですが，期間が12週間と比較的短いKimuraら[32]，Tsutsumiら[33]の報告で認知機能に有意な改善が認められていないことから，24週間以上の介入期間を設けることが望ましいと考えられます．頻度については，2～3回のものが9件ですが，頻度の違いによる効果の違いは明らかになっていません．

　以上のことから，レジスタンストレーニングによる介入の実施方法について推奨される条件は，24週以上，週2～3回で，マシントレーニングを用いて行うことと考えられます．ただし，地域での介護予防事業での実用性を考慮すると，費用や場所を要するマシントレーニングが必ずしも最適な方法とは言い切れません．今回のレビューでは，重錘やセラバンドを用いたものが2件しか含まれていないため，今後はこれらのような汎用性の高いレジスタンストレーニングプログラムの効果の検証を実施していく必要があります．

5. マルチタスクトレーニングによる認知機能向上効果

　マルチタスクとは，複数の課題を同時に遂行するものであり，たとえば「水の入ったコップを把持して歩く」などが相当します．マルチタスクトレーニングは，同時に複数の課題を遂行するという特性上，認知機能の向上に効果的であろうと考えられやすいです．現状では，介入内容がマルチタスク・トレーニングであり，アウトカムが認知機能となっているランダム化比較対照試験は，現状では2編のみでした．

　Lawら[34]は，軽度認知障害を有する高齢者を対象に，課題特異的エクササイズであるファンクショナルタスクズ・エクササイズを週に3回の頻度で10週間実施したところ，有意な認知機能改善効果を認めたと報告しています．このファンクショナルタスクズ・エクササイズ[35]は，コップやお皿などの複数の食器を決められたルールに従って配置させたり，収集したりというように，作業自体に遂行機能やワーキングメモリ機能を用いたものであったため，運動としての負荷は低いものの，効果が得られたものと考えられています．

　Harmsらが実施したミュージックベースド・マルチタスク・トレーニングはピアノ音のリズムに合わせて，素早い動きや，ゆっくりとした動きを行うものです[36]．基本的な動きは"歩行"ですが，応用版としてボールや楽器などを把持した状態での動きも取り入れられています．Harmsらは健常高齢者を対象に，週に1回の頻度で25週間のプログラムを実施したところ，Frontal Assessment Batteryの1項目である干渉刺激に対す

る敏感さ，およびうつや気分の尺度に有意な改善がみられたとしています．

このように，マルチタスク・トレーニングによる認知機能の向上効果を検証した論文数はまだまだ少なく，その妥当性や条件の設定等について，現段階で検討するのは時期尚早といえます．マルチタスク・トレーニングは内容自体に認知的要素が多分に含まれるという特性上，認知機能向上効果が期待されています．しかし，その効果を検証する際に，機能の変化をもたらした要因の識別が困難なこと，トレーニング内容が多様なため，一概にカテゴリ化することができないこと，などの問題があります．マルチタスク・トレーニングの効果を検証する際には，上記のような問題点に留意し，比較対象群に同等の負荷量による運動を実施するなどのデザインの設定が必要と考えられます．

6. 多角的運動介入による認知機能向上効果

運動介入に"Multicomponent"，"Multimodal"などの用語を含み，有酸素運動，レジスタンストレーニング，ストレッチング，バランストレーニングなどの要素を複合的に取り入れたプログラムの効果を検証したRCTは4編でした．そのうち，注意機能の改善を認めたものが2件，遂行機能の改善を認めたものが2件であり，いずれの認知機能にも改善を認めなかったものは1件でした．

Smithら[37]は，有酸素運動が高齢者の認知機能に与える影響についてのメタアナリシスを実施し有酸素運動単独での実施よりも，有酸素運動と筋力トレーニングを合わせたトレーニング法を採用しているほうが注意機能，処理速度，ワーキングメモリーに対して効果があることを示しています．今回のレビューからも注意機能と遂行機能に対する一定の効果が認められますが，記憶機能に関しては改善を示した報告はありません．

多角的介入と位置づけて運動介入を実施している論文数が少ないため，今後のさらなるRCTの実施が必要ですが，マルチタスク・トレーニングと同様に効果をもたらした要因の識別を可能にするデザインが重要になるものと考えられます．レビューされた4つの文献のように運動を実施しない群との比較ではなく，有酸素運動やレジスタンストレーニングのように個々の運動を実施した群との比較を行うことで初めて，運動内容が"多角的"であることが認知機能向上に効果的であるかどうかを検証することができます．

おわりに

フレイルと認知機能の関連性に着目し，予防の観点から，フレイル状態に陥っていない高齢者を対象とした運動介入による認知機能向上効果について解説しました．その密接な関連性から，認知機能は，フレイル予防において積極的に評価や介入の対象として取り入れるべき要素であるといえます．

本稿で紹介したような運動介入により認知機能の向上に一定の効果を認められることは示されていますが，それが媒介因子となってフレイルを予防できるかどうかの検証までは実施されていません．今後は，縦断的な調査による波及効果の検証に加え，認知機能の向上に最適な運動の要素や頻度，回数や期間など，地域社会への実装において求められる情報が科学的に解明されることが期待されます．

文献

1) Deary IJ, Corley J, et al:Age-associated cognitive decline. *Br Med Bull*, **92**:135-152, 2009.
2) Buchman AS, Yu L, et al:Brain pathology contributes to simultaneous change in physical frailty and cognition in old age. *J Gerontol A Biol Sci Med Sci*, **69(12)**:1536-1544, 2014.
3) Rockwood K, Mitnitski A:Frailty in relation to the accumulation of deficits. *J Gerontol A Biol Sci Med Sci*, **62(7)**:722-727, 2007.
4) Pel-Littel RE, Schuurmans MJ, et al:Frailty: defining and measuring of a concept. *J Nutr Health Aging*, **13(4)**:390-394, 2009.
5) Searle SD, Mitnitski A, et al:A standard procedure for creating a frailty index. *BMC Geriatr*, **8**:24, 2008.
6) Fried LP, Tangen CM, et al:Frailty in older adults: evidence for a phenotype. *J Gerontol A Biol Sci Med Sci*, **56(3)**:M146-156, 2001.
7) Avila-Funes JA, Amieva H, et al:Cognitive impairment improves the predictive validity of the phenotype of frailty for adverse health outcomes: the three-city study. *J Am Geriatr Soc*, **57(3)**:453-461, 2009.
8) Avila-Funes JA, Carcaillon L, et al:Is frailty a prodromal stage of vascular dementia? Results from the Three-City Study. *J Am Geriatr Soc*, **60(9)**:1708-1712, 2012.
9) Mitnitski A, Fallah N, et al:Transitions in cognitive status in relation to frailty in older adults: a comparison of three frailty measures. *J Nutr Health Aging*, **15(10)**:863-867, 2011.
10) Robertson DA, Savva GM, et al:Frailty and cognitive impairment--a review of the evidence and causal mechanisms. *Ageing Res Rev*, **12(4)**:840-851, 2013.
11) Jurschik P, Nunin C, et al:Prevalence of frailty and factors associated with frailty in the elderly population of Lleida, Spain: the FRALLE survey. *Arch Gerontol Geriatr*, **55(3)**:625-631, 2012.
12) Boyle PA, Buchman AS, et al:Physical frailty is associated with incident mild cognitive impairment in community-based older persons. *J Am Geriatr Soc*, **58(2)**:248-255, 2010.
13) Aranda MP, Ray LA, et al:The protective effect of neighborhood composition on increasing frailty among older Mexican Americans: a barrio advantage? *J Aging Health*, **23(7)**:1189-1217, 2011.
14) Raji MA, Al Snih S, et al:Cognitive status and future risk of frailty in older Mexican Americans. *J Gerontol A Biol Sci Med Sci*, **65(11)**:1228-1234, 2010.
15) Buchman AS, Schneider JA, et al:Physical frailty in older persons is associated with Alzheimer disease pathology. *Neurology*, **71(7)**:499-504, 2008.
16) Buchman AS, Yu L, et al:Association of brain pathology with the progression of frailty in older adults. *Neurology*, **80(22)**:2055-2061, 2013.
17) Maggio M, Dall' Aglio E, et al:The hormonal pathway to cognitive impairment in older men. *J Nutr Health Aging*, **16(1)**:40-54, 2012.
18) Muller M, Grobbee DE, et al:Sex hormones and male health: effects on components of the frailty syndrome. *Trends Endocrinol Metab*, **14(6)**:289-296, 2003.
19) Mulero J, Zafrilla P, et al:Oxidative stress, frailty and cognitive decline. *J Nutr Health Aging*, **15(9)**:756-760, 2011.
20) Nourhashemi F, Andrieu S, et al:Is there a relationship between fat-free soft tissue mass and low cognitive function? Results from a study of 7,105 women. *J Am Geriatr Soc*, **50(11)**:1796-1801, 2002.
21) Canon ME, Crimmins EM:Sex differences in the association between muscle quality, inflammatory markers, and cognitive decline. *J Nutr Health Aging*, **15(8)**:695-698, 2011.
22) Afilalo J, Karunananthan S, et al:Role of frailty in patients with cardiovascular disease. *Am J Cardiol*, **103(11)**:1616-1621, 2009.
23) de la Torre JC:The vascular hypothesis of Alzheimer's disease: bench to bedside and beyond. *Neurodegener Dis*, **7(1-3)**:116-121, 2010.
24) Mezuk B, Edwards L, et al:Depression and frailty in later life: a synthetic review. *Int J Geriatr Psychiatry*, **27(9)**:879-892, 2012.
25) Lee RS, Hermens DF, et al:A meta-analysis of cognitive deficits in first-episode Major Depressive Disorder. *J Affect Disord*, **140(2)**:113-124, 2012.
26) Maki Y, Ura C, et al:Effects of intervention using a community-based walking program for prevention of mental decline: a randomized controlled trial. *J Am Geriatr Soc*, **60(3)**:505-510, 2012.
27) Baker LD, Frank LL, et al:Effects of aerobic exercise on mild cognitive impairment: a controlled trial. *Arch Neurol*, **67(1)**:71-79, 2010.
28) Smiley-Oyen AL, Lowry KA, et al:Exercise, fitness, and neurocognitive function in older adults: the "selective improvement" and "cardiovascular fitness" hypotheses. *Ann Behav Med*, **36(3)**:280-291, 2008.
29) Colcombe SJ, Kramer AF, et al:Cardiovascular fitness, cortical plasticity, and aging. *Proc Nat Aca Sci U S A*, **101(9)**:3316-3321, 2004.
30) Muscari A, Giannoni C, et al:Chronic endurance exercise training prevents aging-related cognitive decline in healthy older adults: a randomized controlled trial. *Int J Geriatr Psychiatry*, **25(10)**:1055-1064, 2010.
31) Varela S, Ayan C, et al:Effects of two different intensities of aerobic exercise on elderly people with mild cognitive impairment: a randomized pilot study. *Clin Rehabil*, **26(5)**:442-450, 2012.
32) Kimura K, Obuchi S, et al:The influence of short-term strength training on health-related quality of life and executive cognitive function. *J Physiol Anthropol*, **29(3)**:95-101, 2010.
33) Tsutsumi T, Don BM, et al:Physical fitness and psychological benefits of strength training in community dwelling older adults. *Appl Human Sci*, **16(6)**:257-266, 1997.
34) Law LL, Barnett F, et al:Effects of functional tasks exercise on older adults with cognitive impairment at risk of Alzheimer's disease: a randomised controlled trial. *Age Ageing*, **43(6)**:813-820, 2014.
35) Law LL, Barnett F, et al:Development and initial testing of functional task exercise on older adults with cognitive impairment at risk of Alzheimer's disease--FcTSim programme--a feasibility study. *Occup Ther Int*, **20(4)**:185-197, 2013.
36) Hars M, Herrmann FR, et al:Effect of music-based multitask training on cognition and mood in older adults. *Age Ageing*, **43(2)**:196-200, 2014.
37) Smith PJ, Blumenthal JA, et al:Aerobic exercise and neurocognitive performance: a meta-analytic review of randomized controlled trials. *Psychosom Med*, **72(3)**:239-252, 2010.
38) Lautenschlager NT, Cox KL, et al:Effect of physical activity on cognitive function in older adults at risk for Alzheimer disease: a randomized trial. *JAMA*, **300(9)**:1027-1037, 2008.
39) Scherder EJ, Van Paasschen J, et al:Physical activity and executive functions in the elderly with mild cognitive impairment. *Aging Ment Health*, **9(3)**:272-280, 2005.
40) Emery CF, Schein RL, et al:Psychological and cognitive outcomes of a randomized trial of exercise among patients with chronic obstructive pulmonary disease. *Health psychology : official journal of the Division of Health Psychology, Am Psychol Associate*, **17(3)**:232-240, 1998.

41) Klusmann V, Evers A, et al:Complex mental and physical activity in older women and cognitive performance: a 6-month randomized controlled trial. *J Gerontol A Biol Sci Med Sci*, **65(6)**:680-688, 2010.
42) van Uffelen JG, Chinapaw MJ, et al:Walking or vitamin B for cognition in older adults with mild cognitive impairment? A randomised controlled trial. *Br J Sports Med*, **42(5)**:344-351, 2008.
43) Liu-Ambrose T, Nagamatsu LS, et al:Resistance training and executive functions: a 12-month randomized controlled trial. *Arch Intern Med*, **170(2)**:170-178, 2010.
44) Liu-Ambrose T, Donaldson MG, et al:Otago home-based strength and balance retraining improves executive functioning in older fallers: a randomized controlled trial. *J Am Geriatr Soc*, **56(10)**:1821-1830, 2008.
45) Busse A, Filho W, et al:Effects of resistance training exercise on cognitive performance in elderly individuals with memory impairment: results of a controlled trial. *Einstein*, **6(4)**:402-407, 2008.
46) van de Rest O, van der Zwaluw NL, et al:Effect of resistance-type exercise training with or without protein supplementation on cognitive functioning in frail and pre-frail elderly: secondary analysis of a randomized, double-blind, placebo-controlled trial. *Mech Ageing Dev*, **136-137**:85-93, 2014.
47) Lachman ME, Neupert SD, et al:The effects of strength training on memory in older adults. *J Aging Phys Act*, **14(1)**:59-73, 2006.
48) Perrig-Chiello P, Perrig WJ, et al:The effects of resistance training on well-being and memory in elderly volunteers. *Age Ageing*, **27(4)**:469-475, 1998.
49) Cassilhas RC, Viana VA, et al:The impact of resistance exercise on the cognitive function of the elderly. *Med Sci Sports Exerc*, **39(8)**:1401-1407, 2007.
50) Nagamatsu LS, Handy TC, et al:Resistance training promotes cognitive and functional brain plasticity in seniors with probable mild cognitive impairment. *Arch Intern Med*, **172(8)**:666-668, 2012.
51) Williamson JD, Espeland M, et al:Changes in cognitive function in a randomized trial of physical activity: results of the lifestyle interventions and independence for elders pilot study. *J Gerontol A Biol Sci Med Sci*, **64(6)**:688-694, 2009.
52) Williams P, Lord SR:Effects of group exercise on cognitive functioning and mood in older women. *Aust N Z J Public Health*, **21(1)**:45-52, 1997.
53) Suzuki T, Shimada H, et al:A randomized controlled trial of multicomponent exercise in older adults with mild cognitive impairment. *PLoS One*, **8(4)**:e61483, 2013.
54) Vaughan S, Wallis M, et al:The effects of multimodal exercise on cognitive and physical functioning and brain-derived neurotrophic factor in older women: a randomised controlled trial. *Age Ageing*, **43(5)**:623-629, 2014.

6 知的・社会活動によるフレイル予防

大久保善郎

Q&A summary

Q. どのような知的活動がフレイル予防に有効ですか？
　楽器の演奏，絵画，読書，囲碁将棋など，楽しみながら，認知機能を活性化させる知的活動が有効と考えられます．

Q. どのような社会活動がフレイル予防に効果的ですか？
　人との交流を有するすべての社会活動に高齢者の心理面を活性化させる効果があると言えます．なかでも，他の高齢者の運動実践を支援するボランティアに従事することは身体面・心理面に有効と考えられます．

Q. パートで働くこともフレイル予防に効果がありますか？
　はい．金銭的な報酬が得られる仕事に就くことが認知症予防や閉じこもり予防に関連するという報告もされています．

1. フレイル予防に有効な知的活動

　表1には，認知症予防への効果が期待される知的活動の種類をあげました．若年期から中年期にかけて，長期間これらの知的活動を継続してきた高齢者は認知症のリスクが低いことが症例対照研究により報告されています[1]．一方で，単にテレビの視聴時間が長いことは認知症のリスクを高めるという報告もあり[2]，受動的ではなく能動的に頭や手足を動かす知的活動がより有効である可能性があります．では，高齢期から始める知的活動でも認知症予防の効果が見込めるのでしょうか．高齢期における知的活動の実践にも認知症発症リスク低下と関連することが，1～5年間の追跡調査を含むコホート研究により報告されています[1]．認知症予防に有効な知的活動の種類や頻度，時間などについては十分なエビデンスが得られていないのが現状ですが，ガーデニングや編み物，雑務[3]，読書や音楽[4]などの複数の知的活動[5-7]に能動的に取り組むことが効果的であると言えます．脳をよく働かせることによって，脳の活力は増加し，脳細胞同士の連絡が強化されて脳の予備能が高まると考えられます．特定の知的活動に特別な効果があるか否かはまだ明らかにされていないため，現段階では高齢者本人が楽しみながら主体的に取り組むことができる知的活動が認知症やフレイルの予防に有効と言えるでしょう．

表1 認知症予防への効果が期待される知的活動[1]

分類	活動
知的なゲーム	チェス（囲碁・将棋），オセロ，麻雀，トランプ，パズル，クロスワードパズル
芸術	ピアノ，ギター，ハーモニカなどの楽器の演奏，コーラス，カラオケ，コンサート，絵画
学習	博物館，図書館，読書（本，新聞，雑誌），書き物，教室参加，新しい技術の習得，新しい趣味，問題を解く
手芸	家具などの修理，編み物，裁縫，織物，クラフト
日常生活	家事，料理，テレビ，ラジオ，映画鑑賞
生産	ガーデニング，有償労働，ボランティア活動
社会交流	意見交換，政治討論，知人などの訪問

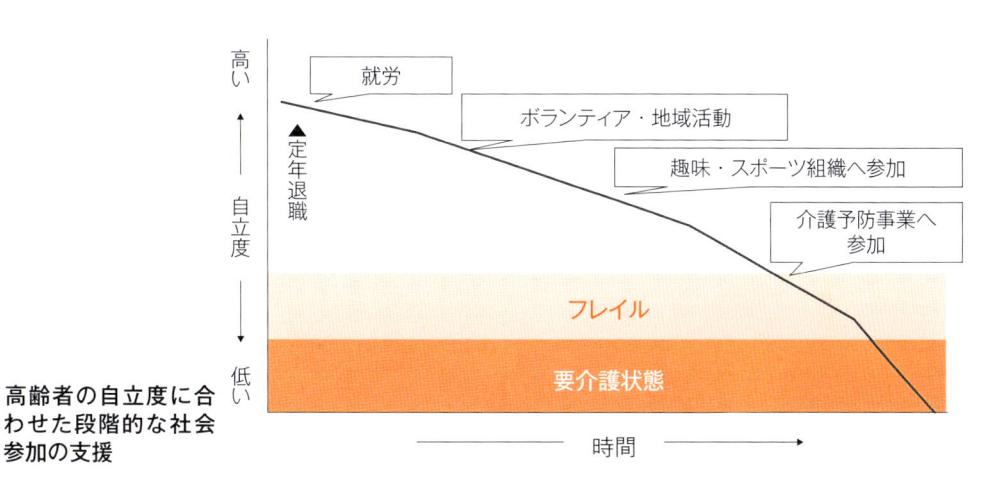

図1 高齢者の自立度に合わせた段階的な社会参加の支援

2. 社会活動によるフレイル予防

　社会的ネットワークのなかで行う社会活動は，高齢者が生き甲斐をもって活動を継続し，心身機能を良好に保持し，フレイルを予防するために有効と考えられます．そのためには，高齢者が自らの人生にふさわしい社会活動を見出すことが重要です．図1には，筆者が提唱する高齢者の自立度に合わせた社会活動の例を示します．定年退職直後であれば嘱託やパート・アルバイトとしての就労，それが難しければ地域でのボランティア活動や，趣味・スポーツ組織への参加，介護予防事業への参加でもよいでしょう．高齢者を取り巻く環境や，自立度，能力，経験，意欲などの個人差を十分に考慮したうえで，本人に最適な社会活動を促進するような導きが重要です．

3. 就労

　金銭的な対価が得られる就労は，超高齢化社会の経済基盤を下支えするだけでなく，高齢者自身の認知症予防[8]や閉じこもり予防[9]，死亡リスクの抑制[10]と関連します．高齢者の退職希望年齢に関する調査[11]では，65歳で退職したい人は3割に満たず，残りの約7割は「70歳以降まで」，または「働けるうちはいつまでも働きたい」と回答しました．高齢者は，体力や意欲が低下傾向にあるものの，就労や社会貢献の望みがあり，高い給与

表2 高齢者就労モデル

就労モデル	特徴
若手とのデュアルスタッフィング型	知識や経験の豊富な高齢者と柔軟性が高い若年者が互いに補い合う
グループによるジョブシェアリング型	複数の高齢者が仕事をシェアして個人の体力や都合に合わせて柔軟に勤務形態を調整する
専門分野トレーナー型	特定分野で専門的な経験や知識が豊富にある高齢者に自由な勤務形態を許容する
仲間同士のコミュニティビジネス型	利益至上主義ではなく顧客満足などを目的として仲間と一緒に立ち上げた組織で働く

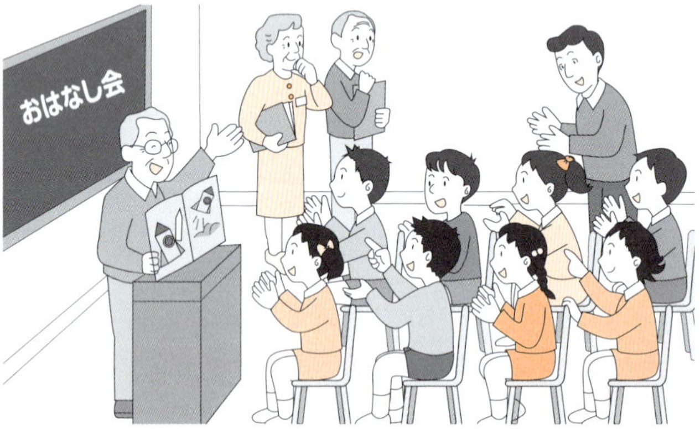

図2 ボランティアによる絵本読み聞かせ活動のイメージ

や地位，昇進・昇格を望まないなどの傾向があります．表2には，高齢者雇用の実績がある13社の事例研究から提案された4つの高齢者就労モデルを示します[12]．高齢者が職場に適応し，双方がメリットを得られる働き方を見出すことは今後の大きな課題と言えるでしょう．

4. ボランティア活動

ボランティア活動への参加は，本人の高い生活満足度，良好な精神健康度や主観的健康観，高い自尊心，自己統制感，良好な対人関係，低い抑うつ度と関連することが報告されています[13]．また，ボランティアに参加する人は，死亡やADL障害発生のリスクが低いことも報告されています[10]．以下に，高齢者のフレイル予防に有益な知見が得られているボランティア活動の2つの事例を紹介します．

(1) 絵本の読み聞かせ

藤原ら[14]は，社会的役割と知的能動性を同時に活性化させる知的ボランティア活動として，子供への絵本の読み聞かせの介入研究を展開しています．60歳以上のボランティア参加者に対して，3か月間（週1回2時間）のボランティア養成セミナーを開講し，絵本の知識，読み聞かせの技術，ボランティア論，地域における子育ての実情，学校教育の実情，高齢期の健康づくりについての訓練を提供します．ボランティア参加者は，図書館に行って絵本を選び，まず個人で読み聞かせの練習を行い，次に仲間と練習をします．そして，3〜4名のボランティア参加者で幼稚園や小学校，児童館・放課後学童クラブ

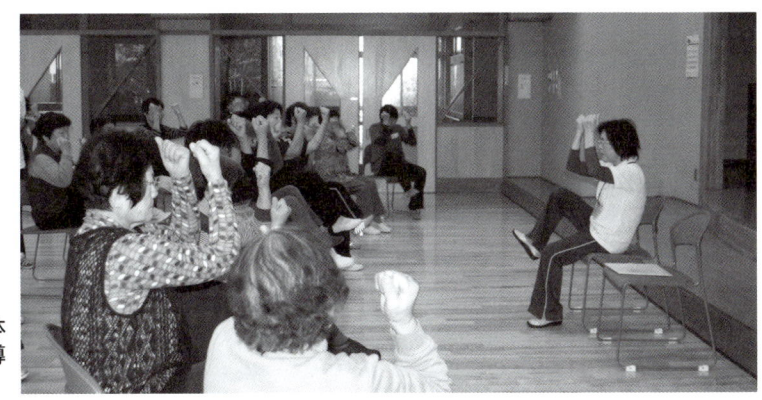

図3 シルバーリハビリ体操指導士による指導の様子

を訪問して，1人1冊ずつ計3～4冊（20～30分間）の読み聞かせを実演します．この活動に9か月間参加した人は，社会的ネットワークが広がり，ソーシャルサポートの受ける側から与える側になり，社会的自立度が高まったことを示唆する結果を得ています．さらにボランティア参加者は，「地域への愛着と誇り」，健康度自己評価，握力においても良好な効果がえられました．

(2) 運動指導ボランティア

　茨城県では，住民が住民に介護予防の正しい知識を伝え実践することで，ともに暮らしやすい地域社会を築くことを目指して，高齢者によるボランティア「シルバーリハビリ体操指導士（以下，指導士）」を養成する事業を，平成17年から展開しています．シルバーリハビリ体操は介護予防や機能維持を目的とした92種類の体操から構成されます．指導士には，3級（地域活動の実践者），2級（地域活動のリーダー），1級（市町村で開催される3級講習会の講師）があります．各級毎に25～50時間の講習会を受講すると認定書が授与されます．指導士となった高齢者たちは，地域の介護予防教室でシルバーリハビリ体操を指導します（図3）．

　2014年3月時点で養成された指導士の数は，3級が5,949名，2級が1,925名，1級が117名にのぼります[15]．茨城県内44市町村を対象にした調査では，高齢者人口あたりの指導士が多いほど，指導士の活動回数が多いほど，教室開催数が多いほど，そして参加住民が多いほど，それぞれに過去7年間の軽度の要介護者の認定率の抑制と関連していたと報告されています[16]．また指導士たちは，中等度の運動実践者と同等の体力を有しており，生活満足度とソーシャルサポート得点が高いことが報告されています[17]．

5. スポーツ・レクリエーション組織への参加

　一人で運動を実践するより，スポーツ組織に所属して運動を実践するほうが，要介護化リスクが抑制されることが報告されています（図4）[18]．スポーツやレクリエーション組織へ参加することで，身体活動を増加させると同時に，社会的ネットワークや仲間との結束が強化されやすくなり，メンタルヘルスや認知機能，身体機能が改善すると言われています[19]．運動を開始した高齢者の48％が6か月以内に運動を中止してしまうという報告もありますが[20]，運動の継続化という点でもスポーツ組織に参加して，仲間と励まし

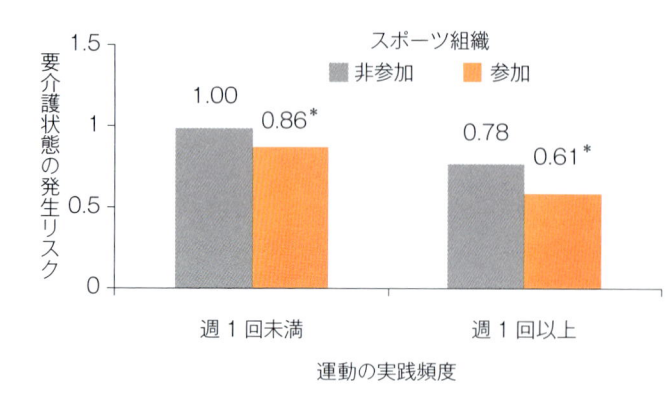

図4 運動の実践頻度とスポーツ組織への参加の有無による4年間の要介護状態発生リスク[18]

リスクは年齢,性,所得,学歴,婚姻状態,仕事の有無,健康状態,抑うつ,喫煙,飲酒で調整済みの値である.＊は統計学的有意にリスクが高いことを示す.

あって行うほうが長期間運動を継続することが容易になるでしょう.一方,別の研究ではスポーツ以外でも,地域社会や趣味の組織に参加することで要介護化リスクの抑制がみられています[21].運動に限らず,高齢者がいきいきと参加できる組織に参加することが重要なのかもしれません.

6. 閉じこもり予防

　閉じこもりからの脱却は,高齢者の移動能力やADL,高次生活機能の改善に寄与することが示されています[22].閉じこもりから脱却できた高齢者に共通する点として,「具合が悪いときに一緒に病院に行ってくれる人がいること」,「認知活動得点が高いこと」,「通所型介護予防事業(運動器の機能向上)への参加」があげられています[23].一方で,「訪問型介護予防事業への参加」は,逆に閉じこもりの悪化因子であることも示唆されました.訪問型の支援は,すでに閉じこもり状態にある高齢者にアプローチする方法として重要な扉となりますが,できるだけ早期に通所型に切り替えるような創意工夫が必要であると考えられます.また,歩行障害などの身体的要因によって生じる閉じこもりには,運動器の機能向上支援を合わせた外出支援が必要であり,抑うつ傾向や親しい友人の不在など心理社会的要因によって生じる閉じこもりには,心理面に配慮した外出支援が必要です[24].しかし,閉じこもり予防や外出支援は,保健師など支援者の訓練度やスキルに依存するのが現状であり[25],閉じこもり予防・外出支援について介入研究によるエビデンスの蓄積が求められています.

文献

1) Stern C, Munn Z:Cognitive leisure activities and their role in preventing dementia: a systematic review. *Int J Evid Based Healthc*, **8(1)**:2-17, 2010.
2) Lindstrom HA, Fritsch T, et al:The relationships between television viewing in midlife and the development of Alzheimer's disease in a case-control study. *Brain Cogn*, **58(2)**:157-165, 2005.
3) Fabrigoule C, Letenneur L, et al:Social and leisure activities and risk of dementia: a prospective longitudinal study. *J Am Geriatr Soc*, **43(5)**:485-490, 1995.
4) Verghese J, Lipton RB, et al:Leisure activities and the risk of dementia in the elderly. *NEJM*, **348(25)**:2508-2516, 2003.
5) Wilson RS, Bennett DA, et al:Cognitive activity and incident AD in a population-based sample of older persons. *Neurology*, **59(12)**:1910-1914, 2002.
6) Scarmeas N, Levy G, et al:Influence of leisure activity on the incidence of Alzheimer's disease. *Neurology*, **57(12)**:2236-2242, 2001.
7) Wilson RS, Mendes De, et al:Participation in cognitively stimulating activities and risk of incident Alzheimer disease. *JAMA*, **287(6)**:742-748, 2002.
8) Bickel H, Cooper B:Incidence and relative risk of dementia in an urban elderly population: findings of a

prospective field study. *Psychol Med*, **24(1)**:179-192, 1994.
9) 藤田幸司, 藤原佳典・他：地域在宅高齢者の外出頻度別にみた身体・心理・社会的特徴. 日公衛誌, **51(3)**:168-180, 2004.
10) Luoh MC, Herzog AR:Individual consequences of volunteer and paid work in old age: health and mortality. *J Health Soc Behav*, **43(4)**:490-509, 2002.
11) 厚生労働省：平成24年版高齢社会白書. 2012.
12) 福島さやか：高齢者の就労に対する意欲分析（特集 仕事の中の幸福). 日労研誌, **49(1)**:19-31, 2007.
13) Thoits PA, Hewitt LN:Volunteer work and well-being. *J Health Soc Behav*, **42(2)**:115-131, 2001.
14) 藤原佳典, 西真理子・他：都市部高齢者による世代間交流型ヘルスプロモーションプログラム："REPRINTS"の1年間の歩みと短期的効果. 日公衛誌, **53(9)**:702-714, 2006.
15) 茨城県立健康プラザ：シルバーリハビリ体操指導士活動実績. 2014:http://www.hsc-i.jp/04_kaigo/top.htm, 2014.
16) 小澤多賀子, 田中喜代次・他：地域在住高齢者による介護予防ボランティア活動と地域の要介護認定状況との関連. 健康支援, **16(1)**:7-13, 2014.
17) 小澤多賀子, 田中喜代次・他：介護予防ボランティア活動に従事する地域在住高齢者の活力年齢. 健康支援, **16(2)**:21-28, 2014.
18) Kanamori S, Kai Y, et al:Participation in sports organizations and the prevention of functional disability in older Japanese: the AGES Cohort Study. *PLoS One*, **7(11)**:e51061, 2012.
19) Street G, James R, et al:The relationship between organised physical recreation and mental health. *Health Promot J Austr*, **18(3)**:236-239, 2007.
20) Morey MC, Pieper CF, et al:Exercise adherence and 10-year mortality in chronically ill older adults. *J Am Geriatr Soc*, **50(12)**:1929-1933, 2002.
21) Kanamori S, Kai Y, et al:Social participation and the prevention of functional disability in older Japanese: the JAGES cohort study. *PLoS One*, **9(6)**:e99638, 2014.
22) 森　裕子, 佐藤ゆかり・他：地域高齢者における3年間にわたる閉じこもりの変化と移動能力・日常生活活動・活動能力の推移に関する検討. 厚生の指標, **58(11)**:21-29, 2011.
23) 山崎幸子, 安村誠司・他：閉じこもり改善の関連要因の検討--介護予防継続的評価分析支援事業より. 老年社会科学, **32(1)**:23-32, 2010.
24) 新開省二, 藤田幸司・他：地域高齢者におけるタイプ別閉じこもり発生の予測因子　2年間の追跡研究から. 日公衛誌, **52(10)**:874-885, 2005.
25) Social isolation in community-dwelling seniors:an evidence-based analysis. *Ontario health technology assessment series*, **8(5)**:1-49, 2008

7 病院でのフレイルのケアと対処

湯野智香子　正源寺美穂　泉　キヨ子

Q&A summary

Q. 入院中にフレイルになるような要因にはどのようなものがありますか？
　入院中に予測されるフレイルの要因は，加齢，急性疾患，不活発な日常，過度の安静，治療による合併症，転倒などです．

Q. 入院中にフレイルを予防するためにはどのようなケアや対処が必要ですか？
　看護師は，フレイルに陥った高齢患者を早期に発見し，入院早期から治療と生活機能の維持を両立する視点で取り組むことが必要です．そのためには，看護師が多職種と連携してフレイルへの理解を深め，より良い予防や早期発見の方法を確立していくことが不可欠です．

はじめに

　近年，病院における入院患者の大半を高齢患者が占め，年々増加しています．地方の中核病院は高齢化がより顕著であり，筆者が勤める小松市民病院（石川県小松市，344 床）では入院患者の約 40％が 75 歳以上となっています．高齢患者のなかには，日常生活動作（activity of daily living：ADL）が困難な方，認知症をもつ方などが増えてきています．そのため，病院全体としてフレイルに着目した対処が求められています．
　本稿では病院でのフレイルのケアと対処として，内科病棟の高齢患者で，運動機能に障害がないのに退院時に歩行能力が低下する要因[1]や，急性心不全高齢患者に対する生活機能障害を予防する多職種（連携）による介入[2]などの取り組みを紹介します．

1. 急性期病院における高齢患者の現状とフレイル

　急性期病院では，平均在院日数が 18 日以内（7 対 1 基準）と短く，高齢患者に対しても治療が最優先される傾向にあります．そのため，入院前には自立していた高齢患者が，入院や治療に伴う過度な安静により，基本的 ADL の低下，せん妄や認知機能の低下などのフレイルを生じたり，フレイルが悪化して歩行能力低下など要介護状態に陥り，自宅復帰が叶わずに施設へ移ることも少なくありません．
　このように急性期病院では，短期間に治療中心のかかわりをするため，患者・家族，そ

して医療従事者ともにフレイルを見逃しやすく，容易にフレイルが悪循環に陥りやすい背景があります．そのため病院全体としてフレイルに着目し，予防や早期発見をしたうえで適切に対処し，高齢患者に対して生活機能の維持・向上を図ることが期待されています．とくに看護師には，入院時から退院後の生活を想定し，高齢患者の残存機能を積極的にいかしながら，治療と生活機能の維持を両立する視点が求められています．

2. 入院中の高齢患者におけるフレイルの悪化要因

国民生活基礎調査（平成25年度）から，要介護者等の年齢を年次推移でみると，年齢が高い階級が占める割合が増加しており，平成25年は75歳以上が81.9％を占めています[3]．また，要介護度別に介護が必要となったおもな原因をみると，「高齢による衰弱」が要支援者では第2位（15.4％），要介護者では第3位（12.6％）と多くなっています[3]．このことから，「高齢による衰弱」をきっかけに要介護状態に陥りやすいことは明らかです．

急性期病院でも同様に，入院中の内科疾患の高齢患者でみると，入院中の歩行能力低下を20〜60％に認め，在院日数の延長，介護施設転出者数や死亡者数の増加に関連したと報告されています[4,5]．

これらより看護師には，入院中に予測されるフレイルの悪化要因（加齢，急性疾患，不活発な日常，過度の安静，転倒など）に着目した取り組みが求められています（図1）．そこで，内科病棟の高齢患者で運動機能に障害がないのに，退院時に歩行能力が低下する要因に着目しました．3年間の診療録を振り返ると，「ベッド上生活日数」「症状持続日数」「在院日数」「身体拘束日数」が影響し，これらが1日増すごとに歩行能力が低下しやすいことがわかりました[1]．さらに「ベッド上生活日数」には，「膀胱留置カテーテル留置

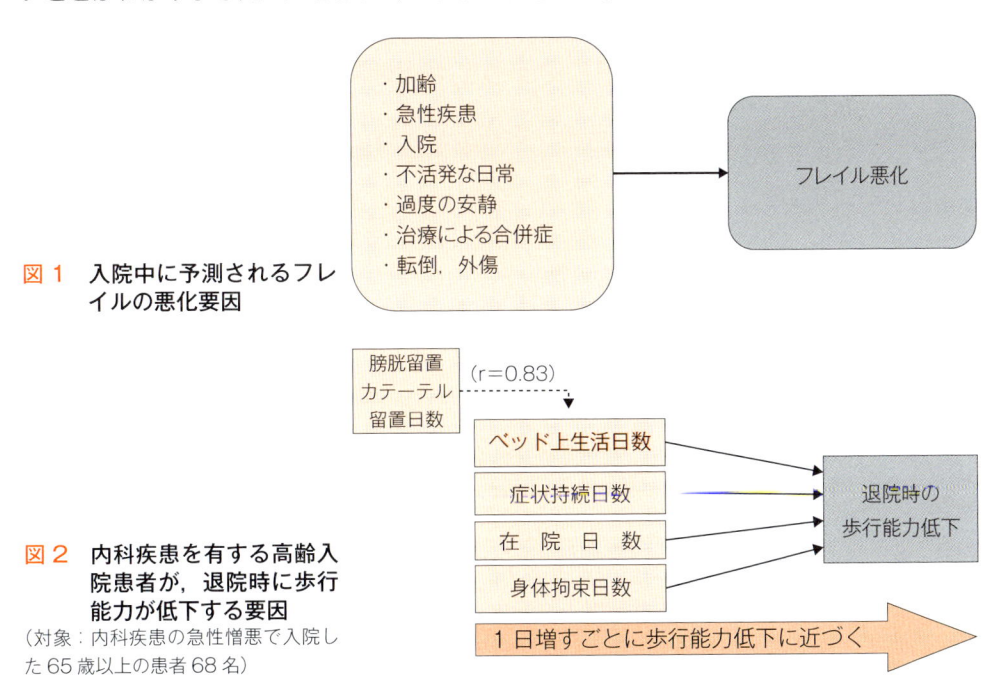

図1 入院中に予測されるフレイルの悪化要因

・加齢
・急性疾患
・入院
・不活発な日常
・過度の安静
・治療による合併症
・転倒，外傷
→ フレイル悪化

図2 内科疾患を有する高齢入院患者が，退院時に歩行能力が低下する要因
（対象：内科疾患の急性憎悪で入院した65歳以上の患者68名）

膀胱留置カテーテル留置日数 ($r=0.83$) →
ベッド上生活日数
症状持続日数
在院日数
身体拘束日数
→ 退院時の歩行能力低下
1日増すごとに歩行能力低下に近づく

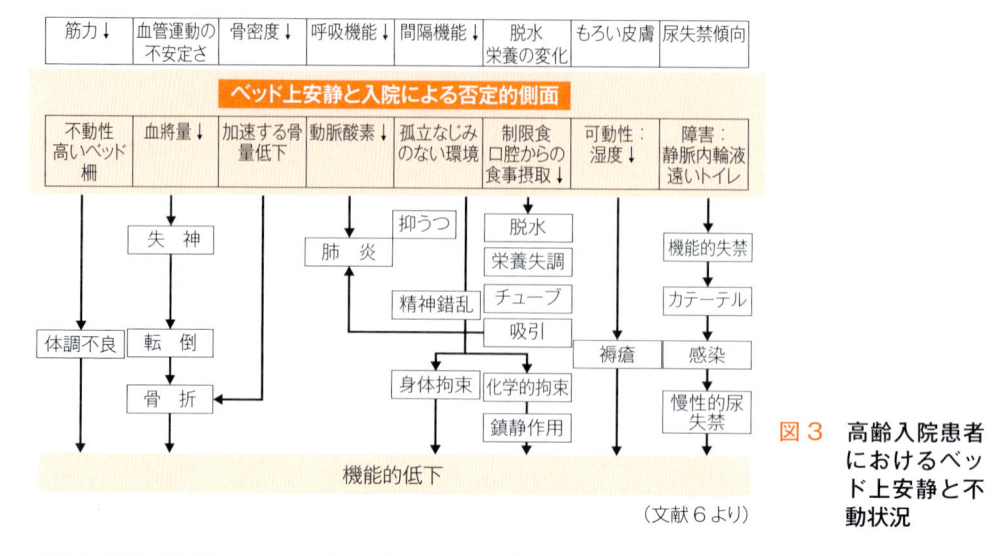

図3 高齢入院患者におけるベッド上安静と不動状況

（文献6より）

日数」が強く影響することがわかりました（図2）．

3. フレイルに関して急性期病院で困っていること・取り組みの実際

急性期病院における高齢患者は，老化に伴う筋力低下，血管運動の不安定さ，尿失禁傾向などがあり，ベッド上安静と入院による否定的側面（不動性，なじみのない環境など）が加わると，様々な生活機能の低下を引き起こします（図3）．

フレイルは，適切な介入で再び健常な状態に戻るという可逆性があります[7]．そのため高齢患者がフレイルを生じたり，フレイルが悪化して要介護状態になることを予防するためには，医療従事者が要因を明確にし，早期に発見・対処する必要があるといえます．

（1）急性心不全高齢患者に対する生活機能障害を予防する多職種（連携）による介入

これまで看護師として，内科病棟の高齢患者が運動機能に障害がないのに，退院時に歩行能力が低下する事例を多く経験してきました．疾患別にみると，心不全（38.2％）が最も多く，次いで肺炎（20.6％）の順でした．また，歩行能力が低下した高齢患者の転帰先は，自宅以外が半数を占めていました．そのため看護師は，退院時に歩行能力が低下しやすい疾患として急性心不全に着目する必要があると考えました．急性心不全高齢患者は，労作時の呼吸困難，四肢の浮腫などが出現し，活動意欲が制限されます．また，治療や病状により安静が強いられたり，酸素投与や点滴・カテーテル，各種モニタリングなどに伴い活動が制限されるため不動状況に陥ります．さらに，突然の入院による生活環境の変化は，高齢患者に様々な生活機能の低下を引き起こします．その結果，心不全の増悪により再入院を繰り返す慢性心不全高齢患者は，入院前からのフレイルが要介護状態へと進み，容易に悪循環に陥ってしまいます．

「心血管疾患における運動療法に関するガイドライン（2012年改訂版）」[8]では，急性心不全高齢患者は病態が多様であり標準化が困難であること，運動療法開始時にはすでに様々な機能の低下を認めていることから，より早期から介入する必要性や多職種が連携を図り包括的にプログラムを行う必要性とその有用性が報告されています[9-11]．

図4 生活機能障害を予防する多職種介入によるプログラムの概要

多職種によるチームメンバー
循環器専門医1名
主治医（循環器専門医）
重症管理病棟看護師1名
循環器病棟看護師長
循環器病棟看護師2名
理学療法士1名
臨床検査技師1名
栄養士1名

多職種チームによるカンファレンス
運動療法　患者　看護ケア
治療

留意点
①生活機能障害の予防
②早期運動療法
③安静期間の短縮
④早期退院調整
⑤運動療法の情報交換と病棟生活に組み入れる

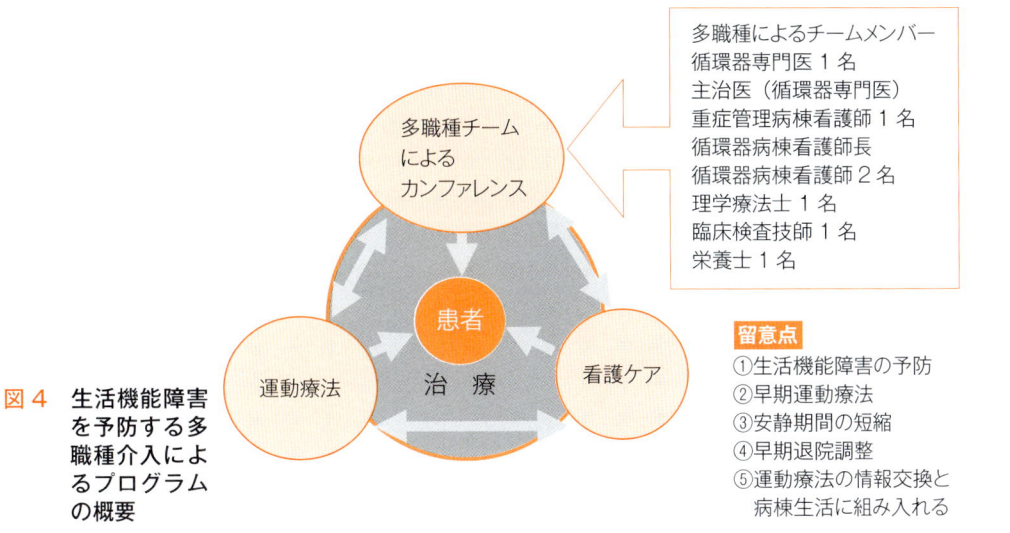

ここからは，筆者が勤める病院全体で取り組んだ「急性心不全高齢患者への介入プログラム」[2]の実際について紹介します．

①プログラムの概要（図4）：「多職種チームによるカンファレンス」「看護ケア」「運動療法」の3つの骨子からなり，①生活機能障害の予防，②早期運動療法，③安静期間の短縮，④早期退院調整，⑤運動療法の情報交換と病棟生活に組み入れることに留意しました．

「多職種チームによるカンファレンス」として，週1回ラウンドカンファレンスを実施します．所要時間は1人5～10分，循環器専門医をリーダーとし，患者・家族を含めて，治療・ケアの内容，入院中の生活機能，運動療法の状況を情報共有し，次回までの課題と目標を設定しました．

②運動療法と看護ケアの実際

・運動療法：主治医が高齢患者に対して，浮腫や肺うっ血の状態などから医学的判断を加えプログラムの開始段階を決定し，入院当日または翌日までに理学療法士（Physical Therapist：PT）が介入しました．とくに注意したのは，高齢患者の多様な病態や残された身体機能に対し一律化することが困難と考え，個別に合わせて運動プログラムをすすめていった点です．

・看護ケア：看護師が高齢患者に対して，運動負荷中は血圧，脈拍，心電図，酸素飽和度，自覚症状を観察し，定期的にADL，認知機能，意欲を含めた生活機能を評価しました．また，看護師はPTの介入で問題がなければ耐久負荷量に適した活動を病棟生活に取り入れ，膀胱留置カテーテル（以下，カテーテル）や身体拘束などを早期に解除するように努めました．

(2) 排泄に着目した転倒予防

筆者らは，高齢患者が退院時に歩行能力が低下する要因として，「ベッド上生活日数」，そして「カテーテル留置日数」が強く影響することを明らかにしました．急性期治療において，厳重に尿量を管理するため，もしくは膀胱機能や尿路の問題などから排尿管理として，カテーテルが多く使用されています．しかし，カテーテルの合併症として，尿路結石，膀胱の廃用萎縮，尿路感染などがあり，カテーテル抜去後には尿閉や頻尿などの新たな排

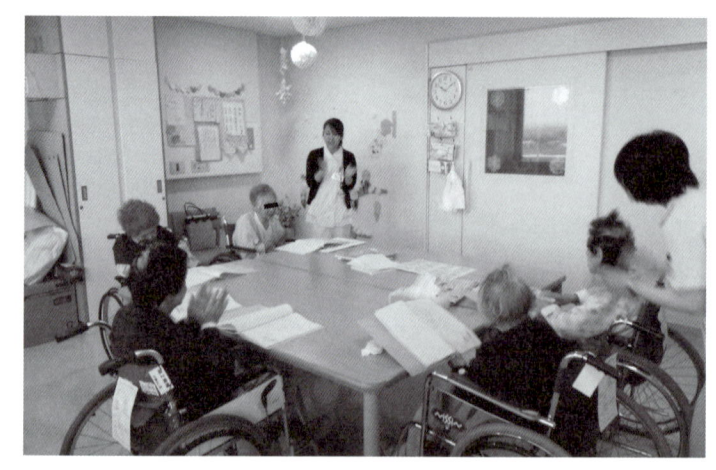

図5 院内アクテビティでみんなで合唱する様子

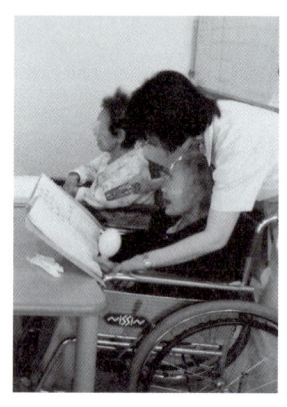

図6 個別対応によって院内アクテビティを楽しめる工夫

尿障害や膀胱炎などの感染を引き起こすこともあります．加えて，カテーテル使用中の尿路感染やカテーテル抜去後の頻尿などから尿意切迫感が生じ，高齢患者が排尿動作を焦ることで転倒リスクにつながります．そのため看護師として，カテーテル挿入時から適応を判断し，カテーテル抜去後は排泄の自立に向けた早期の取り組みと，転倒を予防しながら生活機能を低下させない取り組みをしています[12]．

(3) 認知症，せん妄患者の対応

　認知症のある高齢患者は，中核症状の進行，徘徊や興奮・妄想などの周辺症状から，治療継続や療養生活がしばしば困難になります．一方，せん妄は入院直後や手術後などの急性期状況にある高齢患者に多く起こり，一般外科患者9〜14％，大腿骨頸部骨折患者5〜52％[13]，内科疾患患者10.5％[14]の発症率が報告され，せん妄による認知機能の障害が生じています．看護師は，認知症やせん妄をもつ高齢患者に対して，チューブやドレーンの自己抜去，転倒などのリスクを回避するために身体拘束を用いることもあります．このように看護師として，ジレンマを感じながら，どのように対処したらよいかと困ることが多々生じています．

　そこで筆者が勤める病院では，平成26年度から院内アクティビティを始めました．参加者は，認知症やせん妄があり，日中スタッフステーションで過ごしている高齢患者です．目的は，日中の活動量を増やして昼夜逆転を改善することです．専従の看護師と看護補助

者の2名が担当し，音楽に合わせて踊ったり歌ったり（図5，6），ゲームや手遊びなど簡単な運動で体を動かすプログラムを実施しています．その際に看護師が，高齢患者の活動状況や表情，会話などを記録し，病棟看護師と情報共有しています．

参加者がなじみやすいように方言を用いて「くっつりサロン」と称し，月曜から金曜の午前中，1日6名程度が参加しています．

4. 病院でのフレイルのケアと対処について今後の課題

これまで述べてきたように，急性期病院でのフレイルのケアと対処として，退院時に歩行能力が低下する要因および生活機能障害を予防する多職種連携に取り組んできました．その過程で，フレイルに関心をもつスタッフが増え，排泄ケアや院内アクティビティなど手探りの取り組みが活発になっていきました．今後，管理者・スタッフを含む高齢患者にかかわるすべての医療従事者がフレイルの予防・早期発見の理解を深め，よりよい方法を確立していくことが必要であると考えます．

文献

1) 湯野智香子，泉キヨ子・他：急性期病院における内科疾患を有する高齢患者の退院時の歩行能力低下に影響する要因．金沢大つるま保健学誌，**33(2)**:81-87，2009．
2) Yuno Chikako:Program for elderly patients with acute heart failure through intervention by interdisciplinary team to prevent disability, Journal of the Tsuruma Health Science Society. *Kanazawa University*, **34(2)**:65-75, 2010.
3) 厚生労働省：平成25年度国民生活基礎調査，Ⅳ介護の状況，http://www.mhlw.go.jp/toukei/saikin/hw/k-tyosa/k-tyosa13/dl/05.pdf
4) Calvin H, Lucia S, et al:The natural history of functional morbidity in hospitalized older patients. *Am Geriatr Soc*, **38**:1296-1303,1990.
5) Carole S,Shelly D, et al:Creating order out of chaos Models of GNP practice with hospitalized old adults. *Clin Excell Nurse Pract*, **5(2)**:88-95,2001.
6) 鈴木みずえ：転倒予防・リスクアセスメントとケアプラン，医学書院，2003，P53.
7) 一般社団法人日本老年医学会：フレイルに関する日本老年医学会からのステートメント．http://www.jpn-geriat-soc.or.jp/info/topics/pdf/20140513_01_01.pdf
8) 2011年度合同研究班報告：心血管疾患におけるリハビリテーションに関するガイドライン（2012年改訂版）square.umin.ac.jp/jacr/link/JCS2012_nohara_h.pdf
9) Uchiyama S, Fujita H, et al.:Research on aged cardiac failure patient's therapeutic exercise. *JACR*, **8(1)**:33-35, 2003 (in Japanese).
10) Uchiyama S:Cardiac rehabilitation as multi occupational category intervention to patient with chronic heart failure. *JACR*, **13(1)**:32-35, 2008 (in Japanese).
11) Shinohara J, Yamasaki M, et al:Current state of cardiac rehabilitation beginning patient who has heart failure in this hospital. *JACR*, **13(2)**:340-343, 2008 (in Japanese).
12) 正源寺美穂，湯野智香子：事例をとおした骨折高齢者の再転倒予防対策．臨床看護，**39(13)**:1860-1864,2013.
13) Lindesay J,Rockwood K,et al:Delirium in Old Age, Oxford University Press, 2002, pp31-35.
14) 長谷川真澄：急性期治療を受ける内科高齢患者の入院3日間におけるせん妄発症のリスク要因，老年看護学，**14(2)**:50-59，2010．

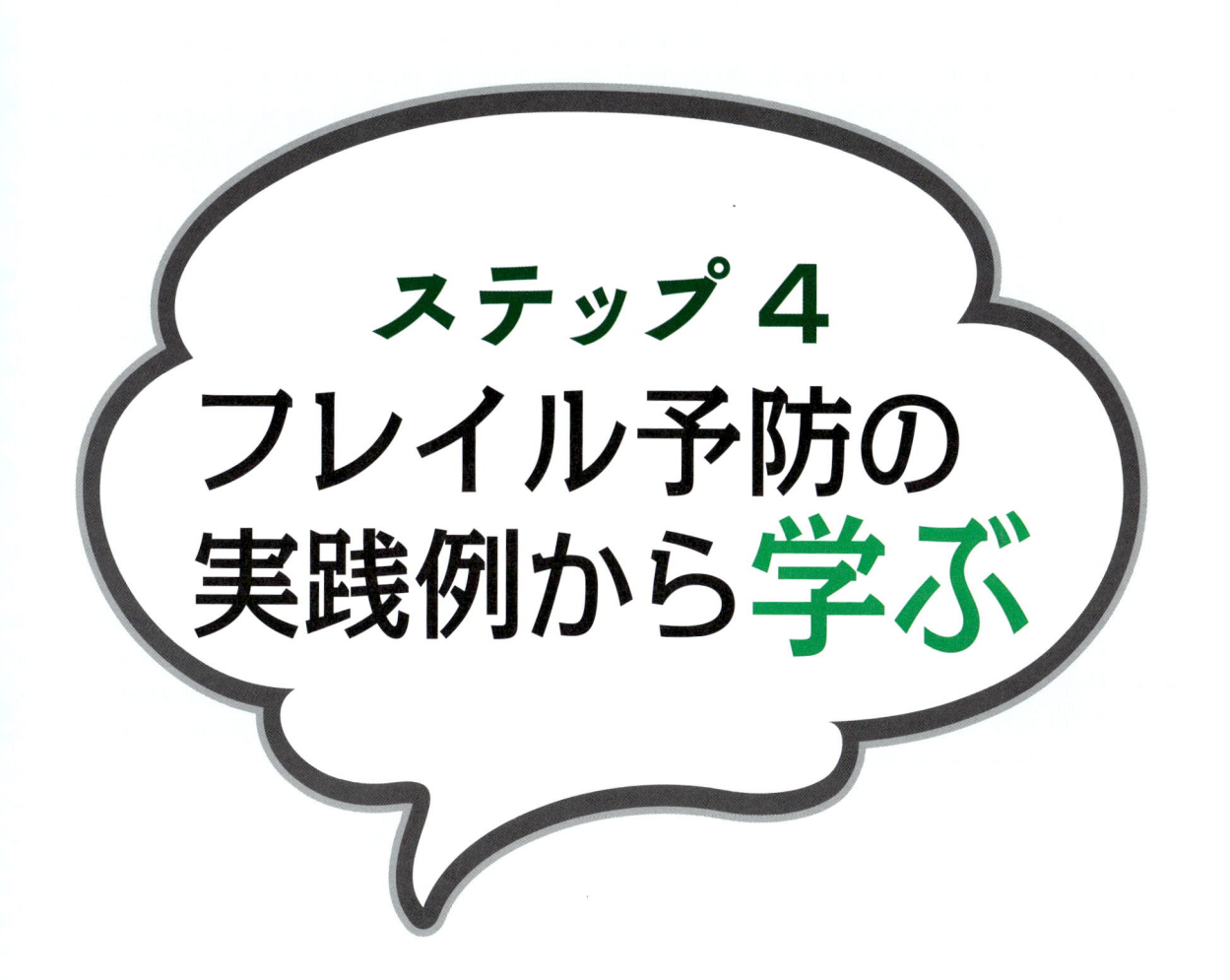

ステップ4
フレイル予防の実践例から学ぶ

1 地域（介護予防事業）での実践

李　成喆

Q&A summary

Q. 虚弱高齢者に対する歩行アシストを用いた運動介入によって運動機能は改善しますか？
　介入3か月後に歩行速度とストライド長（歩幅）は改善し，介入前と比較すると大きな変化を示しました．

Q. 要介護高齢者に対する歩行アシストを用いた運動介入によって運動機能は改善しますか？
　歩行速度に加えて歩行の安定性を評価するDGIの得点が有意に改善しました．

はじめに

　高齢者の多くは，「フレイル」の段階を経て「要介護状態」になるため，早期に発見して対処することが必要とされており，フレイルの予防法として，運動と食事が重視されています．とくに運動は，ウォーキングや筋力トレーニングなど無理のない範囲で行うのが効果的であるといわれています．運動は転倒や骨折[1]，生活習慣病の予防に有効であり[2]，また認知症に対する予防効果も報告されるようになってきました[3]．また，健常高齢者に対する運動介入が，運動機能の改善につながることが複数の先行研究により明らかになっています[4,5]．これらのことより，高齢者の運動機能を維持もしくは高めるためには，運動の介入をしていくことが重要であるといえます．しかし，運動を導入する際は運動は特異性があるため，導入の目的や対象者に適した取り組みが必要であると考えられます．たとえば，高齢者のなかでも元気な人，フレイルな人，要介護認定を受けている人など，運動機能や体力レベルは様々だからです．前述したように，元気な高齢者を対象とした先行研究は多くみられます．しかし，地域在住の虚弱高齢者や介護認定高齢者を対象とした介入研究による運動の効果検証に関する研究は始まったばかりといえます．

　筆者らは，これまで要介護リスクが高い虚弱高齢者に対して，歩行アシスト機器を用いた運動介入を3か月間実施しました．その結果，歩行介入群の歩行速度とストライド長が有意に改善していたことを確認しました[6]．これらの研究成果は，歩行機能の向上に対する本機器の有効性を支持するものであり，介護ロボットの実用化に向けた重要な示唆を与えたといえます．しかし，より効果的な機器の運用方法を明らかにするためには，介入

期間を延長する必要があると考えました．また，三次予防の観点からは要介護高齢者に対する適用効果について検証する必要がありました．

そこで，本稿では，ランダム化比較介入試験によって，虚弱高齢者に対する歩行支援機器の長期効果および要支援・要介護認定者に対する歩行支援機器の適用可能性について，運動機能や歩行機能の観点から検証しましたので，その内容を紹介します．

1. 要介護高齢者に対する歩行支援機器の適用可能性について

(1) 研究方法

研究対象は，愛知県大府市で行った地域調査（OSHPE，2011年8月〜2012年2月）に参加した5,104名からリクルートしました．まず，本調査にて身体的な虚弱性を判定する5項目（1：体重減少，2：疲労感，3：握力，4：歩行速度，5：身体活動量）を評価し，このうち2項目以上で「虚弱のリスクあり」と判定された人を虚弱高齢者と定義しました．最終的に232名の研究対象者を決定して，対照群（n=77），歩行のみの群（歩行群：n=77），自立支援機器使用群（アシスト群：n=78）の3群に無作為割付けしました．

介入期間は前半の集中期（週2回，3か月間）と後半の維持期（週1回，6か月間）に分けられ，歩行群とアシスト群は1回90分の運動介入プログラムを約9か月間（計48回）実施しました．運動介入プログラムは，ストレッチ・筋力トレーニングを中心とした準備体操（20分），屋内外での歩行運動（60分），整理体操（10分）で構成され，アシスト群は歩行運動については，HONDA技術研究所が開発した歩行アシストを腰部に装着して行いました．すべての運動には，理学療法士や体育専門家による監督・指導のもと，5〜6名の補助スタッフが協同して進めました．対照群に対しては，同一期間中に健康講座を3回開催しました．

全般的な運動機能の評価として握力，開眼片足立ち時間，Timed Up & Go Test（TUG），椅子起立時間，6分間歩行距離を実施しました．

(2) 研究結果

握力，開眼片足立ち時間，TUG，椅子起立時間，6分間歩行距離の変化を介入前後で比較しました．その結果，開眼片足立ち時間（p=0.12），TUG（p=0.09），椅子起立時間（p=0.05）はいずれも群と期間の交互作用を認めませんでした．これに対して，握力（$p<0.01$）と6分間歩行距離（$p<0.01$）では交互作用が認められ，このうち6分間歩行距離では，歩行群とアシスト群において介入前後における単純主効果が認められました．

次に，歩行機能ならびに歩容評価として歩行速度，ケーデンス，ストライド長とそれぞれのCV値の変化を介入前後で比較した結果，歩行速度（$p<0.01$）とストライド長（$p<0.01$）では群と期間の交互作用が認められました（図1）．

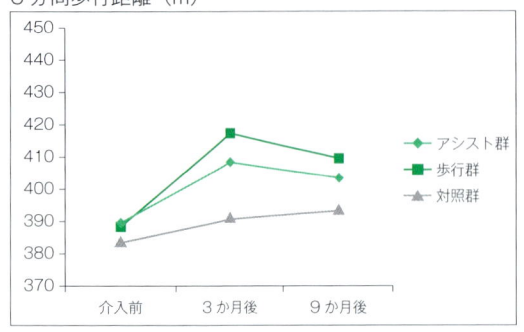

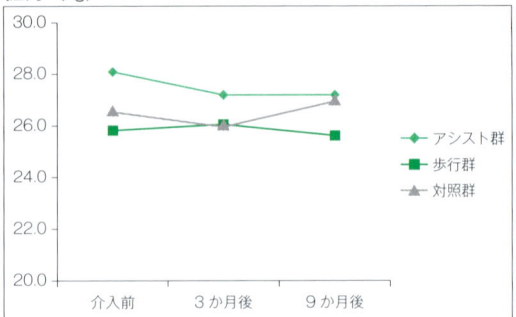

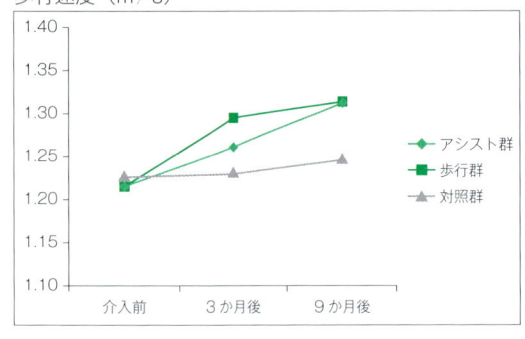

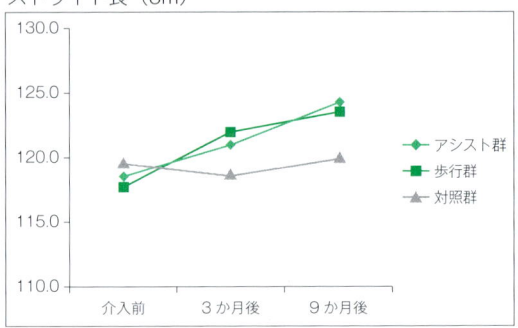

図1　虚弱高齢者に対するアシスト歩行の介入効果

2. 要介護高齢者に対する歩行支援機器の適用可能性について

(1) 研究方法

　　株式会社ツクイの通所サービスを利用する65歳以上の要支援・要介護認定者（要介護3以上は除外）としました．研究協力が得られた全国20事業所を対照施設（10事業所）と介入施設（10事業所）に無作為割付し，各事業所で対象者条件を満たす137名を決定しました．

　　介入事業所では，通常の機能訓練に加えて歩行アシストを用いた介入プログラムを実施しました．施設間の介入プログラムに統一性をもたせるため，担当者は事前の研修会を受講し介入プログラムの基本指針についての理解を深めました．対照施設では，同一期間中は通常のケア・サービスと機能訓練のみ実施しました．

　　評価項目としては，握力，開眼片足立ち時間，6mの通常ならびに最大歩行速度，歩行の安定性評価としてDynamic Gait Indexを実施しました．

(2) 研究結果

　　握力（p=0.16），開眼片足立ち時間（p=0.21），最大歩行速度（p=0.07）はいずれも群と期間の交互作用を認めませんでした．これに対して，通常歩行速度（p=0.05）とDinamic Gait Index（DGI）（p=0.02）では交互作用が認められ，部分的ではあるが介入群の歩行機能が有意に向上しました（図2）．

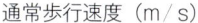

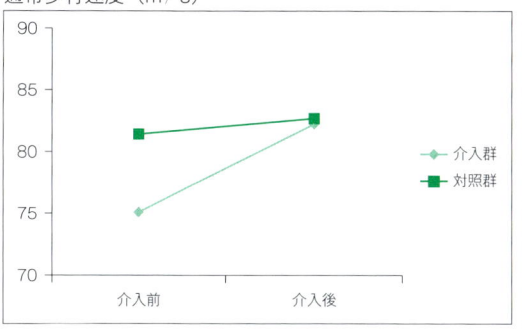

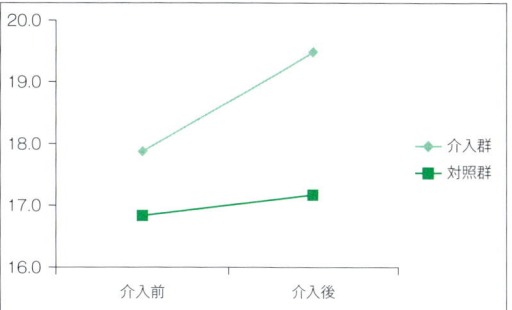

図2　要介護高齢者に対するアシスト歩行の介入効果

まとめ

　虚弱高齢者に対する歩行支援機器の長期効果を検証した結果，運動群（歩行群とアシスト群）の歩行速度とストライド長は介入3か月後を過ぎても改善し，介入前と比較すると大きな変化を示しました．また，歩行速度とストライド長の経時変化は極めて類似性が高いことから，歩行速度の改善はストライド長の増加によるものと推察されました．今回の介入プログラムでは，開始3か月後から介入頻度を半減させましたが，歩行機能は低下せずにむしろ向上しており，この結果は効率的な介入プログラムを開発するうえで有益な成果といえます．また，歩行速度は将来のADL障害を予測することが知られており，長期的には将来の要介護状態を予防できる可能性が高いと思われます．今後は，今回用いた介入プログラムが機能面だけでなく将来の要介護状態を予防できるか否かについても検証する必要があると思われます．

　一方，歩行群とアシスト群に認められた歩行機能の改善は，両者の間で有意な違いを認めず，この点では短期（3か月間）の介入結果と概ね一致していました．すなわち，運動による介入効果は認められましたが，歩行支援機器を用いた運動が通常の運動と比較して有効であるかどうかは，今回の介入試験からも明らかになりませんでした．その理由として，本研究で使用した歩行アシストは，身体に負荷をかけてトレーニングするための機器ではなく，歩行時のリズムを整えて歩行効率を向上させるための運動学習に有効な機器であり，その効果は装着下での運動時間に比例すると考えられます．今回の介入試験では，9か月間という長期の介入期間を設けましたが，後半6か月間の介入頻度は週1回と少なく，総運動量（実施頻度と時間）としては不十分であった可能性が考えられます．また，対象者に比較的健康な高齢者が含まれていたため，今回実施した低負荷でのトレーニングでは効果が十分に認められなかった可能性もあります．歩行アシストを用いた介入効果を最大限に引き出すためには，介入対象や方法について，さらなる検討が必要であると思われます．

　次に，要介護高齢者に対する歩行支援機器の介入効果を検証した結果，歩行速度に加えて歩行の安定性を評価するDGIの得点が有意に改善しました．虚弱高齢者を対象とした介入結果との共通点として，歩行速度の向上があげられ，このような歩行機能の改善効果

は，今回使用した歩行支援機器の注目すべき効果であるといえます．また，歩行の安定性を評価するDGIの得点が有意に改善した点は非常に興味深い結果と思われます．本研究で使用した歩行支援機器は，歩行動作の左右差を均一化する機能があるため，歩行の安定性が向上する可能性は予想されていました．今回の結果はその仮説を裏付けるものと考えます．その一方で，静的なバランス機能を評価する開眼片足立ち時間では介入効果が認められず，歩行時の動的なバランス機能のみが改善したことからも，アシスト歩行によるバランス機能の改善効果は歩行動作に限定した特異的変化といえるかもしれません．このような歩行支援機器の使用効果とその作用機序を明らかにするためにも，より客観的かつ詳細な介入評価が今後も望まれるといえます．

文献

1) Gillespie LD, Robertson MC, et al: Interventions for preventing falls in older people living in the community. *Cochrane Database Syst Rev*, **9**: CD007146, 2012.
2) K Kosaka, M Noda, et al: Prevention of type 2 diabetes by lifestyle intervention: a Japanese trial in IGT males. *Diabetes Res Clin Pract*, **67**: 152-162, 2005.
3) Gates N, Fiatarone Singh MA, et al: The effect of exercise training on cognitive function in older adults with mild cognitive impairment: a meta-analysis of randomized controlled trials. *Am J Geriatr Psychiatry*, **21(11)**: 1086-1097, 2013.
4) Nelson ME, Rejeski WJ, et al: Physical activity and public health in older adults: recommendation from the American College of Sports Medicine and the American Heart Association. *Med Sci Sports Exerc*, **39**:1435-1445, 2007.
5) Liu CJ, Latham NK: Progressive resistance strength training for improving physical function in older adults. *Cochrane Database Syst Rev*, **3**: CD002759, 2009.
6) H Shimada, T Suzuki, et al: Effects of an automated stride assistance system on walking parameters and muscular glucose metabolism in elderly adults. *Br J Sports Med*, **42**: 922-929, 2008.

2 病院での実践

井平 光

Q&A summary

Q. 病院でのフレイルにはどのような特徴がありますか？

急性期の病院では，多くの場合に身体活動が制限されます．治療後もしくは治療中にできるだけ早期に身体活動の低下を解消し，フレイルに移行しないように取り組むことが重要です．

Q. 具体的にどのような取り組みをしていますか？

高齢者の場合は，原疾患のために活動性が低下した結果，二次的な廃用症候群を併発する場合が多くみられます．このため，原疾患にかかわる部位だけではなく，その治療と同等の重み付けで，全身的な体力維持を心がけるようにしています．

Q. リハビリテーション以外の時間を有効活用するにはどうしたらよいでしょうか？

入院病棟と密な連携をとり，活動性を向上させる取り組みが必要と考えています．また，患者さん自身にフレイル予防についての教育的な指導をすることも効果的です．適切な評価とエビデンスをもとに患者さんの安静度を検討し，できるだけ活動性の高い入院生活を維持する取り組みがフレイル予防につながります．

1. 急性期病院におけるフレイル

入院を経験する場合，ほとんどの患者さんは一時的に身体的活動が制限されます．たとえ運動器に障害のない疾患が原因で入院する場合でも，入院生活における身体活動量は通常の日常生活の身体活動量と比較して減少します．このため，入院していること自体が，疾患による要因とは別にフレイルを進行させる要因となります．とくに高齢者の場合は，安静臥床による筋力低下の割合が大きいため，入院による安静期間の延長が，フレイルを導く原因となる場合は少なくありません．その他にも，急性期病院におけるフレイルの要因として考えられるのは，①周術期の安静，②全身状態の悪化による安静，③がん治療による倦怠感，④整形外科的な問題による荷重制限，などがあげられます．そのため，運動に対するリスクを考慮しながらも，身体活動を維持する取り組みが重要になります．図1は，入院中に生活機能の低下がみられた患者さんと生活機能を維持した患者さんの1か月後の機能回復の割合を示しています．この研究によると，入院中に機能低下を起こした患者さんは1か月後の機能回復が著明に悪いことを報告しており，入院中に移動能力を中心とした生活機能を維持することが，その後の日常生活にもよい影響を与えることを報

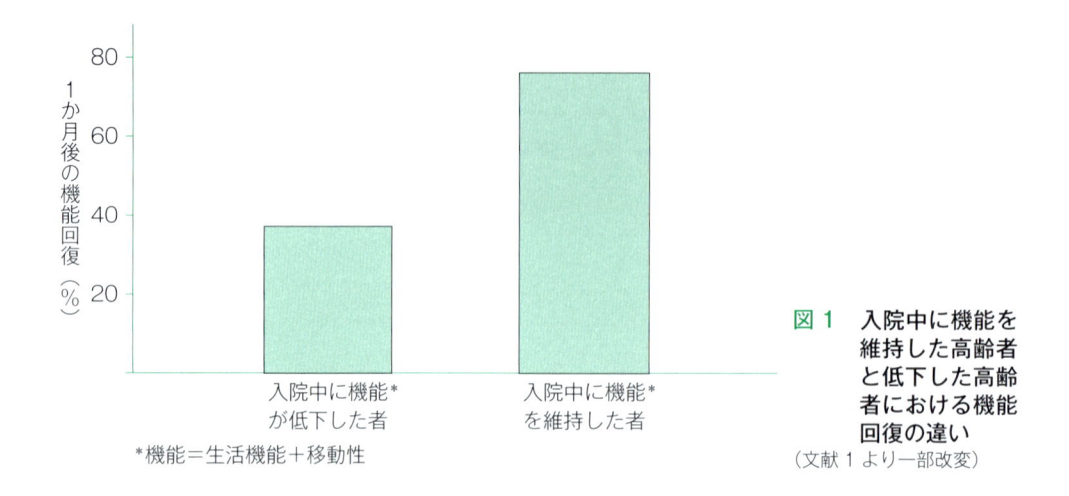

図1 入院中に機能を維持した高齢者と低下した高齢者における機能回復の違い
（文献1より一部改変）

告しています[1]．さらに，入院中の活動性が低いことは，死亡率の増加と関連することも明らかにされています[2]．全身状態が悪化している患者の活動性が低いことは当然ですが，不必要な安静臥床を避けることが患者にとって有益であることはいうまでもありません．

2. 病院での実践例

　ここでは，病院での実践例としてフレイル予防としての取り組みを紹介します．まずは，運動を実施するにあたり問題のない全身状態であるかどうかを評価することです．急性期早期からのフレイル予防は重要ですが，入院する状態に至った経緯を十分に把握し，リスク管理をぬかりなく行ってください．必要であれば医師に相談することも重要です．

(1) 対象：70代，女性．交通外傷によるACLおよびMCL部分断裂

　入院の翌日から患部外トレーニングとして，非術側の上下肢筋力トレーニングをベッドサイドで行います．安静不活動による筋力低下は様々なエビデンスによって支持されており[3,4]，安静3日後には，すでにその兆候が始まっていることが確認されています[5]．したがって，安静を強いられる状況に置かれる患者さんに対しては，常に不活動を解消することを念頭においてかかわる必要があります．負荷に関しては，全身状態や疼痛に問題がなければ，患部外トレーニング（図2）として通常の負荷で筋力増強運動を行っても問題ありません．しかしながら，術後早期は低負荷で運動を実施し，徐々に負荷を漸増するプロトコールでも筋力維持の効果は期待できることが明らかになっているため[6,7]，必ずしも早期から最大負荷で行う必要はありません．むしろ，術後早期から運動することの重要性をしっかりと説明しながら，低負荷でも運動することを習慣づけることが重要です．

(2) 対象：60代，男性．がんに対する化学療法治療中

　入院中の体力維持のため，体調に合わせながら理学療法を実施します．化学療法の副作用である倦怠感や好中球減少などの症状に十分注意し（毎日のデータチェックが必要です），筋力増強運動や有酸素運動を実施します．化学療法施行中のがん患者は，①倦怠感や吐気による身体活動量減少，②がん性悪液質による筋力低下，③骨髄抑制（好中球減少など）による行動範囲の制限，などのフレイルに陥りやすい要因をいくつも抱えています．

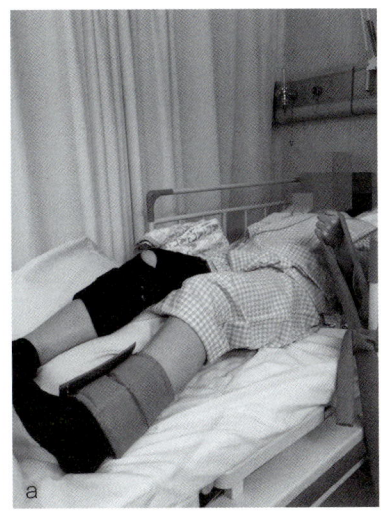

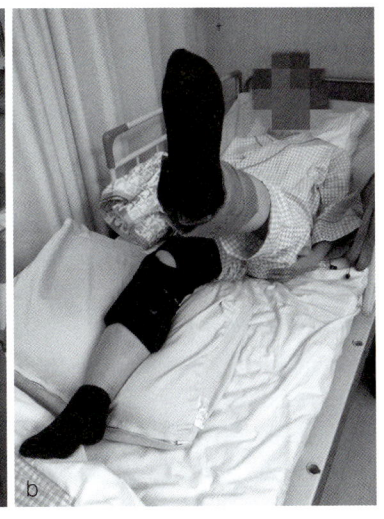

図2 フレイル予防のための患部外トレーニング

表1 がん患者に対する運動介入の効果

著者	発表年	対象者数	介入内容	結果
Kerry S, et al [8]	2014	化学療法施行中の乳がん患者301名	25～30分の低有酸素運動群、50～60分の高強度有酸素運動群、50～60分の高強度有酸素運動とレジスタンストレーニング群に分類.	50～60分の高強度有酸素運動とレジスタンストレーニング群では筋力が改善した. 50～60分の高強度有酸素運動群では疼痛が改善した. 化学療法の完遂率に違いはなかった.
Jensen W, et al [9]	2014	化学療法施行中の消化器がん患者21名	レジスタンストレーニング群と有酸素運動群に分類. 週2回, 12週実施. レジスタンストレーニングは1RMの60～80%で15～25回を2～3セット. 有酸素運動は予測最大心拍数の60～80%で10～30分実施.	26名のうち21名の患者が12週の介入を完遂した. すべての患者の疲労スコアは介入後に改善した. 睡眠時間は両群で増加し, 筋力はレジスタンストレーニング群で増加した.
Oldervoll LM, et al [11]	2011	生命予後2年以下のがん患者231名	運動群と対照群に分類. 運動群は週に2回, 8週実施. 運動はウォームアップ(10～15分), サーキットトレーニング(30分), ストレッチ/リラクゼーション(10～15分)の計50～60分程度.	疲労感に対する有意な介入効果は認められなかったが, シャトルウォークテストや握力などの運動機能は運動群と対照群に有意な差が認められた.

このような原因からフレイルが進行すると、生活機能が低下するだけでなく化学療法の治療自体が中止になります。したがって、化学療法施行中のフレイル予防は、治療と同時に行うべき非常に重要な取り組みです。

最近では、運動処方が進行性がん患者の運動機能向上やQOL向上に対して効果的であることが報告されています（表1）[8-10]. 運動の効果は、がんの種類やステージによって異なる可能性があるため、すべてを肯定的に捉えることには注意が必要ですが、少なくとも末期のがん患者に対しても運動による不利益は少ないということが確認されています[11].

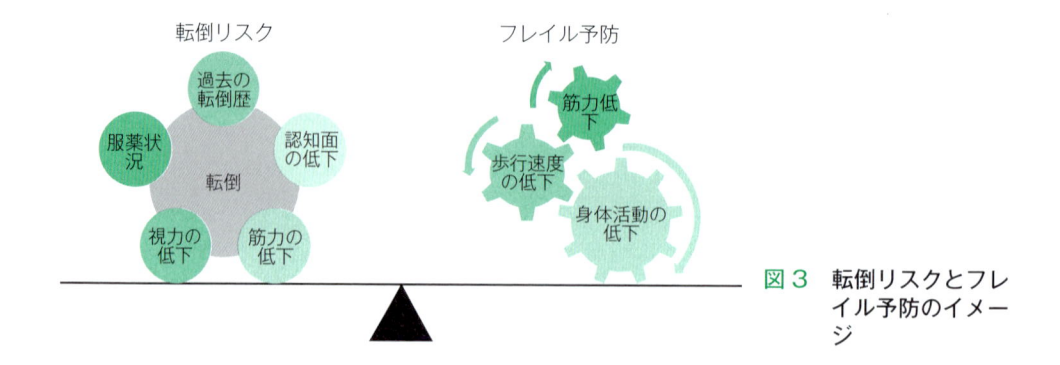

図3 転倒リスクとフレイル予防のイメージ

このほかにも，病院における早期リハビリテーション介入の有効性は報告されています．たとえば，ICUの早期リハビリテーション介入がその後の身体機能向上に有効であることも明らかにされています[12]．このように，病院におけるフレイル予防に関しては，原疾患による安静状態を考慮しながらも，いかに早期に不活動状態を解消するかということがポイントになってきます．とくに高齢者に対しては，入院中にフレイルになることがその後の生活にも影響を及ぼすことから，先を見据えた早期介入と継続的な身体活動を提供していくことを考えなければいけません．

3. リハビリテーション以外の過ごし方

入院中の高齢者の活動状況を調査した研究では，医師の安静指示がないにもかかわらず，ベッド上で安静にしている低活動の高齢者は全体の58％もいることが明らかにされています[13]．このように，理学療法をはじめとした病院におけるリハビリテーションだけでは十分な身体活動時間を確保することができないことは少なくありません．したがって，重要なことは，リハビリテーション以外の時間をいかに活動的に過ごすことができるかということです．ただし，リハビリテーション専門職の単独の意見で活動量を増やすことには注意が必要です．なぜなら，活動性を増やすことは少なからず転倒のリスクを高めることにつながるからです．転倒の要因として考えられている過去の転倒歴，抗精神薬や睡眠薬を服薬していること，認知機能が低下していること，視力が低下していること，筋力が低下していることなどを包括的に評価しながら，チームとして高齢患者さんの安静度を検討することが必要です．転倒リスクとフレイル予防の利得を天秤にかけながら（図3），患者さんにとってより有益な取り組みを提供するように心がけましょう．

また，取り組みの内容としては，活動的に過ごすように指導することもリハビリテーションの一環として重要な役割であることはいうまでもありません．実際に，運動に対する教育的な指導が，入院患者の運動機能を向上させたという報告[14]もありますので，これらを参考に，運動指導という観点からもフレイル予防に取り組むことが重要です．セルフモニタリングによって運動に対する効力感を増強するために，運動実施状況を確認できるようなカレンダーを渡すことも，活動性を高めるための手段として有効でしょう（図4）．

運動実施カレンダー（○月）

氏名 ________________________ 様

(病棟内歩行)	1	2	3	4	5	6	7	8	9	10	11	12	13	14	15	16	17	18	19	20	21	22	23	24	25	26	27	28	29	30	31
	月	火	水	木	金	土	日	月	火	水	木	金	土	日	月	火	水	木	金	土	日	月	火	水	木	金	土	日	月	火	水
10周																															
9周																															
8周																															
7周																															
6周																															
5周																															
4周																															
3周																															
2周																															
1周																															
0																															

※該当するところに●を付けて下さい．

(筋トレ)	1	2	3	4	5	6	7	8	9	10	11	12	13	14	15	16	17	18	19	20	21	22	23	24	25	26	27	28	29	30	31
	月	火	水	木	金	土	日	月	火	水	木	金	土	日	月	火	水	木	金	土	日	月	火	水	木	金	土	日	月	火	水
握力																															
足踏み																															
ブリッジ																															

※10回×2セットを行ったら◎，10回×1セットを行ったら○を付けて下さい．

質問やご意見など，ご自由にお書きください。

図4　運動実施カレンダーの例

文献

1) Zaslavsky O, Zisberg A, et al:Impact of Functional Change Before and During Hospitalization on Functional recovery 1 Month Following Hospitalization. *J Gerontol A Biol Sci Med Sci*, **70(3)**:379-384, 2015.
2) Brown CJ, Friedkin RJ, Inouye SK:Prevalence and outcomes of low mobility in hospitalized older patients. *J Am Geriatr Soc*, **52(8)**:1263-1270, 2004.
3) White MJ, Davies CT, et al:The effects of short-term voluntary immobilization on the contractile properties of the human triceps surae. *Q J Exp Physiol*, **69(4)**:685-691, 1984.
4) Ferrando AA, Stuart CA, et al:Magnetic resonance imaging quantitation of changes in muscle volume during 7 days of strict bed rest. *Aviat Space Environ Med*, **66(10)**:976-981, 1995.
5) Thom JM, Thompson MW, et al:Effect of 10-day cast immobilization on sarcoplasmic reticulum calcium regulation in humans. *Acta Physiol Scand*, **172(2)**:141-147, 2001.
6) Tal-Akabi A, Steiger U, et al:Neuromuscular adaptation to early post-operative, high-intensity, short resistance training of non-operated lower extremity in elderly patients: a randomized controlled trial. *J Rehabil Med*, **39(9)** :724-729, 2007.
7) Suetta C, Magnusson SP, et al:Resistance training in the early postoperative phase reduces hospitalization and leads to muscle hypertrophy in elderly hip surgery patients--a controlled, randomized study. *J Am Geriatr Soc*, **52(12)**:2016-2022, 2004.
8) Courneya KS, McKenzie DC, et al:Effects of exercise dose and type during breast cancer chemotherapy: multicenter randomized trial. *J Natl Cancer Inst*, **105(23)**:1821-1832, 2013.
9) Jensen W, Baumann FT, et al:Exercise training in patients with advanced gastrointestinal cancer undergoing palliative chemotherapy: a pilot study. *Support Care Cancer*, **22(7)**:1797-1806, 2014.
10) Gardner JR, Livingston PM, et al:Effects of exercise on treatment-related adverse effects for patients with prostate cancer receiving androgen-deprivation thera-

py: a systematic review. *J Clin Oncol*, **32(4)**:335-346, 2014.
11) Oldervoll LM, Loge JH, et al:Physical exercise for cancer patients with advanced disease: a randomized controlled trial. *Oncologist*, **16(11)**:1649-1657, 2011.
12) Calvo-Ayala E, Khan BA, et al:Interventions to improve the physical function of ICU survivors: a systematic review. *Chest*, **144(5)**:1469-1480, 2013.
13) Brown CJ, Friedkin RJ, et al:Prevalence and outcomes of low mobility in hospitalized older patients. *J Am Geriatr Soc*, **52(8)**:1263-1270, 2004.
14) van der Ploeg HP, Streppel KR, et al:Counselling increases physical activity behaviour nine weeks after rehabilitation. *Br J Sports Med*, **40(3)**:223-229, 2006.

3 在宅医療での実践

大島浩子　鈴木隆雄

Q&A summary

Q. 在宅医療と地域包括ケアは同じですか？
全く同じではありません．従来の在宅医療は医療機関を中心に通院困難者の自宅などへ提供される医療ですが，地域包括ケアは高齢者が住む市町村などを単位とした医療と介護が連携したケアシステムです．

Q. 地域包括ケアにおける在宅医療では訪問看護師は何をするのでしょうか？
看護師が高齢者のお住まいを訪問し，高齢者や家族の生活の質の向上に向けた予防から看取りまでを支援します．対象は概ね要介護者が多くを占めます．

Q. 地域包括ケアにおける訪問看護師のフレイル予防とは？
在宅で必要な医療処置や介護に関するサービスの調整，家族・介護者への指導について，多職種連携で取り組むことで，フレイル予防とフレイルな在宅療養高齢者の看護を行います．

はじめに

現在，高齢多死社会を迎え，2025年には後期高齢者割合の増加，170万人の年間死亡数となると推定されています．高齢者と家族・介護者が安心して最期まで地域で生活ができるように，在宅医療提供体制の基盤として，訪問看護ステーション，在宅療養支援診療所，在宅療養支援病院などの整備が進められました（図1）．この数年で機能強化型の訪問看護ステーション，在宅療養支援診療所も創設されました．従来，在宅医療は，通院困難者の自宅などに提供される医療で，医療機関中心に推進されてきましたが，現在は市町村単位での医療と介護が連携した地域包括ケアシステム[1]が進められています．高齢者のフレイル予防やフレイルな高齢者が地域で暮らすための地域包括ケアの実現に向けて，訪問看護師や行政の看護師・保健師の役割が今後ますます期待されています．

1. 在宅医療におけるフレイルと訪問看護

（1）訪問看護の対象

訪問看護の対象は，病気や障害により，療養生活の支援やエンドオブライフケアが必要な方，小児から高齢者まで幅広く医療処置が必要な重症者，リハビリテーションや服薬指

図1 在宅医療機関数の推移

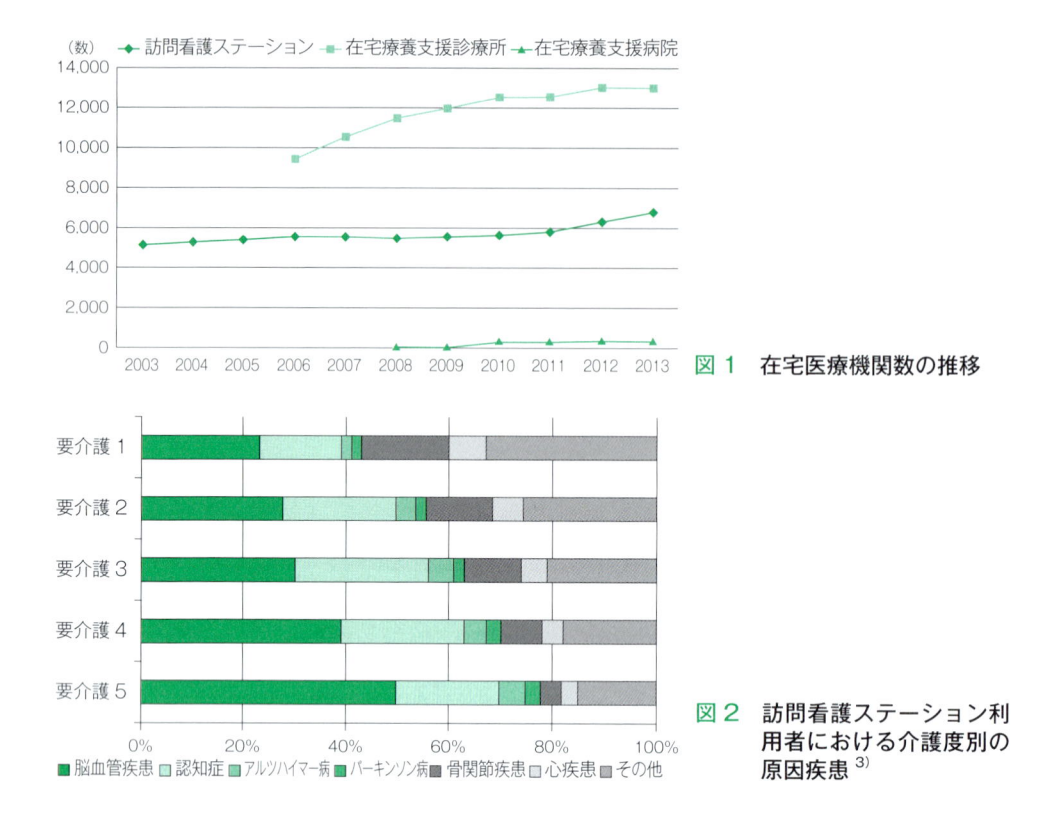

図2 訪問看護ステーション利用者における介護度別の原因疾患[3]

■脳血管疾患 ■認知症 ■アルツハイマー病 ■パーキンソン病 ■骨関節疾患 ■心疾患 ■その他

導が必要な方，認知症やがん，急性疾患治療後で在宅療養が必要で，かかりつけ医が訪問看護の必要性を認めた方まで幅広くあります．実際の訪問看護利用者は，医療保険（訪問看護療養費）では約9.9万人，介護保険（訪問看護費）では約30.2万人で，年々増加傾向[2]にあります．おもな訪問看護の対象は要介護高齢者が多く，疾患別には脳血管疾患，認知症が各々約3割，その他，老衰などが約2割を占めています（図2）[3]．

(2) 訪問看護の内容

訪問看護とは看護師（保健師，助産師，看護師等）が高齢者のお住まいを訪問し，高齢者や家族の生活様式や意向を尊重し，生活の質の向上に向けて，予防から看取りまでを支援するものです（図3）[4]．具体的には以下があげられます．

【療養生活の相談と支援】

・訪問看護師は，療養生活のケア，フレイル予防から健康状態の維持・改善を図ります．具体的には，食事や口腔ケア，排泄，運動と睡眠など様々なケアについて，病状などから適切な方法を判断します．また，気管切開，人工肛門，潰瘍や創傷などがある場合や病状が不安定な場合などは，訪問看護師がケア方法を判断し訪問介護などと協働します．

① 病状や健康状態の管理と看護：バイタルサインのチェック，症状の程度などの観察に基づいた助言と予防的支援を行い，必要時はかかりつけ医と連携し重症化を防ぐ医療処置を行います．

② 医療処置・治療上の看護：かかりつけ医の指示に基づく医療処置（点滴や静脈注射，吸引・吸入，経管栄養，創傷処置，管類の交換，薬剤注入や緊急時の対応等）や検査を行います．薬剤師と連携して服薬に関する助言を行います．

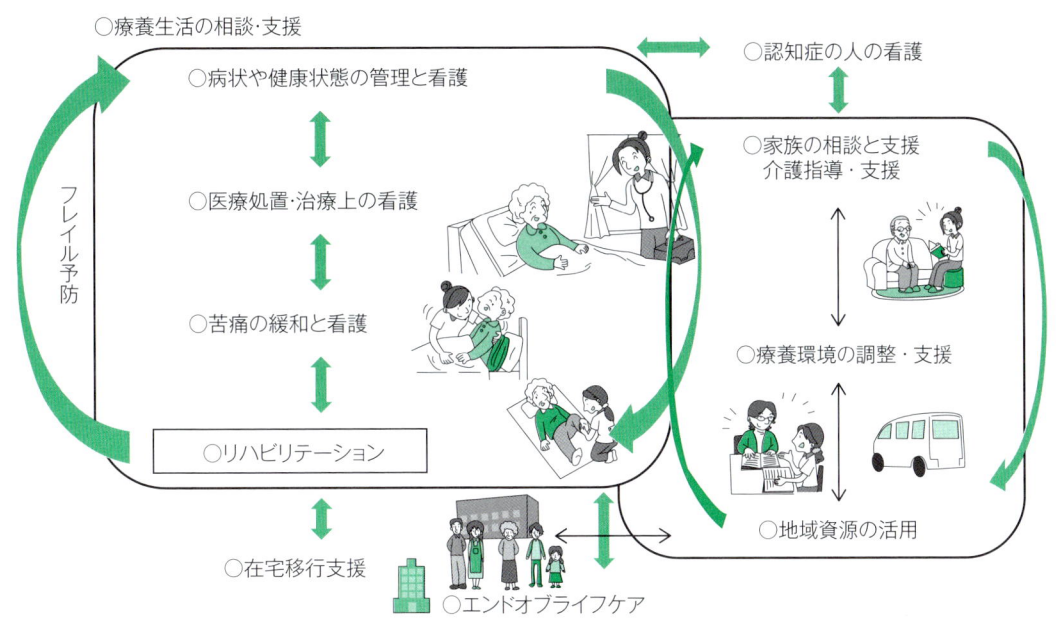

図3 訪問看護におけるフレイル予防

　③ 苦痛の緩和と看護：疼痛，呼吸困難，発熱，不眠，倦怠感などの病状を観察し，体位の工夫，マッサージなどの緩和ケアを行います．がん性疼痛時は，かかりつけ医や薬剤師と連携し，薬の調整を行います．
　④ リハビリテーション：日常生活動作の訓練，呼吸機能や摂食・嚥下機能の回復・維持・低下予防，安楽な体位，関節拘縮予防，褥瘡や肺炎などの予防，福祉用具の導入と活用などのフレイル予防を行います．その際，家族の相談や介護指導，療養環境の調整，地域資源の活用などを包括的に行います．
【在宅移行支援】
　入院中の患者が退院に向けて病院などに出向き，退院後の準備・指導を行い，一時外泊や退院当日の訪問看護も行います．

2. 在宅療養高齢者におけるフレイルの取り組み

　国立長寿医療研究センター（以下，当センター）では，病棟と近隣地域の多職種と連携を図りながら，地域の在宅療養高齢者の在宅療養継続支援を行っています．本稿では，わが国における在宅療養高齢者のフレイル予防の取り組みを紹介します．

(1) 在宅療養高齢者
　わが国では在宅療養中の高齢者を当該病棟に登録し，療養中の急性増悪やがん末期，家族・介護者の介護状況に応じて，入院によるフレイル予防に取り組んでいます．わが国の在宅療養高齢者では，おもな基礎疾患は神経難病，脳血管疾患，悪性腫瘍や認知症高齢者が多く，要支援は数％と少なく，要介護5が約40％以上を占めています（図4）．

図4 在宅療養高齢者

図5 在宅療養高齢者のサービス利用状況

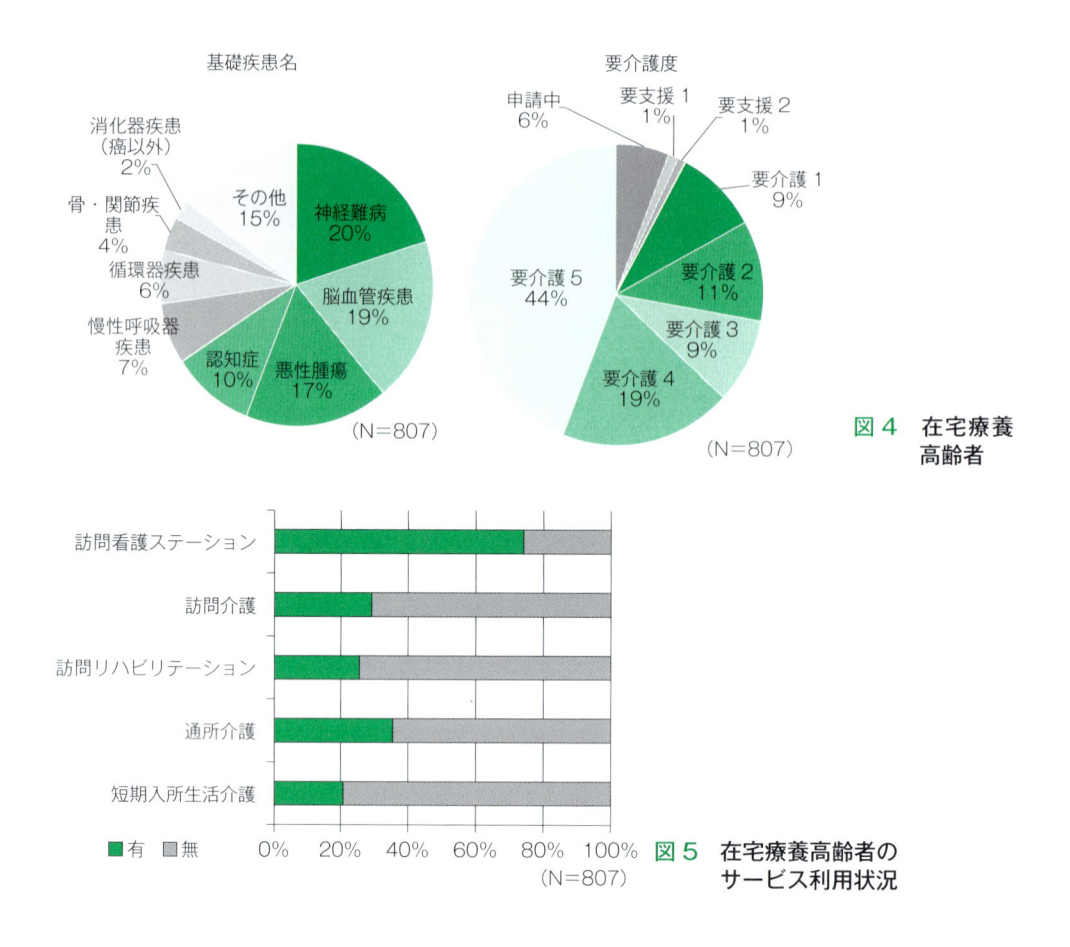

(2) 在宅療養継続の取り組み

　病棟看護師はこれら高齢者の在宅療養生活を包括的に評価し，高齢者のフレイルや重度化予防のために，約80％に訪問看護，約30％に訪問介護や訪問リハビリテーション，通所や短期入所サービスを導入し，在宅療養の支援・サービス調整をしています（図5）．また，フレイルや重症化予防において，家族・介護者が高齢者の呼吸処置や胃瘻，経管栄養による食事・栄養処置，尿道留置カテーテルなどの排尿処置，褥瘡処置などの在宅医療を安全に行えるように，具体的に指導を行っています．また，日々の訪問から生活機能の経時的な評価をし，看取りをも考慮しながらフレイルへの看護を行います．さらに，身体介護や自宅などの療養環境に合わせて約30％に転倒予防を指導しますが，機能訓練の指導は数％と少なめです（図6）[5]．この場合，訪問看護師，訪問リハビリテーションとの連携により，在宅での機能訓練やフレイルを予防します．

(3) 多職種連携

　病院を含めた在宅医療には，医療と介護を含めた多職種連携が重要です．在宅医療と在宅介護を多角的に，多職種の視点から在宅療養高齢者のフレイル予防に取り組みます．たとえば，退院時共同指導である退院前カンファレンスは，病院と在宅医療・介護の関係者が一堂に会し，在宅療養高齢者の支援について検討する機会です．わが国における退院前カンファレンスには，病院の担当看護師と医師以外では，病院のリハビリテーション職種

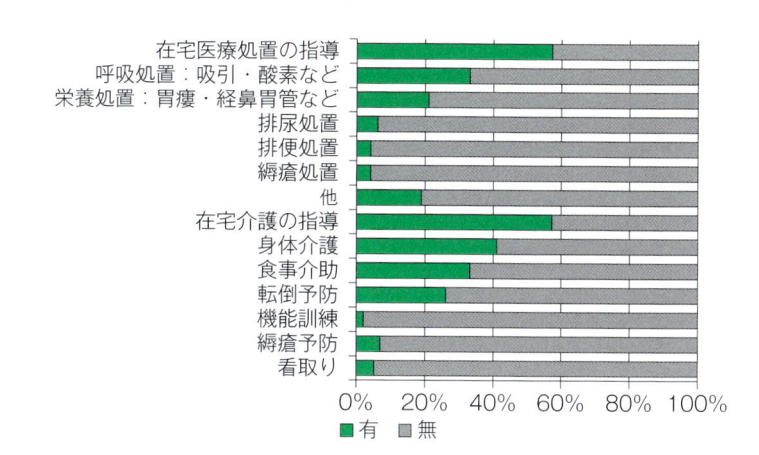

図6　在宅療養指導[5]

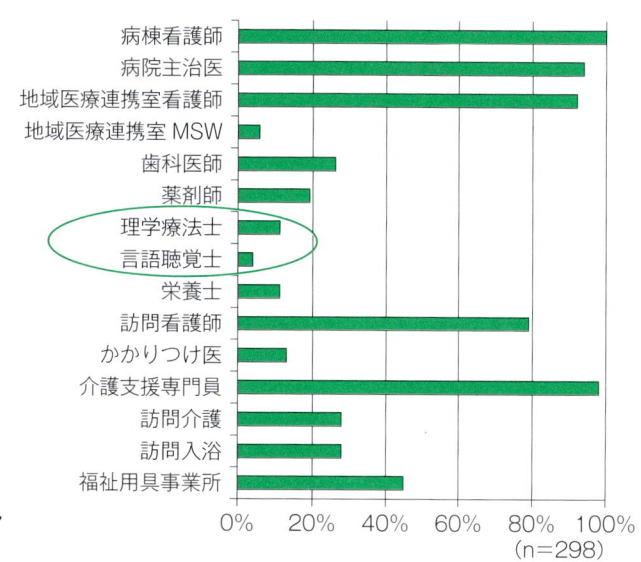

図7　多職種連携：退院前カンファランスへの参加職種

から理学療法士や言語聴覚士の参加も約10％あります．一方，在宅でのリハビリテーション関係の職種の参加はほとんどみられません（図7）．リハビリテーション専門職の視点から，在宅で継続される機能訓練や呼吸リハビリテーション，神経難病高齢者の意思表示機器の使用方法などを，訪問看護師や介護支援専門員，訪問介護などの多職種への指導が行われます．

在宅医療において訪問看護師の役割は重要ですが，多職種連携で取り組むことが求められています．

文献

1) 厚生労働省：在宅医療の推進について．http://www.mhlw.go.jp/seisakunitsuite/bunya/hukushi_kaigo/kaigo_koureisha/chiiki-houkatsu/dl/link1-4.pdf
2) 厚生労働省：介護給付費実態調査月報（平成26年5月審査分），2014．
3) 厚生労働省：介護サービス施設・事業所調査，2014．
4) 大島浩子：改訂版訪問看護活用ガイド―在宅医療をはじめる方へ―．「訪問看護」を知ってもらうために．在宅医療推進のための訪問看護ありかた検討委員・公益財団法人在宅医療研究助成勇美財団，2014，pp4-21．
5) 大島浩子，中村孔美・他：在宅医療を支援する病棟における初回入院患者の特性の検討―在宅復帰支援と在宅継続支援の比較―．日在医誌．**13(2)**:107-112，2012．
6) 大島浩子，尾崎充世・他：在宅療養の現状と問題点．在宅の高齢者を支える―医療・介護・看取り―．Advances in Aging and Health Research 2013．公益財団法人長寿科学振興財団，2014，pp97-103．

4 通所リハビリテーション・通所介護での実践

吉松竜貴

Q&A summary

Q. 通所サービスにおけるリハビリテーションスタッフの役割はどんなものですか？

運動機能・体力の評価と，それに基づく具体的な運動処方が求められます．また，医学的な知見から具体的なリスク管理の目安を提示しておく必要があります．これらを通して，運動指導スタッフ（看護，介護職など）を誘導することがリハビリテーションスタッフの役割となります．ADL動作（入浴，更衣，トイレ動作）については，個別介入も重要です．

Q. 利用者の体力をスクリーニングするにはどんな項目を評価するといいですか？

比較可能な先行研究が豊富であり，かつ標準化されたツールとして，①握力，②Chair Stand Test，③片脚立位時間，④歩行速度，⑤Timed Up and Go Test（TUG）などがあります．抗重力動作を得点化するSPPB（Short Physical Performance Battery）も有用です．栄養状態把握のためには定期的に体重を測定しましょう．

Q. 運動負荷量の具体案を教えてください．

運動機能向上のためには，最大筋力の6割以上の負荷を用いて運動する必要があります．運動を行う人（利用者）自身が，主観的に「楽である」から「ややきつい」と感じる負荷量がこれにあたります．客観的な指標として脈拍を用いる場合には，65～75歳は120拍/分，75～85歳は110拍/分，85歳以上は100拍/分をおおよその基準としてください．

はじめに

厚生労働省の報告[1]によると，通所介護（以下デイサービス）・通所リハビリテーション（以下デイケア）利用者の要介護区分は，要支援1から要介護2までが多く，全体の約70%を占めています．このうち，要支援に分類され「介護予防」のサービスを受ける人は約25%です．フレイルが健常と要介護の中間にあたる状態だとするならば，要支援とはまさにフレイルな状態であり，デイサービス・デイケア利用者のおおよそ4人に1人はフレイルであるといえます．東京近郊に展開する短時間型デイサービスの利用者164名を実際に調査したデータでは，半数以上が要支援者でした．デイサービスにおけるフレイル対策の重要性が伺われます（図）．

また，多くのデイサービスでは毎日理学療法士（PT）1名が勤務していることは稀であり，週に数日，数時間のみ勤務する「非常勤」としてPTがかかわるケースが多いのが現

デイサービス利用者の要介護区分
(都市部にある某事業所の実際のデータ)

- 要支援1 27%
- 要支援2 34%
- 要介護1 23%
- 要介護2 14%
- 要介護3 1%
- 要介護4 1%
- 要介護5 1%

デイサービス利用者の要介護区分
(厚労省発表)

- 要支援1 11%
- 要支援2 14%
- 要介護1 26%
- 要介護2 23%
- 要介護3 14%
- 要介護4 8%
- 要介護5 5%

デイケア利用者の要介護区分
(厚労省発表)

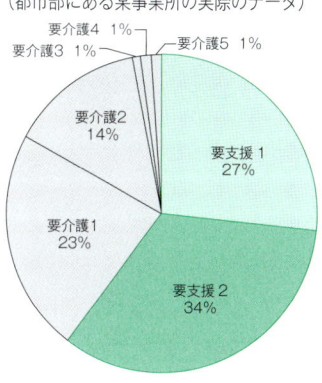

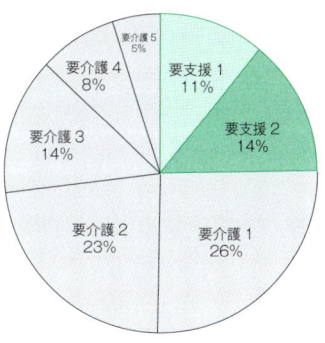

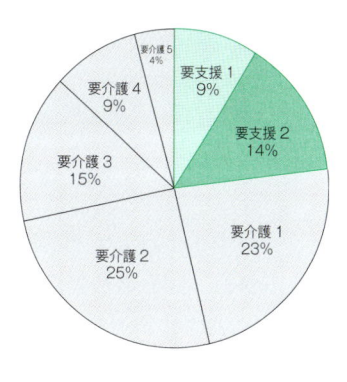

- 要支援1 9%
- 要支援2 14%
- 要介護1 23%
- 要介護2 25%
- 要介護3 15%
- 要介護4 9%
- 要介護5 4%

図　通所サービス利用者における要介護度区分の内訳[1]
全国的にはおおよそ4人に1人(約25%)の利用者が「要支援」=「フレイル」の状態にある．都市部ではフレイルの占める割合がさらに高くなる．

表1　デイサービスの現場でリハビリテーションスタッフに求められる役割

項　目	詳　細
評　価	・活動量，もしくはADLの低下の原因となる動作を特定する． ・動作の特徴から優先して介入すべき機能や筋を決定する． ・運動処方の根拠として対象の体力レベルを測定する．
運動処方	・評価に基づき，運動の種類や負荷量(抵抗量，反復回数，運動速度，継続期間など)を具体的に提示する．
リスク管理	・フィジカルアセスメントなど，他職種でも実践が可能な確認手段による具体的な運動中止基準を設定する．
ADL向上	・入浴，更衣，トイレ動作などを観察・評価し，対象のレベルにあった動作戦略や福祉用具，環境設定についてアドバイスを行う．
伝　達	・上記の内容を，一般的な用語を用いて簡潔にまとめ，文書化もしくはデータ化することで，他職種と情報を共有できる体制を整える．

状のようです．作業療法士(OT)，言語聴覚士(ST)はさらに少なくなります．これに対し，1事業所あたりの常勤換算看護・介護職員数は非常に多いため，デイサービスにおいて，利用者に接するスタッフの主体は看護・介護職員であることは明白です．では，こうした状況でリハビリテーションスタッフに求められる役割とはどんなものでしょうか．筆者の提案を表1にまとめます．以下ではこの詳細についてふれ，デイサービスにおけるフレイル対策の実践について考えてみたいと思います．

1. 評価のポイント

(1) 体力レベルをスクリーニングする

初回評価はもちろんのこと，定期的(3か月ごとを推奨．最低でも半年ごと)に利用者の体力レベルを把握しておくことは，取り組みの効果を判定するうえで重要です．高齢者の体力評価を行ううえで標準化されたツールとして，①握力，②Chair Stand Test，③片脚立位時間，④歩行速度，⑤Timed Up and Go Test(TUG)などがあります．先行研究も多いため[2-5]，結果を比較して対象にフィードバックすることができます．②のChair Stand Testにはいくつかの種類がありますが，30秒間で立ち座りできる回数を

表2　運動中止の目安[7]

- 安静時に収縮期血圧180mmHg以上，または拡張期血圧110mmHg以上である場合
- 安静時脈拍数が110拍/分以上，または50拍/分以下の場合
- いつもと異なる脈の不整がある場合
- 関節痛など慢性的な症状の悪化
- その他，体調不良などの自覚症状を訴える場合

評価する方法か，5回の立ち座りを完了するまでの時間を計る方法が有用です．立位保持，歩行，起立の各動作レベルを評価して対象のパフォーマンスを得点化するSPPB（Short Physical Performance Battery）[6] では，5回の立ち座り時間が採用されています．③の片脚立位時間が難しい場合には，SPPBで採用されている閉脚立位保持，タンデム立位保持で代用できます．④の歩行速度は，原法では11mの歩行路で中間の5mを計測しますが，施設の規模によっては歩行路を確保することが難しい場合もあります．SPPBの原法では8feet（2.44m）の歩行速度が用いられており，これに基づいてTUGで用いる3mの歩行路を利用することも有用です．

(2) 運動の中止基準を設定する

以上の方法は，いずれも特別な機器を用いず簡便に行える方法ですので，測定方法のマニュアル化や研修などにより職種を限定せずに業務に組み込むことが可能です．リハビリテーションスタッフが評価に参加できる場合には，これらに加えて，動作の問題点やADL，医学的リスクについての個別的な評価も重要です．とくに，医学的リスクについては，フレイルな高齢者に運動を負荷するうえで介護職員が不安を感じる点であり，看護師とも共同して運動中止の具体的な基準を設定しておく必要があります．介護の現場（医師が介入しにくい環境）でフレイルな高齢者に運動を負荷する場合には，一般的な基準を下回る水準で対応するとよいでしょう．運動中止の目安を表2に示します．基礎疾患があれば基準は変わってきますので，あくまでも参考としてください．また，やみくもに運動を制限しても，かえってフレイルを進行させてしまいます．普段の状況を把握し，これと比較したうえで，その他の症状もあわせて総合的に判断することが重要です．

(3) 定期的に体重を測定する

フレイルの判定基準の一つに低栄養があります．低栄養があると運動の効果は少なくなってしまいます．Friedら[8] の判定基準では，「一定期間内に5％以上の意図しない体重減少がある」場合に低栄養のリスクが高いと判定します．また，多くの栄養スクリーニングにおいて体重それ自体，もしくは体重の変化が指標として用いられています．これらのことから，低栄養リスクを早期に検出しフレイルの進行を未然に食い止めるためには，定期的な体重測定が非常に重要であることが伺われます．デイサービスにおいても，できるだけ月に1回以上，すべての利用者の体重を測定することを強く推奨します．血圧や脈拍などと同様に，体重も重要なバイタルサインであると考えてください．なお，要介護度が高くなるほど低栄養のリスクも高まるため，利用者がいかなる状態であっても体重が測定できる設備を整えておく必要があります．身体機能が低下し立位保持に介助が必要な場合を例にとると，一般的なヘルスメーターの利用は難しいことが多いため，車椅子対応型やストレッチャー型といった特殊な体重計の準備が必要になります．

2. 運動処方のポイント

デイサービスにおいて実際に運動を処方するにあたっては，厚生労働省介護予防マニュアル（改訂版：平成 24 年 3 月）[7] が有用です．なかでも「運動器の機能向上マニュアル」には運動負荷量や運動プログラムの実例も紹介されており，介護予防に携わるスタッフであれば一度は目を通しておくべき内容となっています．本稿でもこれを参考とし，デイサービスにおける運動処方のポイントについて考えてみたいと思います．

(1) 運動プログラムの実施期間・運動頻度

デイサービス利用者において，運動プログラムの実施期間と運動頻度はサービス利用状況に依存します．介護予防マニュアルでは，機能向上のためには週 2 回以上の頻度で 3 か月間運動を継続する必要があるとされていますので，3 か月ごとに利用者の運動機能を再評価し，その時点での体力レベルや生活課題に合わせてプログラムをこまめに修正するように心がけましょう．

(2) 運動負荷量

介護予防マニュアルでは，運動器の機能向上のためには最大筋力の 6 割以上の負荷を用いて運動する必要があるとし，Borg Scale を運動強度設定の目安として紹介しています．Borg Scale と体力指標の関係を表 3 にまとめます．

自重を負荷とする場合には反復回数を，抵抗運動を行う場合には抵抗の量と反復回数をいずれも調整してください．抵抗量が少ない場合には反復回数を増やし（20 〜 30 回程度），抵抗量が多い場合には反復回数を減らします（10 回程度）．また，こうした抵抗運動はプログレッシブな手法（はじめは軽い負荷量で開始し，その後漸増させる）で進める

表3 Borg Scale と% $\dot{V}O_2$，AT などの関係

Borg scale 原法	改訂版	主観的強度	% VO_2max	その他
20				症候限界時
19		非常にきつい	100	
18				
17	10	かなりきつい	90	
16	9			
15	8	きつい	80	
14	7			
13	6	ややきつい	70	
12	5			AT レベル
11	4	楽である	60	
10	3			
9	2	かなり楽である	50	
8	1			
7	0.5	非常に楽である	40	
6	0			安静時
5			30	

% VO_2max：%最大酸素摂取量
AT：嫌気性代謝閾値

（文献 9 〜 11 を統合して作成）

表4 年齢および安静時脈拍数別にみた運動強度60%時の目標心拍数（拍/分）

		安静時脈拍数（拍/分）				
		50	60	70	80	90
年齢	65歳	113	117	121	125	129
	70歳	110	114	118	122	126
	75歳	107	111	115	119	123
	80歳	104	108	112	116	120
	85歳	101	105	109	113	117
	90歳	98	102	106	110	114

ほうが安全であり，はじめは「かなり楽である」から開始し，1か月を目処として「ややきつい」程度の抵抗量を目指します．利用者に提示できるボードを作成しておくとよいでしょう．

　Borg Scaleのような主観的な評価は個人差が大きいことも懸念されます．そこで，脈拍による客観的な負荷量設定も合わせて行うことを提案します．脈拍による負荷量設定として普及しているものにカルボーネン法[12]があります．

　目標心拍数＝｛（予測最大脈拍数：220－年齢）－安静時心拍数｝×運動強度（％）＋安静時心拍数

　暗算を行うには少々難解ですので，表4に運動強度を60％に設定した場合の早見表を示します．65歳以上かつ75歳未満の前期高齢者であれば約120拍/分，75歳以上の後期高齢者で85歳未満の場合には約110拍/分，85歳以上であれば約100拍/分が，運動強度60％にあたるおおよその指標であるといえそうです．マンパワーの関係で，スタッフによる脈拍の測定を実行することが難しい場合には，利用者本人に脈拍数の測定法を指導する方法もあります．認知機能への介入にもなり得るかもしれません．

(3) 運動強度に合わせたグルーピング

　上記のような方法を用いることで，利用者ごとに負荷量を設定することが可能ですが，実際の現場で利用者にマンツーマンで対応することは現実的ではありません．一定の負荷量で利用者をいくつかのグループに分け，グループごとに管理を行うほうがよいでしょう．グループの規模は事業所の規模に依存します．

3. その他のポイント―ADL向上について

　デイサービスは，専門職の監視のもとにADL動作（入浴，更衣，トイレ動作など）を検討，練習することができる貴重な環境です．自宅での入浴が難しくなったことを理由に，1日型のデイサービスを利用しはじめる利用者も少なくないようです．集団的な機能向上プログラムとは別に，自宅ではできないADL動作に個別に挑戦する機会を積極的に取り入れ，活動や参加といった生活機能の向上を目指す必要があります．株式会社ツクイではリハビリテーションスタッフの主導によるこうした取り組みが実際に行われており，一定の成果を得ているそうです．

おわりに

リハビリテーションスタッフのいないデイサービス事業所も依然として数多く存在します．その場合，医療・その他の介護サービス（訪問リハビリテーションなど）に従事するリハビリテーションスタッフが，本稿に示すような役割を担い，デイサービスの現場をサポートしていく必要があります．これを実現し，より良い介護予防を行うためにも，地域連携をさらに強化していく必要があるでしょう．

文献

1) 厚生労働省：平成25年介護サービス施設・事業所調査の概況．http://www.mhlw.go.jp/toukei/saikin/hw/kaigo/service13/index.html,(2014年10月21日発表, 2014年12月15日閲覧).
2) Shimada H, Suzukawa M, et al:Which neuromuscular or cognitive test is the optimal screening tool to predict falls in frail community-dwelling older people? *Gerontology*, **55(5)**:532-538, 2009.
3) 鈴川芽久美, 島田裕之・他：要介護高齢者における運動機能と6ヵ月後のADL低下との関係．理学療法学, **38(1)**:10-16, 2011.
4) 林 悠太, 鈴川芽久美・他：通所介護サービスを利用する要介護高齢者のADL低下に関連する運動機能：大規模データを用いた検討．理学療法学, **40(6)**:407-413, 2013.
5) Shimada H, Suzuki T, et al:Performance-based assessments and demand for personal care in older Japanese people:a cross-sectional study. *BMJ Open*, **3(4)**, e002424, doi:10.1136/bmjopen-2012-002424, 2013.
6) Guralnik JM, Simonsick EM, et al:A short physical performance battery assessing lower extremity function:association with self-reported disability and prediction of mortality and nursing home admission. *J Gerontol*, **49(2)**:M85-94, 1994.
7) 厚生労働省：介護予防マニュアル(改訂版：平成24年3月)について．http://www.mhlw.go.jp/topics/2009/05/tp0501-1.html,(2012年3月発表, 2014年12月15日閲覧).
8) Fried LP, Tangen CM, et al:Frailty in older adults: evidence for a phenotype. *J Gerontol Med Sci*, **56A**:M146-M156, 2001.
9) Borg GA:Psychophysical bases of perceived exertion. *Med Sci Sports Exerc*, **14**:377-381, 1982.
10) 小野寺孝一, 宮下充正：全身持久性運動における主観的強度と客観的強度の対応性．体育学研究, **21**, 191-203, 1976.
11) 田嶋明彦, 伊東春樹：運動処方, 特に運動強度の設定について．*Heart View*, **3(8)**:857-860, 1999.
12) 循環器病の診断と治療に関するガイドラインの合同研究班(班長：野原隆司)：心血管疾患におけるリハビリテーションに関するガイドライン(2012年改訂版)．http://square.umin.ac.jp/jacr/link/,(2013年8月22日更新, 2014年12月15日閲覧).

5 入所施設での実践

平瀬達哉

Q&A summary

Q. 施設入所者では，フレイルを有しやすいですか？
施設入所者では，臥床している時間が長く身体活動量も低下しているため，施設入所者のほとんどはフレイルを有している可能性が高いといえます．

Q. 入所施設においてフレイルを予防するためにはどうしたらよいですか？
個別リハビリテーション以外の入所生活のなかで，リハビリテーション専門職・看護・介護スタッフが連携して，身体活動量の向上を図っていくことが重要です．

Q. 介護老人保健施設で実施する短期集中リハビリテーションは効果がありますか？
入所してから3か月間実施する短期集中リハビリテーションは，下肢筋力や歩行能力といった身体機能の改善に効果的です．また，認知機能に対する有効性も報告されています．さらに，このような身体機能や認知機能の改善が，日常生活活動能力の向上につながることが明らかとなっています．

1. 介護老人保健施設とフレイル

　フレイルは，「高齢期において生理的予備能が低下してストレスに対する脆弱性が亢進し，不健康を起こしやすい状態」とされており，代表的な判定方法としては，①体重減少，②筋力低下，③疲労感，④歩行速度の低下，⑤身体活動の低下のうち，3つ以上に該当するとフレイルと判定されます[1]．施設入所者では，基本動作が自立している人でさえ臥床している時間が長いことが報告されているため[2]，筋力や歩行速度の低下といった機能障害が生じ，日常生活活動（activities of daily living：ADL）能力ならびに身体活動の低下を引き起こすことが容易に予想されます．したがって，施設入所者のほとんどはフレイルを有している可能性が高いといえます．

　介護老人保健施設（以下，老健）は，「入所者がその有する能力に応じ自立した日常生活を営むことができるようにすることとともに，その者の居宅における生活への復帰を目指すための施設」（介護保険法基本方針）とされています．したがって，老健ではフレイルを有している可能性が高い入所者の生活機能の向上を図り，在宅復帰を支援するための積極的なリハビリテーションが求められています．現在，老健入所者の在宅復帰と生活機能の向上を目的に，短期集中リハビリテーションが提供されており，その効果についても多くの研究で証明されています[3-5]．

本稿では，筆者が以前に勤務していた老健（以下，当施設）において入所者のフレイルを予防するために，生活機能や身体活動量の向上に着目した取り組みについて紹介するとともに，短期集中リハビリテーションの効果について紹介します．

2. 当施設のフレイルに対する取り組み

施設入所者は，自立した在宅生活を営んでいる高齢者と比較して，心身機能やADL能力ならびに身体活動量が低下しています．それに加えて，多くの入所施設はリハビリテーション専門職の人員配置も十分ではありません．したがって，施設入所者においてフレイルを予防するためには，1日20分間の個別でのリハビリテーション以外の入所生活の過ごし方が重要です．

当施設は70床を有する在宅復帰・在宅療養支援機能加算算定施設であり，入所者のフレイルを予防するためにリハビリテーション専門職を4名専属で配置しています．当施設では，リハビリテーション専門職による個別でのリハビリテーション以外に，看護・介護スタッフと連携して入所生活のなかで身体活動量を向上させることを意識した取り組みを行っています．具体的には，入所者に対するリハビリテーションは，できるADL能力を入所生活に反映させるために，リハビリテーション室ではなく入所スペースで実施しています（図1）．このことにより，入所生活にかかわる全スタッフが同じ空間で業務を行

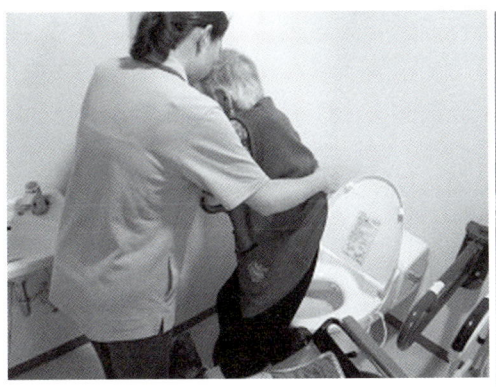

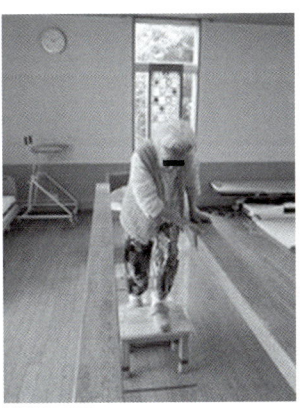

図1　フレイル予防の取り組み①：入所スペースでのリハビリテーション

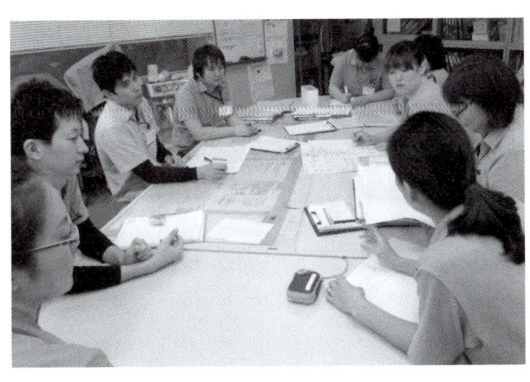

図2　フレイル予防の取り組み②：生活リハビリテーションカンファレンス

うため，入所者の身体機能やADL能力のレベルを共有することが可能であり，随時意見交換も行えます．また，リハビリテーション専門職・看護・介護スタッフが参加する生活リハビリテーションカンファレンス（毎月2回）も実施しています（図2）．このカンファレンスでは，事例検討を通して情報の共有を図り，当たり前の日常生活に近づける努力や入所生活のなかでリハビリテーションを行うことを目的としています．たとえば，移動レベルが車椅子であっても歩行が可能になってきた入所者であれば，居室⇔食堂まで監視で歩行してもらったり，下肢関節に拘縮があり歩行が不可能であってもつかまり立位保持が可能な入所者であれば，1日3回の食事のときは車椅子⇔通常の椅子に変更したりすること（1日6回はつかまり立位保持が必要）などを討論します．さらに，レクリエーションの一環として常勤の音楽療法士による集団での音楽療法を週3回1時間程度行っており，ベッドからの離床を促進しています．音楽療法は，情緒の安定化といった精神心理面や脳活性化といった認知機能面に効果的であることが報告されており，また発声を通して口腔機能面にも好影響を及ぼすことが示されています[6]．当施設ではこのような取り組みにより，入所者の生活機能についてスタッフ全員で考え，入所生活のなかで身体活動量の向上ならびにリハビリテーションを行い，フレイルの予防につなげています．

3. 入所者に対する短期集中リハビリテーションの効果について

当施設における身体機能とADL能力に対する短期集中リハビリテーションの効果について紹介します．対象は，短期集中リハビリテーションを実施した81名（平均年齢85.0歳，男性19名，女性62名）であり，要介護度の内訳は，要介護1が21名（25.9％），要介護2が23名（28.4％），要介護3が27名（33.3％），要介護4が8名（9.9％），要介護5が2名（2.5％）です．なお，介入前の対象者の特性については表1に示します．介入期間は3か月間であり，前述した取り組みに加えて1回20分の身体機能やADL能力の改善を目的とした個別リハビリテーションを週3回以上行いました．評価項目は，大腿四頭筋筋力，歩行能力（Timed Up and Go Test），歩行とバランス能力を合計28

表1　介入前の対象者の特性

	平均値±標準偏差	人数
年齢（歳）	85.0±6.9	81
性別［人（％）］ 男性 女性	 19（23.5） 62（76.5）	
身長（cm）	149.7±9.9	81
体重（kg）	46.2±10.2	81
大腿四頭筋筋力（N）	85.7±47.8	73
TUG（秒）	30.5±12.7	33
POMA（点）	7.4±5.7	81
FIM（点）	75.3±21.8	81

大腿四頭筋筋力とTUGについては，測定が可能であった対象者で実施．
TUG:Timed Up and Go Test
POMA:Performance-Oriented Mobility Assessment
FIM:Functional Independence Measure

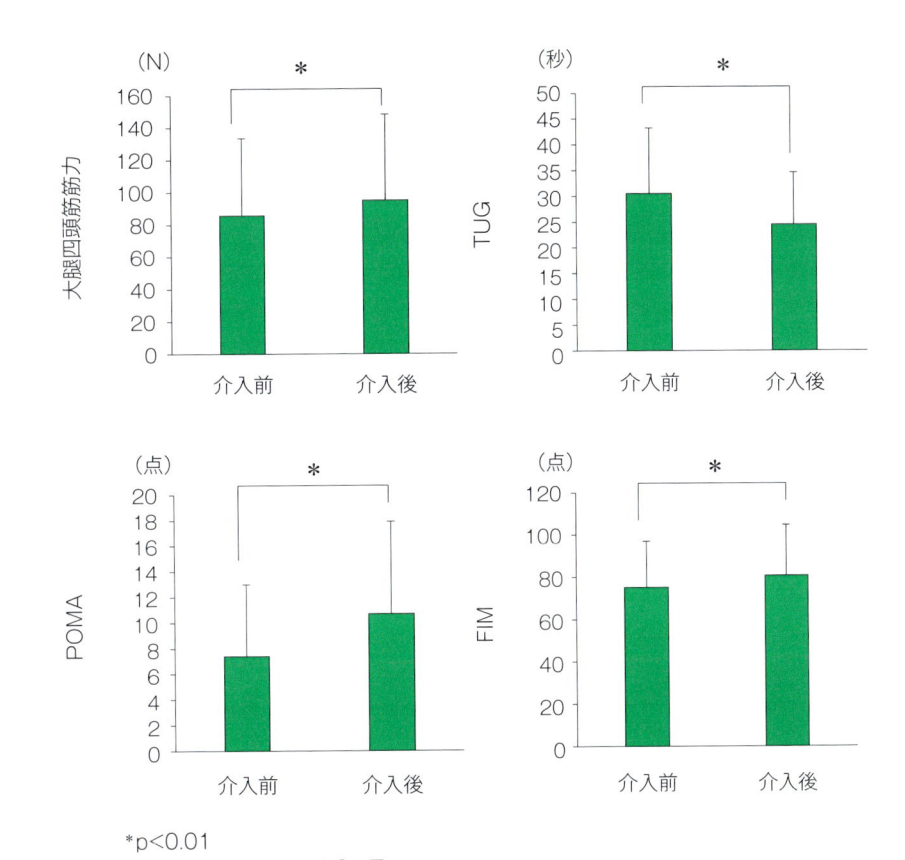

*p<0.01
TUG: Timed Up and Go Test
POMA: Performance-Oriented Mobility Assessment
FIM: Functional Independence Measure

図3　当施設での短期集中リハビリテーションの効果

点満点で評価するPerformance-Oriented Mobility Assessment（POMA），ADL評価（Functional Independence Measure：FIM）としました．介入前後でこれらの評価項目を比較した結果，すべてにおいて有意に改善していました（図3）．また，対象者を要介護度別に軽度（要介護1〜2）と重度（要介護3〜5）に分類して，これらの評価項目を介入前後で比較しても同様の結果でした．したがって，当施設で実施した短期集中リハビリテーションは，フレイルを有している可能性が高い入所者において下肢筋力や歩行能力といった身体機能だけでなくADL能力の向上に有効であるといえます．

　先行研究では，短期集中リハビリテーションは認知症や認知機能面の改善にも効果的であることが報告されています[3-5]．フレイルの代表的な判定方法[1]では，身体的な側面を中心にフレイルを捉えており，認知機能障害は含まれていません．一方，高齢者の全体像を把握するためには，身体的な側面だけでなく認知機能面や抑うつなどの精神心理面に対する評価やアプローチが推奨されています．Kulmalaら[7]は，フレイルと判定される高齢者では認知症や認知機能障害であるリスクが8倍であり，フレイルと認知機能障害が密接に関係していることを報告しています．したがって，フレイルを予防するためには，身体機能面だけでなく認知機能面に対するアプローチも重要であると考えます．

　老健では，介入前評価（入所時初回評価）において改訂版長谷川式簡易知能評価スケー

ル（HDS-R）の得点が5〜25点であった入所者を対象に，認知症短期集中リハビリテーションが提供されています．Tobaら[3]は，入所者212名を対象に3か月間週3回提供した認知症短期集中リハビリテーションの効果について検討しています．介入内容は，回想法・学習療法・運動療法・作業療法・音楽療法などであり，リハビリテーション専門職が対象者の状態に応じて介入内容を選定し実施しています．その結果，HDS-R得点において介入群158名（平均年齢84.1歳）と対照群54名（平均年齢87.3歳）との間に有意な交互作用を認め，介入群ではHDS-R得点が介入前後で有意に改善しています（介入前：16.9±5.7点，介入後：17.9±6.5点，p=0.001）．この報告では認知機能だけでなく認知症の行動・心理症状も介入群で有意に改善しています．関根ら[4]は3か月間週3回提供した認知症短期集中リハビリテーションは，HDS-R得点が5〜14点以下であった入所者（低得点群）と15点以上であった入所者（高得点群）の両群で有意に改善したと報告しています．さらに，この報告では認知機能面に加えて抑うつといった精神心理面でも改善が認められています．したがって，老健入所者に対する認知症短期集中リハビリテーションは，認知症や認知機能面ならびに精神心理面の改善に有効であると考えられます．

4．今後の展望

　自験例と先行研究により，老健での短期集中リハビリテーションは，フレイルを有している可能性が高い入所者の身体機能と認知機能の改善に効果的であるといえます．また，入所者に対する身体活動量の向上を目的としたフレイル予防のアプローチが，身体機能面や認知機能面だけでなく生活機能の向上にもつながっています．

　入所施設においてフレイルを予防するためには，リハビリテーション専門職だけでなく，医師・看護師・介護福祉士・管理栄養士などが連携し，入所者一人ひとりの生活について考え，入所生活にかかわる全スタッフで身体活動量の向上ならびにリハビリテーションを行うことが重要であると考えます．本稿では，当施設が実施しているフレイル予防を意識した取り組みについて主に紹介しましたが，短期集中リハビリテーション終了後の長期的な効果や，実際の身体活動量の変化などまだまだ科学的に検証すべき課題は残っています．施設入所者が，生きがいをもってその人らしい生活を送っていくためにもフレイル予防は必要不可欠であり，今後さらなる取り組みやエビデンスの構築が望まれます．

文献

1) Fried LP, Tangen CM, et al:Frailty in older adults:evidence for a phenotype. *J Gerontol A Biol Sci Med Sci*, **56(3)**: M46-56, 2001.
2) MacRae PG, Schnelle JF, et al:Physical activity levels of ambulatory nursing home residents. *JAMA*, **4**:264-278, 1996.
3) Toba K, Nakamura Y, et al:Intensive rehabilitation for dementia improved cognitive function and reduced behavioral disturbance in geriatric health service facilities in Japan. *Geriatr Gerontol Int*, **14(1)**:206-211, 2014.
4) 関根麻子，永塩杏奈・他：老健における認知症短期集中リハビリテーション：脳活性化リハビリテーション5原則に基づく介入効果．*Dementia Japan*, **27(3)**:360-366, 2013.
5) 東憲太郎：認知症治療の最前線－包括的ケアを踏まえた新しい治療戦略－．*Geriatric Medicine*, **51(1)**:17-21, 2013.
6) 山口理恵，河野直子・他：認知症高齢者を対象とした音楽療法に関する文献的検討－介入頻度と効果の関係－．日認知症ケア学誌，**9(1)**:89-96, 2010.
7) Kulmala J, Nykanen I, et al: Association between frailty and dementia:a population-based study. *Gerontology*, **60(1)**:16-21, 2014.

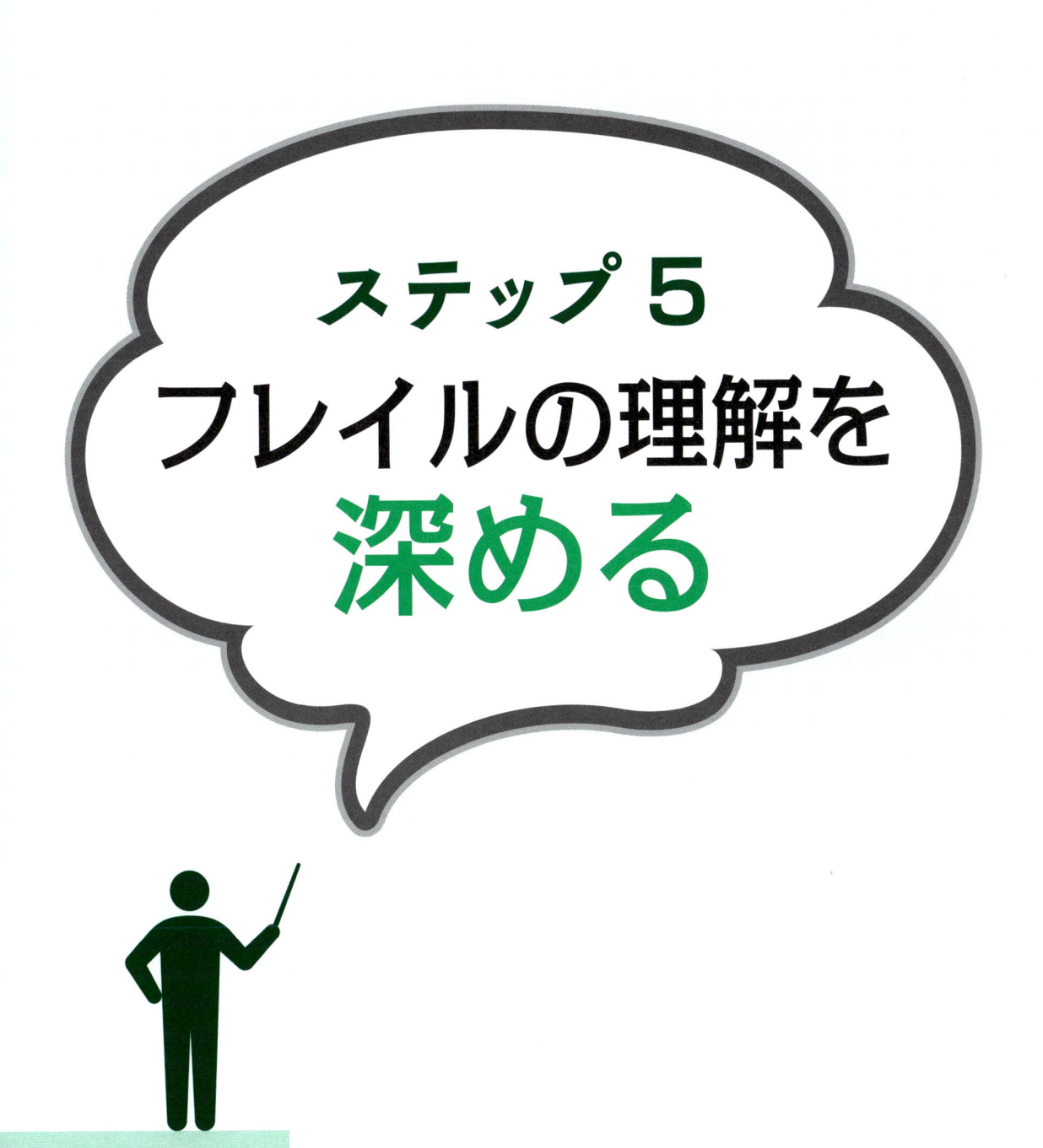

ステップ5
フレイルの理解を深める

1 フレイル研究 Update

裵　成琉

Q&A summary

Q. フレイル研究の今後の課題としてどのようなものがあげられますか？
　フレイル研究における今後の課題としては，①身体的，精神・心理的，社会的要素を取り入れた評価基準の確立，②フレイルのスクリーニング法の開発，③フレイルの改善・予防のための介入法についてのエビデンスの蓄積，があげられます．

Q. フレイルの構成要素はどのようなものがありますか？
　身体的なフレイルだけでなく，認知機能低下やうつなどの精神・心理的フレイルと地域社会や人との関係性が少なくなっている社会的フレイルが含まれます．

Q. フレイルのスクリーニングはなぜ必要ですか？
　フレイルの評価項目の基準値とフレイルのカットポイントは未だ明確にされていないため，早期発見と適切な介入が行われていません．したがって，地域在住の高齢者を対象に大規模なスクリーニング検査を実施する必要があります．

1. フレイル予防の重要性

　健康寿命の延伸を実現させるためには，フレイル予防の認識が極めて重要です．フレイルの概念は国際的に概ね統一した見解が得られていますが，比較的新しい概念であるため，一般の医療・介護の現場に確実に浸透しておらず，臨床現場での適切な対応が行われていないのが現状です．したがって，医療・介護に携わる専門職がフレイルの概念と予防の重要性を十分に理解し，1人でも多くの人への啓発・教育が最も重要となっています．

2. フレイルの評価に関する研究動向

　フレイルの評価方法については，世界的にも多くの研究者により議論が行われている状況ですが，現段階においては国際的なコンセンサスが十分に得られているとはいえません．これまでの代表的な評価方法としては，70-item frailty index[1]，Frailty phenotype（CHS Index）[2]，Groningen frailty indicator[3]，Tilburg frailty indicator[4]，Edmonton frail scale[5]，SOF Index[6]，基本チェックリストなどが使用されています．このなかで，Fried らによる CHS Index は国際的に広く用いられていますが，おもに身体的フレイルを対象としています．ほかの評価法に関しても身体的問題，精神・心理的問題，社会的問

題の3つの要素をすべて組み込んだ評価法は少ないといえます．フレイルはこれらの3つの要素が相互に強く関連しているため，フレイルの予防を考えるうえでいずれの要素も欠くことができないでしょう．精神・心理的フレイルの定義に関しては統一が図られているようにみえますが，精神的健康問題を認知症とし，心理的健康問題をうつ病と仮定するのであれば，軽度認知障害やうつ傾向が精神・心理的フレイルに該当すると考えられます．実際に，身体的フレイルを有する人は，認知機能障害や認知症であるリスクが8倍も高く[7]，うつ傾向になる危険性が高いと報告されており[8]，精神・心理的フレイルと身体的フレイルとの間には双方向性の危険因子をもつ可能性が示唆されています．地域社会や人との関係性が少なくなっている状態を社会的フレイルとし，独居，経済状況，家族のサポートなどが評価に含まれます[9]．このように精神・心理的，社会的要素が身体的フレイルと関連していることが多く報告されており，フレイルの3つの要素を評価基準のなかに包括的に取り入れるべきとの考え方が主張されるようになっています．これによってさらに包括的なケアにつながることが考えられます．わが国の介護予防のために開発された基本チェックリストはフレイルの身体的，精神・心理的，社会的側面を含んでおり非常に優れたツールですが，日本独自のものであり，まだ国際的に使用可能なツールとはいえない状況です．より簡便な評価ツールが作成できれば，日常の診療においても使用可能になり，国際的にも使用可能な評価ツールの確立が可能になると考えられます．

3. フレイルの予防・介入に関する研究動向

フレイルの概念は要介護のハイリスク状態にある高齢者に何らかの予防・介入をすることで，要介護状態にさせずに健常な状態に戻せるという可逆性が含まれた概念であるため，フレイルに陥った高齢者を早期発見し，適切な介入を実施することが最も重要です．そこで求められるのが，スクリーニング検査を広く実施し早期にリスクを特定することです．また，フレイルの評価項目の基準値を明確にし，個人の値が異常であるかどうかを判断で

表 フレイル研究の今後の課題と動向

研究課題	内容
フレイルの定義	・身体的，精神・心理的，社会的フレイルの国際的なコンセンサスが得られた定義が必要 ・フレイルの概念を広く周知させるための啓発・教育活動が必要
フレイルの評価基準	・フレイルは身体的問題，精神・心理的問題，社会的問題が相互に強く関連しているため，3つの要素を評価基準に取り入れる必要がある
フレイルのスクリーニング	・日常診療で使用可能な一次的スクリーニング法としての簡便な評価ツールの作成が必要 ・フレイルの評価項目の基準値を明確にし，フレイルのカットポイントを設定するためには地域在住高齢者を対象に大規模なスクリーニング検査が必要
フレイルの改善・予防のための介入法	・フレイルは加齢に伴う様々な要因によって発症するため多面的な介入が必要 ・ランダム化比較試験による介入研究に関するエビデンスの構築が必要

きるカットポイントの設定が必要です．しかし，まだわが国の高齢者におけるフレイル評価項目の測定値のカットポイントは十分に明らかとされておらず，大規模なスクリーニング検査の実施が求められています．さらに，フレイルの状態にある高齢者および予防を目的とした適切で必要な介入が行われていないのが現状です．フレイルに対する介入として運動介入の有用性は高く，いくつかのシステマティックレビューも報告されています[10, 11]．フレイルは加齢に伴う様々な要因によって発症するため，一面的な介入よりは多面的な介入が必要です．わが国では荒井秀典教授により次の6つのフレイル予防法が提案されています．

①たんぱく質，ビタミンD，ミネラルを十分に摂取する，②ストレッチ，ウォーキングなどを定期的に行う，③身体の活動量や認知機能を定期的にチェックする，④ワクチンなどによる感染予防に留意する，⑤手術の後は栄養やリハビリなど適切なケアを受ける，⑥薬の飲みすぎに注意する．

しかし，これらの予防法に関するエビデンスは十分とはいえず，今後の研究データの蓄積が喫緊の課題となっています．

フレイル研究における今後の課題と動向については表にまとめました．

文献

1) Theou O, Brothers TD, et al:Exploring the relationship between national economic indicators and relative fitness and frailty in middle-aged and older Europeans. *Age Ageing*, **42**:614-619, 2013.
2) Fried LP, Tangen CM, et al:Cardiovascular health study collaborative research group. Frailty in older adults:evidence for a phenotype. *J Gerontol A Biol Sci Med Sci*, **56**:146-156, 2001.
3) Schuurmans H, Steverink N, et al:Old or frail:What tells us more? *J Gerontol A Biol Sci Med Sci*, **59A**:962-965, 2004.
4) Gobbens RJJ, van Assen MALM, et al:The Tilburg Frailty Indicator:Psychometric properties. *J Am Med Dir Assoc*, **11**:344-355, 2010.
5) Rolfson DB, Majumdar SR, et al:Validity and reliability of the Edmonton Frail Scale. *Age Ageing*, **35**:526-529, 2006.
6) Ensrud KE, Ewing SK, et al:Comparison of 2 frailty indexes for prediction of falls, disability, fractures, and death in older women. *Arch Intern Med*, **168**:3820389, 2008.
7) Kulmala J, Nykänen I, et al:Association between Frailty and Dementia:a population-based study. *Gerontology*, **60**:16-21, 2014.
8) Makizako H, Shimada H, et al:Physical frailty predicts incident depressive symptoms in elderly people:Prospective findings from the Obu study of health pro,ption for elderly. *J Am Med Dir Assoc*, **16(3)**:194-199, 2015.
9) Gobbens RJJ, van Assen MALM, et al:Determinants of Frailty. *J Am Med Dir Assoc*, **11**:356-364, 2010.
10) Daniels R, van Rossum E, et al:Interventions to prevent disability in frail community-dwelling elderly:a systematic review. *BMC Health Serv Res*, **8**:278, 2008.
11) Theou O, Stathokostas L, et al:The effectiveness of exercise interventions for the management of frailty:a systematic review. *J Aging Res*, **2011**:569194, 2011.

2 フレイルとサルコペニア

堀田　亮

Q&A summary

Q. サルコペニアとはどのような症状（定義）ですか？
サルコペニア（sarcopenia）はギリシャ語の"sarx"と"penia"を組み合わせた造語で，加齢に伴い生じる筋肉量と筋力の低下と定義されています．

Q. サルコペニアにはどのような診断基準がありますか？
サルコペニアを診断する代表的な基準として，①筋肉量の低下，②筋力の低下，③身体能力の低下のうち，①に加え，②または③をもっていると，サルコペニアと診断されます．

Q. フレイルとサルコペニアの違いは何ですか？
フレイルを判定する基準のなかには，サルコペニアの判定とかかわる身体能力や筋力の低下も含まれていますが，それ以外に体重減少や疲労感，身体活動の減少も判定基準となっています．

1. サルコペニアとは

　サルコペニア（sarcopenia）はギリシャ語で「肉体」を意味する"sarx"と「喪失，損失」を意味する"penia"を組み合わせた造語で，「加齢に伴い生じる筋肉量と筋力の低下」と定義されています[1-3]．最近では，2010年にヨーロッパ老年医学会（Europe Geriatric Medicine Society）をはじめとする4つの団体がThe European Working Group on Sarcopenia in Older People（EWGSOP）というワーキンググループを立ち上げ，サルコペニアについて表1に示すとおりの診断基準を示しています[4, 5]．

2. サルコペニアの判定と測定法について

　サルコペニアを判定する方法はいろいろありますが，その一つにEWGSOPが提唱しているものがあります（図1）．この方法では，まず歩行速度0.8m/secを満たすか判断し，その後，握力と筋肉量からサルコペニアの判定をします．筋肉量の代表的な測定法としては，二重エネルギーX線吸収測定法（DXA法）があげられます[4]．DXA法は2種類のエネルギーのX線を測定部位に当てることで筋肉や脂肪，骨などの体組成を計測する方法で，多くの研究で用いられています．

表1 サルコペニアの診断基準[4]

1. 筋肉量の低下
2. 筋力の低下
3. 身体能力の低下

上記のうち，1に加え2または3をもっていること

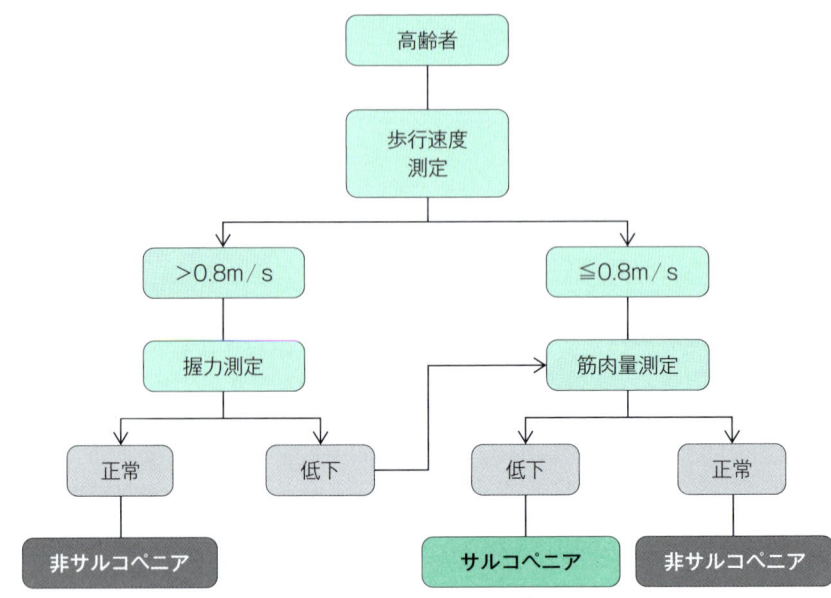

図1 EWGSOPによるサルコペニア判定の方法[4]

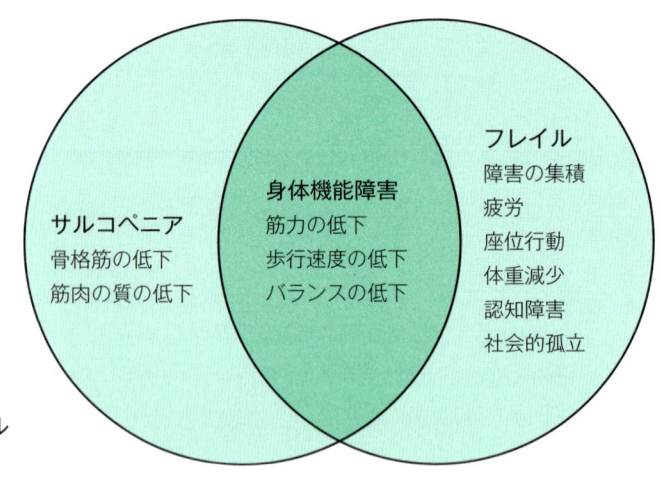

図2 サルコペニアとフレイルの関係[8]

3. フレイルとの類似点と相違点

　Friedらが唱えたフレイルの判定基準には身体能力や筋力の低下が含まれており[6,7]，フレイルとサルコペニアには密接な関係があるとされています．一方で，フレイルの判定基準にはそのほかにも体重減少や疲労感，身体活動の低下が含まれているため，同一概念とはいえません．Cesariらは両者の関係について，図2のようにまとめています[8]．そ

のためフレイルとサルコペニアを改善するための方法論にも違いがみられ，フレイルを改善する方法としては，①運動（レジスタンス運動や有酸素運動），②カロリーやたんぱく質のサプリメント，③ビタミンD，④多剤併用の減少，という4つの方法の有用性が示唆されています[9]．サルコペニアについては，主に栄養と運動あるいは両者を組み合わせた介入が有効である可能性が報告されています[5]．

文献

1) Rosenberg I：Summary comments：epidemiological and methodological problems in determining nutritional status of older persons. *Am J Clin Nutr*, **50**：1231-1233, 1989.
2) Morley JE, Baumgartner RN, et al：Sarcopenia. *J Lab Clin Med*, **137**：231-243, 2001.
3) Walston JD：Sarcopenia in older adults. *Curr Opin Rheumatol*, **24(6)**：623-627, 2012.
4) Cruz-Jentoft AJ, Pierre Baeyens J, et al：European working group on sarcopenia in older people. Sarcopenia：European consensus on definition and diagnosis：Report of the European working group on sarcopenia in older people. *Age Aging*, **39**：412-423, 2010.
5) Cruz-Jentoft AJ, Landi F, et al：Prevalence of and interventions for sarcopenia in ageing adults：a systematic review. Report of the international sarcopenia initiative (EWGSOP and IWGS) . *Age Aging*, **43**：748-759, 2014.
6) Fried LP, Tangen CM, et al：Cardiovascular health study collaborative research group. Frailty in older adults：evidence for a phenotype. *J Gerontol A Biol Sci Med Sci*, **56**：M146-156, 2001.
7) Bouillon K, Kivimaki M, et al：Measures of frailty in population-based studies：an overview. *BMC Geriatrics*, **13**：64, 2013.
8) Cesari M, Landi F, et al：Sarcopenia and physical frailty：two sides of the same coin. *Frontiers in Aging Neuroscience* **6(192)**：1-4, 2014.
9) Morley JE, Vellas B, et al：Fraility consensus：A call to action. *JAMDA*, **14**：392-397, 2013.

3 フレイルとロコモティブシンドローム

橋立博幸

Q&A summary

Q. ロコモティブシンドロームとはどのような状態ですか？

ロコモティブシンドローム（locomotive syndrome）は，「運動器の障害により日常生活に制限をきたし，要介護の状態または要介護の危険のある状態」であり，運動器疾患の罹患，加齢による運動器機能不全によって発症し，フレイルを進行させる原因となります．

Q. ロコモティブシンドロームはどのように判定されますか？

ロコモの判定方法には，ロコチェック（日常生活において必要とされる運動機能の障害の有無にかかわる7項目の質問のうち1つでも該当すればロコモの疑い），25-question geriatric locomotive function scale（過去1か月間における身体の痛み，日常生活，社会的機能，精神的健康状態に関する合計25項目の質問紙調査の結果16点以上であるとロコモと判定）があります．ロコモが進行した運動器不安定症（musculoskeletal ambulation disorder symptom complex）は，運動機能低下をきたす疾患の既往または罹患，日常生活自立度，片脚立位保持時間，Timed Up and Go Testの評価結果から判定されます．

Q. フレイルとロコモティブシンドロームにはどのような類似点と違いがありますか？

ロコモとフレイル（身体的虚弱）の類似点は，筋力低下，移動能力低下を問題としていることであり，ロコモとフレイルの相違点は，その原因となる疾患や関連要因のとらえ方が異なることです．

1. ロコモティブシンドロームとは

ロコモティブシンドローム（locomotive syndrome：運動器症候群，以下，ロコモ）は，「運動器の障害により日常生活に制限をきたし，要介護の状態または要介護の危険のある状態」[1,2]であり，近年，日本整形外科学会によって提唱された概念です．運動器とは「身体運動にかかわる骨，関節，靱帯，筋，神経といった組織器官」[1,3]であり，これらの運動器の機能・構造が疾患によって病的な状態に陥る，または加齢によって運動器の機能不全に陥ることによってロコモが発症します．加齢に伴う運動器疾患には様々な整形外科疾患が含まれますが，とくに，①骨粗鬆症など骨の脆弱性をきたす病態による骨折（脊椎椎体骨折，大腿骨頸部骨折など），②軟骨の変性を主因とした変形性関節症，③脊髄・馬尾・神経根などの神経障害をきたす脊柱管狭窄症が，ロコモの代表的な疾患として着目されて

います．これらの運動器疾患では，筋力低下，姿勢バランス障害，痛み，関節可動域制限，運動麻痺，感覚麻痺などの機能障害が生じて移動能力低下をきたします．また，高齢者は加齢によって，筋力低下，持久力低下，反応時間延長，巧緻性低下，姿勢バランス能力低下などの心身機能低下が生じ，閉じこもりやうつなどの老年症候群が引き起こす不活動状態が心身機能低下を加速させる可能性が高いため，運動器疾患に罹患していなくても運動器障害が生じ，移動能力低下をきたす危険が高まります．ロコモはさらなる生活機能低下と社会心理的影響による社会参加制約や不活動状態による廃用症候群を惹起し，老年症候群とともにフレイルの進行を助長させる要因となります．

ロコモの発症率について，平均年齢 56.6 ± 13.6 歳の 722 人を対象とした調査[4] では，男性 21.2%，女性 35.6%，40 ～ 70 歳代の 4,500 人を対象とした調査[5] では，全対象者の 10.2%，40 歳代の 8.4%，50 歳代の 9.2%，60 歳代の 8.3%，70 歳代の 16.3% であり，いずれも加齢とともに増加傾向にあると報告されています．

2. ロコモティブシンドロームの判定方法

ロコモの判定方法として，日本整形外科学会はロコチェックを提唱しています[6,7]．ロコチェックは健康関連 QOL と関連する指標であり[8]，実際には，日常生活において必要とされる運動機能の障害の有無にかかわる 7 項目（①片足立ちで靴下がはけない，②家の中でつまずいたり滑ったりする，③横断歩道を青信号で渡りきれない，④階段を昇るのに手すりが必要である，⑤ 15 分くらい続けて歩けない，⑥ 2kg 程度の買い物をして持ち帰るのが困難である（1 リットルの牛乳パック 2 個程度），⑦家のやや重い仕事が困難である（掃除機の使用，布団の上げ下ろしなど）のうちのどれか 1 つでもあてはまればロコモの疑いがあると判定されます．

また，ロコモであるかどうかをより具体的に評価する指標として，25-question geriatric locomotive function scale（GLFS-25）[7,9] があります（表 1）．GLFS-25 は質問紙調査の指標であり，過去 1 か月間における身体の痛みに関する 4 項目，日常生活に関する 16 項目，社会的機能に関する 3 項目，精神的健康状態に関する 2 項目，合計 25 項目の質問について，障害がない 0 点から障害が重度である 4 点までの 5 段階で調査し，合計 0 ～ 100 点満点で評価します．GLFS-25 は，高い内的整合性（Cronbach's α = 0.961）と高い再現性（test-retest intraclass correlation coefficient＝0.712 ～ 0.924）が認められ，GLFS-25 が 16 点以上であるとロコモと判定されます[9]．GLFS-25 は, 年齢，腰痛，膝痛，片脚立位保持時間（OLS），Timed Up and Go Test（TUG），functional reach test，最大重複歩距離，10m 歩行時間，握力と有意な相関を示し[10]，健康関連 QOL とも関連する[11] 指標であり，GLFS-25 の参考値は，40 歳代 5.8，50 歳代 6.0，60 歳代 5.9，70 歳代 8.8，であると報告されています[5]．また，ロコチェックや GLFS-25 以外の指標を用いてロコモのリスクがあると判定する参考値は，男性では TUG6.7 秒，OLS21 秒，10m 歩行時間 5.5 秒，最大重複歩距離 119㎝，握力 34kg，女性では，TUG7.5 秒，OLS15 秒，10m 歩行時間 6.2 秒，最大重複歩距離 104㎝，握力 22kg，であると考えられています[12]．

運動器疾患に罹患しロコモが進行すると，運動器不安定症（musculoskeletal ambu-

表1 25-question geriatric locomotive function scale (GLFS-25) [9, 10]

「お体の状態」と「ふだんの生活」について，手足や背骨のことで困難なことがあるかどうかをおたずねします．この1か月の状態を思い出して以下の質問にお答えください．それぞれの質問に，もっとも近い回答を1つ選んでください．

この1か月の身体の痛みなどについてお聞きします．

Q1	頸・肩・腕・手のどこかに痛み（しびれも含む）がありますか．	痛くない	少し痛い	中等度痛い	かなり痛い	ひどく痛い
Q2	背中・腰・お尻のどこかに痛みがありますか．	痛くない	少し痛い	中等度痛い	かなり痛い	ひどく痛い
Q3	下肢（脚のつけね，太もも，膝，ふくらはぎ，すね，足首，足）のどこかに痛み（しびれも含む）がありますか．	痛くない	少し痛い	中等度痛い	かなり痛い	ひどく痛い
Q4	ふだんの生活で身体を動かすのはどの程度つらいと感じますか．	つらくない	少しつらい	中等度つらい	かなりつらい	ひどくつらい

この1か月のふだんの生活についてお聞きします．

Q5	ベッドや寝床から起きたり，横になったりするのはどの程度困難ですか．	困難でない	少し困難	中等度困難	かなり困難	ひどく困難
Q6	腰掛けから立ち上がるのはどの程度困難ですか．	困難でない	少し困難	中等度困難	かなり困難	ひどく困難
Q7	家の中を歩くのはどの程度困難ですか．	困難でない	少し困難	中等度困難	かなり困難	ひどく困難
Q8	シャツを着たり脱いだりするのはどの程度困難ですか．	困難でない	少し困難	中等度困難	かなり困難	ひどく困難
Q9	ズボンやパンツを着たり脱いだりするのはどの程度困難ですか．	困難でない	少し困難	中等度困難	かなり困難	ひどく困難
Q10	トイレで用足しをするのはどの程度困難ですか．	困難でない	少し困難	中等度困難	かなり困難	ひどく困難
Q11	お風呂で身体を洗うのはどの程度困難ですか．	困難でない	少し困難	中等度困難	かなり困難	ひどく困難
Q12	階段の昇り降りはどの程度困難ですか．	困難でない	少し困難	中等度困難	かなり困難	ひどく困難
Q13	急ぎ足で歩くのはどの程度困難ですか．	困難でない	少し困難	中等度困難	かなり困難	ひどく困難
Q14	外に出かけるとき，身だしなみを整えるのはどの程度困難ですか．	困難でない	少し困難	中等度困難	かなり困難	ひどく困難
Q15	休まずにどれくらい歩き続けることができますか．（最も近い回答を選んでください）	2〜3km以上	1km程度	300m程度	100m程度	10m程度
Q16	隣・近所に外出するのはどの程度困難ですか．	困難でない	少し困難	中等度困難	かなり困難	ひどく困難
Q17	2kg程度の買い物（1リットルの牛乳パック2個程度）をして持ち帰ることはどの程度困難ですか．	困難でない	少し困難	中等度困難	かなり困難	ひどく困難
Q18	電車やバスを利用して外出するのはどの程度困難ですか．	困難でない	少し困難	中等度困難	かなり困難	ひどく困難
Q19	家の軽い仕事（食事の準備や後始末，簡単なかたづけなど）は，どの程度困難ですか．	困難でない	少し困難	中等度困難	かなり困難	ひどく困難
Q20	家のやや重い仕事（掃除機の使用，ふとんの上げ下ろしなど）は，どの程度困難ですか．	困難でない	少し困難	中等度困難	かなり困難	ひどく困難

（次頁つづく）

表1 つづき

Q21	スポーツや踊り（ジョギング，水泳，ゲートボール，ダンスなど）は，どの程度困難ですか．	困難でない	少し困難	中等度困難	かなり困難	ひどく困難
Q22	親しい人や友人とのお付き合いを控えていますか．	控えていない	少し控えている	中等度控えている	かなり控えている	全く控えている
Q23	地域での活動やイベント，行事への参加を控えていますか．	控えていない	少し控えている	中等度控えている	かなり控えている	全く控えている
Q24	家の中で転ぶのではないかと不安ですか．	不安はない	少し不安	中等度不安	かなり不安	ひどく不安
Q25	先行き歩けなくなるのではないかと不安ですか．	不安はない	少し不安	中等度不安	かなり不安	ひどく不安
回答数		0点=	1点=	2点=	3点=	4点=
回答結果を加算		合計　　　　点				

表2　運動器不安定症（musculoskeletal ambulation disorder symptom complex；MADS）の診断基準

下記の運動機能低下をきたす11の疾患の既往があるか，または罹患している人で，日常生活自立度あるいは運動機能が下記に示す機能評価基準1または2に該当する人

■運動機能低下をきたす疾患
1　脊椎圧迫骨折および各種脊柱変形（亀背，高度脊柱後弯・側弯など）
2　下肢骨折（大腿骨頸部骨折など）
3　骨粗鬆症
4　変形性関節症（股関節，膝関節など）
5　腰部脊柱管狭窄症
6　脊髄障害（頸部脊髄症，脊髄損傷など）
7　神経・筋疾患
8　関節リウマチおよび各種関節炎
9　下肢切断
10　長期臥床後の運動器廃用
11　高頻度転倒者

■機能評価基準
1　日常生活自立度：ランクJまたはA（要支援，要介護1，要介護2）
2　運動機能：1）または2）
1）開眼片脚起立時間15秒未満
2）3m Timed up and go test 11秒以上

lation disorder symptom complex）に陥ります．運動器不安定症は，「高齢化により，バランス能力および移動歩行能力の低下が生じ，閉じこもり，転倒リスクが高まった状態」[13]であり，ロコモのなかに内包され，運動機能低下をきたす疾患の既往または罹患，日常生活自立度，片脚立位保持時間，Timed Up and Go Testの評価結果から判定されます（表2）．

3. ロコモティブシンドロームとフレイルの類似点と違い

　　ロコモは移動能力低下をきたした様々な状態を含み，すでに疾患に侵されている状態から，その初期の状態，さらにその危険にさらされている状態までを包括する概念です．運動器疾患に罹患している場合，運動器障害のために要介護状態になっている場合も，すで

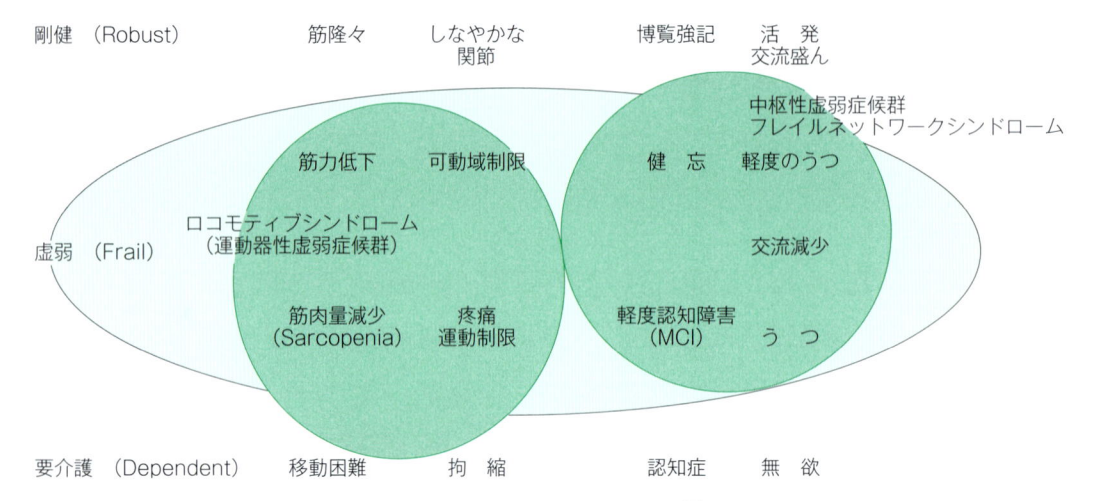

図1 フレイル，ロコモティブシンドローム，その他の類縁概念[17]

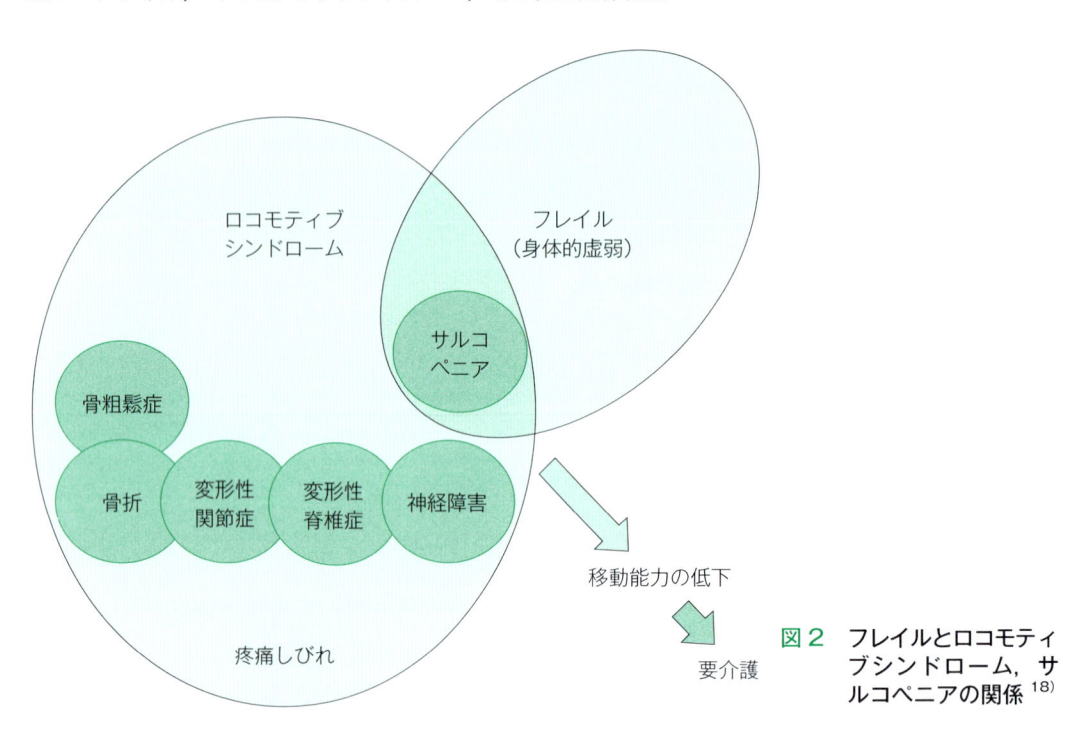

図2 フレイルとロコモティブシンドローム，サルコペニアの関係[18]

にロコモとなります．また，フレイルは「高齢期に様々な要因が関与して生じ，身体の多領域にわたる生理的予備力の低下によってストレスに対する脆弱性が増大し，重篤な健康問題（障害，施設入所，死亡など）を起こしやすい状態」[14, 15]であり，身体機能および移動能力，認知機能，栄養状態，精神状態，身体活動までの広範な要素が包含されています．

ロコモとフレイル（身体的虚弱）は，筋力低下，移動能力低下を問題としている点が共通しています（図1）[16]．また，両者には加齢による筋量減少とともに，筋力低下，移動能力低下をきたすサルコペニアが内在し，中核的な病態になると考えられています（図2）[17]．一方，ロコモとフレイルは，その原因となる疾患や関連要因のとらえ方が異なり

ます．ロコモは，運動器疾患や加齢による運動器の機能不全や痛み，関節可動域制限によって移動能力が低下することに着目した概念ですが，フレイルは，運動器疾患や加齢だけでなく認知機能，栄養状態，精神状態の障害を引き起こす他の疾患や社会的環境の要因を含む様々な原因によって引き起こされ，移動能力低下はその現象の一つであるとする概念です．

文献

1) Nakamura K A: "super-aged" society and the "locomotive syndrome". *J Orthop Sci*, **13(1)**:1-2, 2008.
2) 中村耕三：ロコモティブシンドローム（運動器症候群）．日老医誌，**49**:393-401, 2012.
3) 帖佐悦男：ロコモティブシンドローム：運動器疾患を取り囲む新たな概念―ロコモ予防とリハビリテーション―．リハ医学，**50(1)**:48-54, 2013.
4) Sasaki E, et al:Evaluation of locomotive disability using loco-check: a cross-sectional study in the Japanese general population. *J Orthop Sci*, **18(1)**:121-129, 2013.
5) Kimura A, et al:Prevalence of locomotive syndrome in Japan: a nationwide, cross-sectional Internet survey. *J Orthop Sci*, **19(5)**:792-797, 2014.
6) Nakamura K:The concept and treatment of locomotive syndrome: its acceptance and spread in Japan. *J Orthop Sci*, **16(5)**:489-491, 2011.
7) 松井康素，原田　敦：高齢者におけるリハビリテーションの意義．高齢者におけるリハビリテーションの阻害因子とそれに対する一般的対応．*Geriat Med*, **52(7)**:841-847, 2014.
8) Iizuka Y, Iizuka H, et al:Association between "loco-check" and EuroQol, a comprehensive instrument for assessing health-related quality of life: a study of the Japanese general population. *J Orthop Sci*, **19(5)**:786-791, 2014.
9) Seichi A, Hashino Y, et al:Development of a screening tool for risk of locomotive syndrome in the elderly: the 25-question Geriatric Locomotive Function Scale. *J Orthop Sci*, **17(2)**:163-172, 2012.
10) Muramoto A, Imagama S, et al:Physical performance tests are useful for evaluating and monitoring the severity of locomotive syndrome. *J Orthop Sci*, **17(6)**:782-788, 2012.
11) Hirano K, Imagama S, et al:The influence of locomotive syndrome on health-related quality of life in a community-living population. *Mod Rheumatol*, **23(5)**:939-944, 2013.
12) Muramoto A, Imagama S, et al:Threshold values of physical performance tests for locomotive syndrome. *J Orthop Sci*, **18(4)**:618-626, 2013.
13) 星野雄一：運動器不安定症（MADS：マーズ）．日老医誌，**48**:630-632, 2011.
14) Fried LP, Ferrucci L, et al:Untangling the concepts of disability, frailty, and comorbidity: implications for improved targeting and care. *J Gerontol A Biol Sci Med Sci*, **59(3)**:255-263, 2004.
15) 清野　諭，新開省二：サルコペニアとフレイル―臨床と研究の最前線．フレイルとサルコペニア　―概念とその評価―．*Geriat Med*, **52(4)**:321-327, 2014.
16) 鳥羽研二：ロコモティブシンドロームの予防．虚弱の概念と予防．*Prog Med*, **30(12)**:3061-3065, 2010.
17) 原田　敦：知る，診る，防ぐ！ロコモティブシンドローム．虚弱．関節外科，**32(10)**:1129-1133, 2013.

索引

━━ 和 文 ━━

あ
握力　47, 48, 155

い
いきいき社会活動チェック表
　　　　　81, 82
院内アクテビティ　134

う
ウォーキング　89, 103, 119
ウォーキングプログラム　89
うつ　75
うつ傾向　75, 167
うつ徴候　5, 6
運動　91, 104, 156, 157, 158
運動介入　86, 97, 115, 138
運動器症候群　172
運動器不安定症　173
運動指導ボランティア　127

え
栄養アセスメント　65
栄養検査　62
栄養状態評価　36
栄養素　107
エネルギー消費　58
絵本読み聞かせ活動　126
遠隔式の通信型ウォーキングプログラム　91

か
開眼片足立ち　48
介護予防事業　36, 125, 138
介護予防制度　38
介護老人保健施設　160
階段昇り　48
改訂版ウェクスラー記憶検査
　　　　　71
踵接地　54
核磁気共鳴画像法　42
学習　125
学習活動　82
下肢骨格筋量の増加　89

加速度計　53, 54, 59, 60
加速度波形　54
片脚立位時間　155
看護ケア　133

き
記憶の検査　71
基本チェックリスト
　　　33, 35, 39, 166
急性期病院におけるフレイル
　　　　　143, 130
筋たんぱく合成　108
筋内組成　46
筋パワー　47
筋量・筋力検査　41
筋量・筋力向上　86
筋力低下　3
筋力トレーニング　86, 96
筋力の評価法　47

け
芸術　125
軽度認知障害　77
健康記録用紙　89, 90
健康度自己評価　27
言語機能の評価　73

こ
口腔機能評価　36
抗酸化ビタミン　107
行動変容技法　103
高齢者就労モデル　126
高齢者総合診療　39
高齢期における知的活動　124
高齢者のアセスメント　25
高齢者の体力評価　155
高齢者の歩行機能評価　50
高齢者の歩行様式　95
国際標準化身体活動質問票　58
個人活動　82
骨格筋量　41, 45
骨粗鬆症治療　109

さ
サイクリング　103, 119
在宅医療におけるフレイル　149

在宅療養高齢者　151
細胞内液　43, 46
サプリメント　108
サルコペニア　169, 170
　　──とフレイルの関係　170
三次元動作解析装置　53
三次予防　139

し
シート式足圧接地足跡計測装置
　　　　　51, 53
シート式下肢加重計　51
持久力向上　97
仕事　82
質問紙　57, 60
社会活動　80, 82
社会関係　80, 81
社会交流　125
社会参加　82, 125
社会的孤立　83
社会的生活活動評価　36
重錘　120
重水素標識クレアチン法　43
就労　125
主観的包括的栄養評価　65
手芸　125
趣味　125
ジョギング　119
食事調査法　64
食事に関する質問票　64
食事バランス　67, 111
食生活改善　110
食欲不振　109
シルバーリハビリ体操指導士
　　　　　127
身体活動　3, 56, 59, 103, 106
　　──の評価　57
身体活動向上　101, 103
身体機能評価　36
身体組成評価　43
身体的フレイル　86, 93
心理検査　69, 75
心理状態改善　114

す
水泳　119

179

遂行機能　72
　垂直跳び　48
　ステップ幅　51
　ストライド時間　51
　ストライド長　51
　スポーツ　104, 127, 128

せ
　生活機能障害　15, 17, 19, 133
　精神的フレイル　77
　生体電気インピーダンス法
　　　　　　　　　　　42, 45
　セラバンド　119, 120

そ
　ソーシャルネットワーク　83

た
　体細胞量　43
　体肢除脂肪量　44
　体重減少　3
　体重の変化　156
　体水分　46
　体力レベル　155
　多角的運動介入　121
　多重課題運動　100
　多職種連携　152, 153
　短期集中リハビリテーション
　　　　　　　　　　　162
　たんぱく質　91, 107, 108

ち
　地域でのボランティア活動
　　　　　　　　　　　125
　知的活動　77, 78, 124
　知的・社会活動　124
　知的・社会活動検査　77
　知的なゲーム　125
　注意機能の評価　72
　中年期の身体活動量　102
　超音波画像法　43, 44

つ
　通所介護　154
　通所リハビリテーション　154
　通信型介入　91

て
　低栄養　62, 63, 109
　――のスクリーニング　65, 67
　低栄養予備軍　67
　デイサービス　154
　転倒　24, 25, 96, 146
　転倒予測　24
　転倒予防　25, 26, 27, 133, 146

と
　等尺性膝関節伸展筋力の測定　48
　閉じこもり予防　128

な
　中之条研究　102

に
　二重 X 線エネルギー吸収法
　　　　　　　　　　　42, 43
　二重課題条件　95
　二重課題能力　95, 99
　二次予防事業対象者　36, 39
　日常生活における身体活動
　　　　　　　　　　　59, 101
　入院生活における身体活動　143
　入院中の高齢患者　131
　入所と生活機能障害　19
　認知機能　71, 117
　認知機能検査　69, 71
　認知機能向上　114, 115
　認知機能障害　36, 69, 71, 114
　認知機能評価　36, 69, 71

ひ
　ビタミン D　107, 109
　肥満度　63
　病院での実践　143
　病院でのフレイルのケア
　　　　　　　　　　　130, 135
　疲労　3
　疲労感　102

ふ
　ファンクショナルタスクズ・エクササイズ　120
　ファンクショナルリーチテスト
　　　　　　　　　　　48
　負荷量の検証　88
　複合的運動介入　96
　複数の課題　120
　フレイル研究　166, 167
　フレイルと栄養　107
　フレイルとサルコペニア　169
　フレイルと生活機能障害　15
　フレイルと認知機能　69, 114
　フレイルとロコモティブシンドローム　172
　フレイルの悪化要因　131
　フレイルの一次スクリーニング
　　　　　　　　　　　32
　フレイルの改善　86
　フレイルの定義　3
　フレイルの発生サイクル　5, 57
　フレイルの判定　2, 3, 4, 170
　フレイルの評価　33, 34, 166
　フレイルの保護因子　13
　フレイルの有症率　3, 8, 11
　フレイルの予防
　　2, 86, 93, 101, 107, 161, 168
　フレイルの臨床像　23
　フレイルを有する高齢者の特徴
　　　　　　　　　　　10
　プレフレイル　3
　フロリダ認知活動スケール　79

へ
　ベッド上生活日数　131
　変動係数　51

ほ
　訪問看護　149, 150, 151
　歩行機能改善　96
　歩行機能検査　50
　歩行機能向上　93
　歩行支援機器　139
　歩行指標　52, 94
　歩行周期　51
　歩行速度　3, 48, 50, 98, 155
　歩行トレーニング　96
　歩行能力　93
　歩行評価　52

歩行分析　53
歩数計　106
歩容の撮影　53
ボランティア活動　126

ま
マシントレーニング　120
マルチタスクトレーニング　120

み
ミネソタ式余暇活動調査　58
三宅式記銘力検査　71

ゆ
有害アウトカム　23
有効な知的活動　124
有酸素運動　119
床反力計　53

よ
要介護　138, 140
葉酸　107
抑うつ　36, 103

り
リズミックステッピングエクササイズ　99

れ
レクリエーション　127
レジスタンストレーニング　88, 119

ろ
ロイシン　110
老研式活動能力指標　78
老年症候群　21, 22
ロコモティブシンドローム　172, 173, 176

数字
4成分モデル　43
15-item Geriatric Depression Scale　75
24時間尿クレアチニン量　43
25-question geriatric locomotive function scale　173, 174
^{40}K　43
70-item frailty index　166

欧文
ALM　44
appendicular lean mass　44
BIA　42, 43, 45
Bioelectrical Impedance Analysis　42, 43, 45
BIS法　45
Cardiovascular Health Study　3
Center for Epidemiologic Studies Depression Scale　75
CES-D　75
Chair Stand Test　155
CHS　3, 16, 166
CHS基準　37
coefficient of variation　52
CV　52
D_3-creatine　43
Digit Span　72
Dual task walking　72
DXA　42, 43
ECW　46
Edmonton frail scale　166
exhaustion　3
FCAS　79
Frailty phenotype　166
Fried らの定義　101
GLFS-25　173, 174
Groningen frailty indicator　166
Hounsfield Unit　46
ICW　43, 46
International Physical Activity Questionnaire　58
IPAQ　58
locomotive syndrome　172
low activity　3
LSNS-6　82
Lubben Social Network Scale 短縮版　82
MCI　77
MF-BIA　45
MFBIA/BIS　43
mild cognitive impairment　77
Mini Nutritional Assessment　65
Mini Nutritional Assessment-Short Form　66
Mini-mental state examination　114
Minnesota Leisure Time-Physical Activity Questionnaire　58
MLTPA　58
MNA®　65
MNA®-SF　65, 66
Mobility Tired Scale　75
musculoskeletal ambulation disorder symptom complex　173
National Center for Geriatrics and Gerontology functional assessment tool　73, 74
NCGG-FAT　73, 74
pre-frail　3
proximal法　45
segmental法　45
SF-BIA　45
SGA　65
Short Physical Performance Battery　156
shrinking　3
slowness　3
SOF Index　166
SPPB　156
Subjective Global Assessment　65
Trail-Making Test Part A　72
Trail-Making Test Part B　72
TBK　43
TBPro　43
The Florida Cognitive Activities Scale　79
Tilburg frailty indicator　166
Timed Up and Go Test　155
ultrasonography　44
weakness　3
weight loss　3

	フレイルの予防とリハビリテーション　ISBN978-4-263-21943-0
2015年9月10日　第1版第1刷発行	
2017年10月10日　第1版第3刷発行	
	編　者　島　田　裕　之
	発行者　白　石　泰　夫
	発行所　医歯薬出版株式会社
	〒113-8612　東京都文京区本駒込1-7-10
	TEL.（03）5395-7628（編集）・7616（販売）
	FAX.（03）5395-7609（編集）・8563（販売）
	http://www.ishiyaku.co.jp/
	郵便振替番号　00190-5-13816

乱丁，落丁の際はお取り替えいたします　　　印刷・木元省美堂／製本・皆川製本所
Ⓒ Ishiyaku Publishers, Inc., 2015. Printed in Japan

本書の複製権・翻訳権・翻案権・上映権・譲渡権・貸与権・公衆送信権（送信可能化権を含む）・口述権は，医歯薬出版㈱が保有します．
本書を無断で複製する行為（コピー，スキャン，デジタルデータ化など）は，「私的使用のための複製」などの著作権法上の限られた例外を除き禁じられています．また私的使用に該当する場合であっても，請負業者等の第三者に依頼し上記の行為を行うことは違法となります．

JCOPY ＜(社)出版者著作権管理機構　委託出版物＞
本書をコピーやスキャン等により複製される場合は，そのつど事前に(社)出版者著作権管理機構（電話 03-3513-6969，FAX 03-3513-6979，e-mail：info@jcopy.or.jp）の許諾を得てください．

高齢者理学療法のすべてが詰まった決定版！

高齢者理学療法学

■ 島田 裕之【総編集】
■ 牧迫 飛雄馬・山田 実【編集】
B5判　624頁　定価(本体9,000円+税)
ISBN978-4-263-21743-6

- 真に高齢者（加齢変化）の理解を深め，最適な理学療法を行うために必要な内容を網羅．
- 接遇のあり方から認知症，フレイル，栄養と運動の併用療法など今日的話題を豊富に紹介．理学療法の視点，評価・実践がわかりやすく解説され，養成校教育から臨床，専門研究まで役立つ．
- フレッシュな著者の総力を結集させた渾身の一冊．

主な目次

1章 高齢者の理解
2章 時期（場所）による理学療法の特徴
3章 高齢者の評価
4章 高齢者理学療法における管理
5章 疾患における高齢者理学療法
6章 老年症候群における理学療法
7章 高齢者理学療法の実践－基本編－
8章 高齢者理学療法の実践－応用編－

注目のテーマを詳しく解説
KEYポイントで理解が進む！
イラスト・図表・写真を多数掲載
実践につながる豊富なコラム
最新研究に基づく情報を紹介

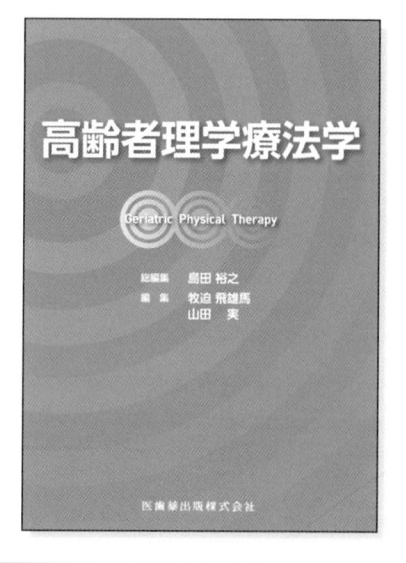

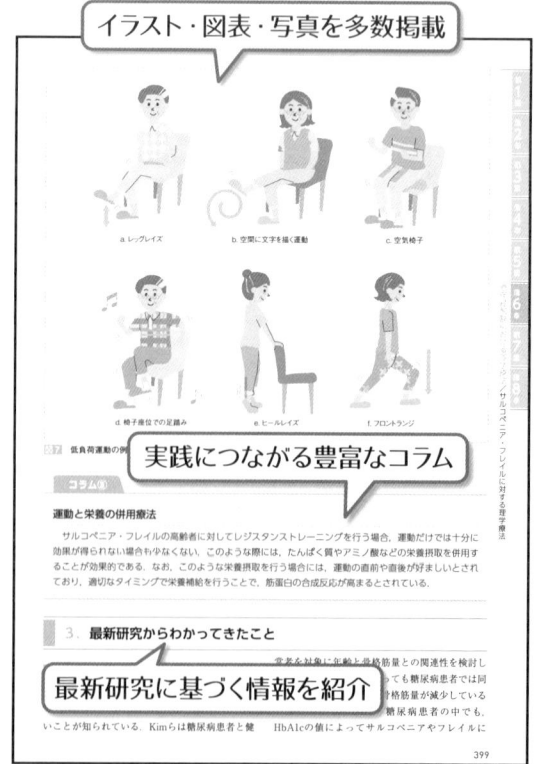

医歯薬出版株式会社　〒113-8612 東京都文京区本駒込1-7-10　TEL03-5395-7610　FAX03-5395-7611　http://www.ishiyaku.co.jp/